国外海军医学研究进展

主　编　李旭霞

科　学　出　版　社

北　京

内 容 简 介

本书在多年深入研究国外海军医学发展的基础上，对美、英、法、俄等国家近10年来海军医学研究发展现状和趋势进行系统归纳和总结。本书全面、翔实地论述了国外海军医学研究总体发展情况和海军卫勤、海军潜水医学、海军战伤救治、海军卫生装备、海军辐射防护医学、海军舰艇卫生学、海军作业效能、海军流行病学、海军航空医学、海军心理学等各重点专业领域的研究现状和发展趋势，提出了对我国海军的启示和建议。

本书可为海军卫勤管理人员、保障人员和医学研究人员提供参考。

图书在版编目（CIP）数据

国外海军医学研究进展 / 李旭霞主编. —北京：科学出版社，2018.10

ISBN 978-7-03-057491-6

Ⅰ. ①国… Ⅱ. ①李… Ⅲ. ①海军–军事医学–研究进展–世界 Ⅳ. ①R821.8

中国版本图书馆CIP数据核字（2018）第107062号

责任编辑：朱　灵 / 责任校对：谭宏宇

责任印制：黄晓鸣 / 封面设计：殷　靓

科学出版社 出版

北京东黄城根北街16号

邮政编码：100717

http://www.sciencep.com

当纳利（上海）信息技术有限公司印刷

科学出版社发行　各地新华书店经销

*

2018年10月第 一 版　开本：B5（720×1000）

2020年7月第四次印刷　印张：19 1/2

字数：350 000

定价：150.00元

(如有印装质量问题，我社负责调换)

编委会

主　审　张　建

主　编　李旭霞

副主编　喻锡成

编　者　李旭霞　喻锡成　卢姗姗　栾　洁　卢　峰
吕传禄　张　建　林永丽　莫琳芳　张阵阵
甘辉亮　陈伯华　包晓辰　方旭东　张建平

前言

面对国际形势的风云变幻，习近平同志在庆祝中国人民解放军建军 90 周年阅兵时高瞻远瞩地指出“把我们这支英雄的人民军队建设成为世界一流军队”。它奏响了军队现代化强军梦的号角，也指明了新时期军队发展的目标。

我国人民海军肩负着保卫蓝色国土、捍卫领海主权、维护海洋权益的神圣使命和崇高职责。建设一流的海军必须要求具备一流的海军医学保障能力。随着海军战略的转型，海军兵力活动逐渐向远海延伸，新型武器装备不断入列，使命任务更加多样，建设与之相适应的海军医学保障能力已迫在眉睫。

发达国家海军医学研究经历了较长的历史积淀，各个领域的研究根据实战和训练，需求不断发展完善。海军医学研究从传统的战伤救治研究扩展到对多种作业环境和平台人员的健康维护和损伤防护的研究，并日益重视海军人员作业能力提高的研究。他山之石，可以攻玉。让我们聚焦新时期海军医学研究的重点和方向，瞄准世界海军医学研究前沿，博采众长，不断赶超。为此，海军军医大学海军医学研究所研究人员在多年追踪国外海军医学研究情报的基础上，编写了《国外海军医学研究进展》一书。本书系统论述了美国、英国、法国、俄罗斯等国家海军近 10 年海军医学研究发展现状和趋势，包括国外海军医学总体发展情况和海军卫勤、海军潜水医学、海军战伤救治、海军卫生装备、海军辐射防护医学、海军舰艇卫生学、海军作业效能、海军流行病学、海军航空医学、海军心理学等各重点专业领域的研究进展，并提出了对我国海军的启示和建议。通过研究人员多方收集和整理，本书还介绍近 30 个国家的海军卫勤概况。希冀本书能为海军卫勤管理人员、保障人员和医学研究人员提供参考。

由于资料、水平和经验有限，本书难免有缺陷之处，敬请广大读者批评指正。

编者

2017年11月

目录

前言
第一章 国外海军医学研究总体进展……1
一、研究布局……1
（一）分散布局……1
（二）集中布局……3
二、研究机构及研究方向……3
（一）国外海军医学研究机构及其研究方向……3
（二）国外海军医学研究方向分析……15
三、研究人员……16
四、医学研究战略规划……17
（一）国外海军医学研究相关战略规划……17
（二）国外海军医学研究相关战略规划的可借鉴之处……20
五、研究重点及启示……22
第二章 国外海军卫勤现状与趋势……26
一、国外海军卫勤现状……26
（一）美国海军……26
（二）加拿大皇家海军……58
（三）墨西哥海军……61
（四）英国皇家海军……62
（五）俄罗斯海军……71
（六）德国海军……74
（七）西班牙海军……76

（八）意大利海军……79
（九）法国海军……81
（十）芬兰海军……87
（十一）澳大利亚皇家海军……89
（十二）新西兰皇家海军……91
（十三）古巴海军……92
（十四）智利海军……93
（十五）巴西海军……96
（十六）秘鲁海军……100
（十七）哥伦比亚海军……101
（十八）阿根廷海军……102
（十九）日本海上自卫队……103
（二十）印度海军……107
（二十一）韩国海军……109
（二十二）印尼海军……111
（二十三）马来西亚皇家海军……113
（二十四）菲律宾海军……114
（二十五）新加坡海军……116
（二十六）泰国皇家海军……117
（二十七）越南海军……119
（二十八）巴基斯坦海军……120
（二十九）南非海军……121
二、国外海军卫勤发展趋势……124
（一）卫勤保障能力从岸基向海基转移……124
（二）强调前沿救治能力建设……124
（三）建立各种快速反应医疗增援组织……125
（四）保持战场医疗救护的连续性……125
（五）多方面转变以适应多样化军事行动……125

（六）重视预防和防护……125
（七）医疗卫生保障体制多样……126
（八）整体提升医疗保障质量……126
（九）推进卫勤信息化建设……126
（十）注重海军人员的心理健康保障……127
（十一）加强海军卫生队伍建设……127
（十二）加强海军军事医学教育和训练……128
（十三）重视海军医务兵的培训……128
（十四）突出医学科研作用……128
第三章　国外海军潜水医学研究现状和趋势……130
一、国外海军潜水医学研究发展现状……130
（一）高气压医学与潜水生理学……130
（二）潜水医学保障……136
（三）潜艇艇员脱险和救生技术与装备……139
（四）减压病研究文献计量学分析……156
二、国外海军潜水医学研究发展趋势……166
（一）开展快速减压方法研究……166
（二）重视减压病防治研究……166
（三）改进和研制新颖单人脱险装备……166
（四）加强失事潜艇艇员生存技术研究……167
（五）注重潜艇援救装备体系化和机动化……167
（六）重视潜艇脱险与救生演练……167
第四章　国外海军战伤救治研究发展现状和趋势……168
一、国外海军战伤救治研究发展现状……168
（一）战伤急救……168
（二）战伤治疗……174
（三）战伤康复……178
（四）战伤救治研究设备……180

二、国外海军战伤救治研究发展趋势 182
（一）重视一线伤员急救复苏研究 182
（二）加强战场常见伤救治研究 182
（三）运用前沿技术开展战伤救治研究 183
（四）重视高技术武器损伤研究 183
第五章 国外海军卫生装备现状与趋势 184
一、国外海军卫生装备现状 184
（一）海上机动医疗救治平台 184
（二）急救器材与装备 185
（三）辅诊装备 188
（四）伤员后送装备 190
（五）海上救生装备 191
（六）信息化装备 193
（七）舰用“三防”装备 197
二、国外海军卫生装备发展趋势 198
（一）高新技术应用于卫生装备发展 198
（二）重视机动化卫生装备发展 198
（三）加强前沿卫生装备发展 198
（四）注重卫生装备通用化发展 198
第六章 国外海军辐射防护医学研究现状与趋势 199
一、国外海军辐射防护医学研究现状 199
（一）辐射卫生学 199
（二）辐射检测装备 202
（三）辐射损伤防治 206
（四）核事故医学应急响应 209
（五）辐射防护医学研究设备 212
二、国外海军核辐射防护医学发展趋势 214
（一）辐射检测装备小型化、多功能化、数字化 214

（二）完善辐射卫生防护标准、规定、监督措施……214
（三）重视核事故应急医学研究……214
（四）加强了对中子辐射的研究……214
（五）小剂量辐射越来越受到重视……214
（六）研发新一代更有效的辐射伤员防治措施……215
第七章　国外海军流行病学研究现状与趋势……216
一、国外海军流行病学研究现状……216
（一）流行病学监测和防控……216
（二）流行病学疾病……220
二、国外海军流行病学研究发展趋势……225
（一）重视部署人员传染病监测和防控……225
（二）传染病研究种类不断增多……225
（三）运用现代生物医学技术研发疫苗……225
（四）注重病原体的快速检测方法研究……225
（五）影响海军人员健康的非传染性疾病研究得到重视……226
第八章　国外海军舰艇卫生学研究现状与趋势……227
一、国外海军舰艇卫生学研究现状……227
（一）噪声环境卫生……227
（二）振动环境卫生……229
（三）非电离辐射环境卫生……234
（四）海军高温环境卫生……235
（五）海军寒冷环境卫生……237
（六）潜艇大气监测与控制……238
（七）海军环境毒理学……240
（八）海军营养卫生……241
（九）国外海军舰艇卫生学研究设施……242
二、国外海军舰艇卫生学研究发展趋势……245
（一）突出海军特殊作业环境卫生学特色研究……245

（二）注重海军人员听力保护研究 …… 246
（三）改进潜艇大气监测与控制方法 …… 246
（四）加强非电离辐射生物效应和防护研究 …… 246
（五）注重环境卫生学研究实验条件建设 …… 246
第九章　国外海军作业效能研究现状与趋势 …… 247
一、国外海军作业效能研究现状 …… 247
（一）作业体能 …… 247
（二）昼夜节律 …… 249
（三）人因素 …… 249
（四）睡眠 …… 255
（五）疲劳和应激 …… 256
（六）药学 …… 258
（七）作业能力康复和训练 …… 259
二、国外海军作业效能研究发展趋势 …… 260
（一）以提升海军各种平台人员作业能力为核心 …… 260
（二）以多学科合力研究为特点 …… 260
（三）以海军人因素研究为重点 …… 261
第十章　国外海军航空医学研究现状与趋势 …… 262
一、国外海军航空医学研究现状 …… 262
（一）航空生理 …… 262
（二）航空心理 …… 266
（三）航空卫生 …… 267
（四）飞行员救生技术与装备 …… 268
（五）国外海军航空医学研究设施 …… 269
（六）美国海军航空医学研究文献计量学分析 …… 271
二、国外海军航空医学研究发展趋势 …… 276
（一）海军航空医学研究整体快速发展 …… 276
（二）海军航空医学研究方法手段先进 …… 277

（三）注重海军航空医学特色研究……277
（四）航空心理研究得到重视……277
第十一章 国外海军心理学研究现状与趋势……278
一、国外海军心理学研究现状……278
（一）心理选拔……278
（二）认知神经科学……280
（三）行为科学……281
（四）心理应激……282
（五）创伤后应激障碍……284
二、国外海军心理学研究发展趋势……285
（一）构建完善的心理保障体系……285
（二）重视作战心理应激应对策略……285
（三）关注特殊作业平台人员心理健康……286
（四）加强心理疾病诊疗研究……286
附录 1 美国海军医学研究战略之 2008～2013 年医学研究重点方向……287
附录 2 2011～2016 年美国海军医学研究部分项目……293
主要参考文献……298

第一章

国外海军医学研究总体进展

大多数先进国家海军都有专门的海军医学研究机构，其担负着医学科研、论证咨询、现场保障、医学培训等多种职能。美国海军拥有 8 个专业从事海军医学研究的研究所（研究分队），由海军医学研究中心统领，共有研究人员约 1 700 名，形成了学科齐全、特色鲜明、水平一流的专业海军医学研究实体。该实体通过针对处于特殊作战环境中的海军和海军陆战队员具体医学问题，研究新的政策、方法、技术和装备，使伤员救治和康复水平得到提高，使作战人员得到卫生防护，使特殊平台人员作业能力得到提升。英国海军、德国海军、印度海军、以色列海军、新加坡海军等也都有专门的海军医学研究所。对美国、英国、法国、俄罗斯等主要发达国家海军医学研究发展现状和趋势的研究，包括对海军医学总体发展情况和海军卫勤、海军潜水医学、海军战伤救治、海军卫生装备、海军辐射防护医学、海军舰艇卫生学、海军作业效能、海军航空医学、海军流行病、海军心理学等各重点专业领域进展的研究，可为我们在海军医学研究机构设置、研究方向和重点、研究内容、条件建设和科研管理等方面提供参考借鉴。

一、研究布局

各国海军医学研究机构布局主要有 2 种形式，即分散布局和集中布局。

（一）分散布局

海军强国的医学研究力量强大，以大的专业类别形成研究所或研究分队，布局于全国乃至全球。美国海军由 8 个专业海军医学研究所（分队）组成，由海军医学研究中心统领。此外，美国海军医学系统中有专门的医学保障单位和培训单位。俄罗斯海军医学研究力量主要分布于 3 个地区，每个地区或为专业研究所，或为规模较大的海军研究院或军事医学院的下属研究单位。

以美国海军为例，美国海军医学研究机构最为完备，包括 5 个本土研究所和 3 个海外研究单位，从而形成了海军医学研究体系，共有研究人员约 1 700 名，学科种类齐全，研究水平世界领先（图 1-1）。作为 8 个研究单位之一的美国海军医学研究中心是海军医学研究的领头单位，除了自身从事生物武器防护、传染性疾病研究、作业医学与水下医学等方向研究外，还下辖其他 4 个本土研究所和 3 个海外研究单位。这 4 个本土研究所分别是海军保健研究中心、海军潜艇医学研究所、海军医学研究圣安东尼奥分队、海军医学研究代顿分队。3 个海外研究单位包括位于新加坡的海军医学研究亚洲分部，位于埃及开罗的海军医学研究 3 队，位于秘鲁利马的海军医学研究 6 队。这 3 个海外研究所与当地同行一起联合开展传染病研究和监测，确定军队和公共传染病威胁，研究和评估为降低此类威胁应采取的措施，研究人员占美国海军医学研究人员总数的 40%。

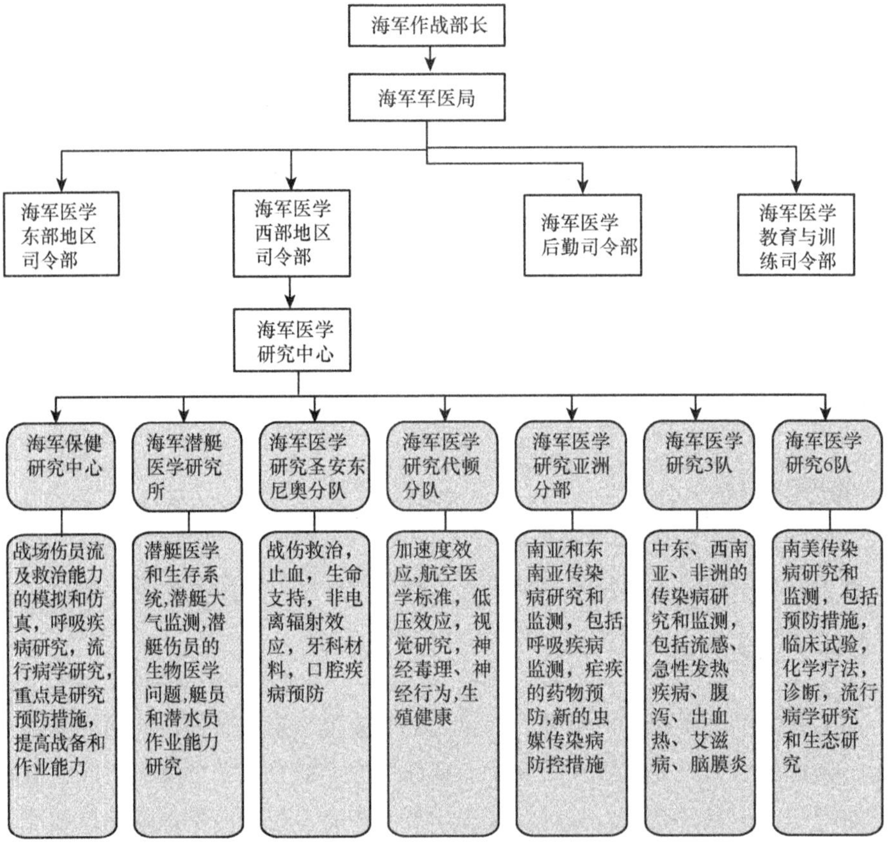

图 1-1　美国海军医学研究机构布局图

（二）集中布局

集中布局是指海军医学研究以一个研究所为主。大部分国家的海军医学研究机构属于此类，如英国、日本、印度、德国、韩国、新加坡等。这些国家一般属于中小国家，其海军医学研究所专业齐全，并兼有医学保障、咨询、培训、检测等多种职能。海军医学某些个别学科可能由全军医学研究机构或其他军种研究。例如，英国皇家海军航空医学研究原由海军航空研究部开展，后转由空军开展研究。再如，美国海军辐射防护的专业研究由国防部直属的武装部队放射生物学研究所开展。又如，日本海军特殊环境卫生和情报研究任务由日本防卫医学研究中心承担。

二、研究机构及研究方向

发达国家海军医学研究的方向已逐渐从传统的战伤救治研究扩展到对多种作业环境和作业平台人员安全的保障和损伤防护的研究，并日益重视对作战人员作业能力的提高研究。

（一）国外海军医学研究机构及其研究方向

1. 美国

（1）海军医学研究中心总部　海军医学研究中心总部位于马里兰州银泉，它是美军从事海军医学研究的主要机构，也担负着对海军系统所属的医学科研机构进行业务指导与行政管理的职责。其研究领域既涉及航海医学、潜水医学等海军特种医学，又开展生物防护、传染病防治等研究。

美国海军医学研究中心总部设行政管理处、科研保障处、资源管理处、骨髓登记处、生物防御研究室、传染性疾病研究室、作业医学与水下医学研究室。

1）行政管理处：行政科、保安科、联合安全办公室、信息管理科、先进医学研发项目办公室。

2）科研保障处：病理科、实验动物医学和科学科、研究行政管理科、法律科、技术转化办公室。

3）资源管理处：财经管理科、预算和会计科、差旅管理科、物资管理科。

4）骨髓登记处：开展由于放射或化学战剂而导致骨髓毒性损伤的伤员以DNA为基础的骨髓移植技术研发和医学支持。

5）生物防御研究室：主要研究在遭到生物袭击时人员的防护问题。该研究室下设功能基因组学组、免疫诊断组、医疗应对措施组、作业微生物学组和分子诊断学组。

6）传染性疾病研究室：开展传染性疾病的相关研究，下设疟疾研究组、肠道传染病研究组、病毒和立克次体病研究组和伤口感染研究组。

7）作业医学与水下医学研究室：主要负责研发、测试与评估能提高海军及海军陆战队员健康、安全、作业能力和战备的新技术和方法，下设水下医学组、神经外伤组和再生医学组。

（2）海军保健研究中心　海军保健研究中心通过对影响士兵及其家属、战场医务人员的生物医学及心理学因素的研究、测试与评估来保障部队的战备状态，下设作战战备研究室、军人健康研究室、作战传染性疾病研究室、伴有发热的呼吸道疾病监控和国防部艾滋病预防项目。

1）作战战备研究室：①体能研究，海军及海军陆战队体能和作战状态测试、女军人作业健康等。②先进的诊断和康复研究，骨骼肌生物力学、认知和环境性损伤和康复。③负重和作业能力研究，脊柱运动学及腰椎屈力、士兵负重评估。④生理应激和适应力研究，身心评估、应激生理学、认知神经学。⑤疲劳和睡眠，睡眠惰性缓解、睡眠问题诊断、睡眠健康。⑥生活质量研究，对受伤士兵的生活质量开展多方面的评估。⑦医学计划、评估和数据管理研究，医学决策支持、临床能力、战伤救治和作业风险评估。

2）军人健康研究室：主要开展由于军事任务及职业对军人及其家属整体身心健康影响的短期及长期评估，研究内容涉及流行病学、行为心理学等方面，如千年队列研究、美国海军部队行为健康需求评估调查、女军人健康和战备状态联合调查。该研究室还负责管理军队人员历史医疗档案。

3）作战传染性疾病研究室：主要开展与作战相关的传染性疾病的诊断、临床治疗和疾病监控研究。

4）呼吸道疾病研究室：①监控新兵训练、军人家属、舰艇人员及美国与墨西哥边境人员伴有发热的呼吸道疾病；②传染性肠道疾病的监控；③肺炎的病原学和流行病学；④肺炎链球菌的监测；⑤脑膜炎球菌的监测；⑥传染性疾病的快速诊断与测试；⑦疫苗研发及临床治疗实验；⑧疫苗有效性健全性研究，重点是流感、破伤风、天花、减毒白喉及百日咳疫苗、人乳头瘤病毒。

5）国防部艾滋病预防项目：开展军队艾滋病教育、救助艾滋病应急计划，并对国外提供有关艾滋病援助。

（3）海军潜艇医学研究所　海军潜艇医学研究所主要从事潜艇医学和失事潜艇艇员生存研究、潜艇大气监测、艇员生物医学研究、艇员和潜水员作业能力研究等，并为海军水下作业人员提供医学保障。所涉及学科包括生理学、心理学、生物医学、听力学等，下设潜艇医学及救生系统研究室和艇员作业能力研究室。

1）潜艇医学及救生系统研究室：主要开展失事潜艇二氧化碳消除技术研究、潜艇事故救生和逃生步骤及指南制订、深潜器大气成分研究、舰员骨骼健康和维生素 D 水平研究、潜艇大气检测（潜艇大气及卫生评估项目），以及艇员流行病学调查。

2）艇员作业能力研究室：主要开展艇员心理选拔、混合性别潜艇团队研究、水下噪声生物学效应、潜艇艇员听力保护、人机界面设计等。

（4）海军医学研究圣安东尼奥分队　海军医学研究圣安东尼奥分队主要开展日常及作战中的战伤医学、颅面外科和生物医学研究，从而确保海军及海军陆战队员的健康、安全、作业能力和战备状态，下设战伤救治和作战医学研究室、颅面外科和康复医学研究室。

1）战伤救治和作战医学研究室

A. 远征和创伤医学研究组：主要开展战区前沿战伤预防、复苏和稳定相关技术的研发和评估，下设创伤医学研究方向和远征医学研究方向。创伤医学开展出血性休克相关方法和药物等急救医学研究。远征医学研究主要包括确认并有效缓解远征作业中存在的应激源；评估可快速投放、符合远征作战需求的相关药物和制剂。

B. 免疫和生物诊断研究组：主要负责创伤修复、伤口再生、微生物感染有关的生物标记的鉴定与评估；开展蛋白质组学和转录组学研究，推动个性化药物的研制。

C. 兽医科学研究组及动物房：为研究提供保障支持。

D. 定向能生物学效应和人机综合研究组：定向能生物学效应研究项目主要开展定向能对活体及组织的生物学效应研究，建立相关暴露标准。人机综合研究项目主要建立和测试能代表生物系统与所有形式的定向能发生相互作用的计算机模型。

2）颅面外科和康复医学研究室

A. 流行病学和生物统计学研究组：开展海军及海军陆战队中口腔/牙科和颅面疾病发病情况及损伤分布研究；进一步提高海军执行任务期间及日常的口腔/

牙科疾病和损伤的诊断、治疗及预防水平。

B. 颌面部损伤和疾病研究组：开展有关颌面部疾病的微生物学、免疫学、病原学、诊断和治疗的研究，尤其是对耐抗生素感染和生物膜的研究。此外，该研究室还对新型激光扫描学和纳米粒子技术进行了研究，并在耐药性感染治疗中开展应用。

C. 生物材料和环境监测研究室：开展医学和牙科学中所使用的新型生物材料的研究、研发、测试和评估。此外，为了削减海军牙科治疗中水银的使用，该研究室负责研发和测试相关系统和技术，从而减少牙科治疗中所使用的水银对环境及医务人员产生的影响。

（5）海军医学研究代顿分队　海军医学研究代顿分队是由原美国海军航空医学研究所（Naval Aerospace Medical Research Laboratory，NAMRL）和环境卫生效应实验队合并而成的，目前主要开展有关航空医学和环境毒理学研究，下设行政管理处、航空医学研究室和环境卫生效应研究室。

1）航空医学研究室

A. 加速度和视觉科学研究组：分为空间定向研究方向、视觉研究方向与运动病防治研究方向。

B. 生物医学科学研究组：分为疲劳研究方向、低氧症研究方向、人员选拔及人因素研究方向。

2）环境卫生效应研究室

A. 环境毒理学研究组：分为航空燃油体内毒性研究、燃油毒性体外筛选研究、爆炸物的健康风险评估、毒理学机制研究。

B. 吸入毒性研究组：分为燃烧排放风险评估、微粒物质风险评估、混合性别潜艇艇员大气监测及风险研究、噪音引起听力损伤研究。

（6）海军医学研究亚洲分部　美国海军医学研究亚洲分部位于新加坡，主要开展南亚和东南亚传染病研究和监测，包括呼吸疾病监测、疟疾的药物预防、新的虫媒传染病的防控等。原驻印尼雅加达的海军医学研究分队 2 队并入亚洲分部，作为其在雅加达的一个研究分队。

（7）海军医学研究 3 队　美国海军医学研究 3 队位于埃及开罗，是美国国防部最大的海外研究机构。该分队主要开展中东、西南亚、非洲的传染病学研究和监测，包括流感、急性发热疾病、腹泻、出血热、艾滋病、脑膜炎等。其下设行政管理处、科研处、资源保障处。

（8）海军医学研究 6 队　美国海军医学研究 6 队位于秘鲁利马，主要开展南美传染性疾病的研究和监测，包括预防措施、临床试验、化学疗法、生态研究等，重点开展疟疾、登革热、腹泻、急性发热疾病、耐药菌感染、诺如病毒感染、细螺旋体病，其他包括肺结核、立克次体病、美洲锥虫病、丝虫病等。

2. 英国

（1）英国皇家海军医学研究所　该所是英国皇家海军潜艇、潜水、辐射及环境医学等方面研究、政策制定和论证咨询的主要机构，并参与军人临床评估和治疗。在某些领域，如高气压医学，还要为英国公立医院患者提供治疗，每年治疗 2 000 多名患者。该所还提供训练有素的专科医生参与作战部署，以保障作战、演习，以及人员装备的试验等，同时为舰队和其他军种提供一系列保障服务。该所还是皇家海军医疗档案的存放点，并为海军军人调查、伤病退役医学委员会和英国皇家海军医疗总监提供医学法律服务。研究所下设作战医学研究室、环境医学及科学研究室、海军军人医学调查委员会、培训中心、服务保障处（图 1-2）。

1）作战医学研究室：潜水医学研究组开展作业医学保障、潜水及高气压医学专业培训等。潜艇及辐射医学研究组开展辐射医学培训、辐射防护咨询建议、潜艇大气控制、潜艇卫生、潜艇逃生和海上生存技术研究。

2）环境医学与科学研究室：研究方向较多，包括职业健康及环境卫生；毒理学研究、食物及饮用水安全；听力研究；声学及振动研究；直升机坠机医学保障小组；救生及热医学研究，主要开展救生装备、冷热伤临床医学研究；应用生理学研究，主要开展营养研究、伤员营养学研究；人因素研究，主要开展工效学研究、职业心理学研究、应激研究。

3）医学选拔及标准研究室：主要开展海军人员的医学检查，医学选拔和医学记录。

4）培训中心：主要开展海军人员和医务人员的海军医学培训、水下医学训练等。

5）服务保障处：主要从事科研保障工作。

3. 俄罗斯

俄罗斯海军医学研究机构主要由 3 部分组成。

（1）国防部第一中央研究所　国防部第一中央研究所是俄罗斯海军开展海军医学研究的主要机构。该研究所前身为俄罗斯军事造船研究所。20 世纪 30 年代，一批海军医生在这里开始了海军医学研究，经过 80 多年的发展，这里已成为

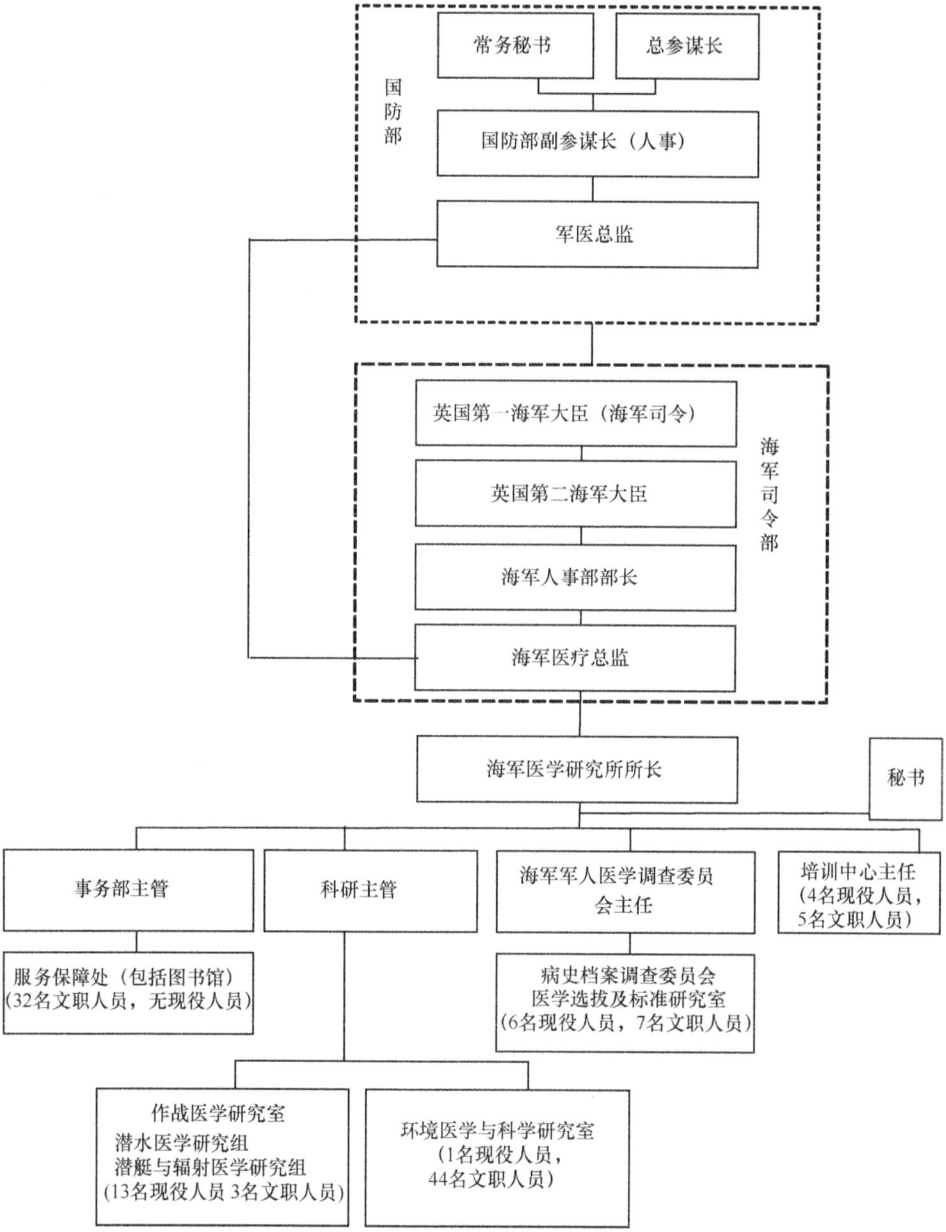

图 1-2　英国皇家海军医学研究所隶属关系和构架

俄罗斯海军医学研究的旗舰单位。目前，该研究机构主要承担俄罗斯海军水面舰艇及潜艇武器系统、动力系统、自动控制系统研究以及与这些系统有关的预防医学、舰艇卫生、适居性和人因素研究，并为海军人员提供相应的医学保障。其主要研究领域包括新卤化烃的毒理性质、造船高分子材料燃烧毒性、舰船核动力装置辐射的监测及放射安全的保障、密闭空间的防火防爆、舰船适居性等。

（2）俄罗斯北方舰队航空医学实验室　俄罗斯北方舰队航空医学实验室成立之初旨在为苏德战争期间的海军航空兵飞行提供医学支持，开展航空医学检查，进行战伤救护，开展预防飞行人员和地勤人员体温过低和过度疲劳的医学保障和研究。苏德战争结束后，该实验室致力于为北方舰队航空兵的训练和作战行动提供有力可靠的医学保障。

目前，北方舰队航空医学实验室开展各类研究实践和咨询建议活动，旨在提高俄罗斯海军航空兵整体医学保障、航空医学、心理学、飞行安全、飞行人员整体健康及飞行熟练度的水平。北方舰队航空医学实验室开展了航母舰载机适居性以及长时间舰载飞行对舰载机飞行员身体影响的研究，建立舰载机飞行员功能状况治疗方案等。该实验室还参与了宇航员申请选拔工作及跨子午线飞行航班飞行保障的优化研究。

（3）俄罗斯基洛夫军事医学院　俄罗斯基洛夫军事医学院是俄罗斯军事医学教学和研究机构。学院负责各军种军事医学研究，其中的海军卫勤组织与战术教研室开展海军卫勤理论研究。其研究包括现代武器致伤特点、伤类构成及伤员发生率；海上后送及专科救治的组织；舰队海上协同作战时的卫勤保障及舰艇远离陆地情况下海上执行战斗任务的卫勤保障；在可能的军事冲突中舰队卫生减员的规模与结构；建立满足舰队卫勤保障需求的新型医疗部队与机构编制；完善舰队医疗保障管理；加强舰队、海军陆战队和海军航空兵医疗保障；舰队驻地发生大规模烈性化学物质伤亡事故条件下医疗后送的组织实施等。

1）基洛夫军事医学院的海军内科教研室近年来研究内容有：海军载人潜水器乘员循环系统状态研究，海军深海饱和潜水后长期的骨关节改变，海军水下侦查员深海饱和潜水后长期呼吸系统的重塑特点，海军水下侦查员深海饱和潜水后超声心动图参数变化，利用热休克蛋白 70 防护适应极端深海环境下活化反应的策略等。

2）基洛夫军事医学院潜水生理学教研室主要涉及高压生理学、潜水与海上搜救的医疗保障、气压疗法、海上工作者的劳动生理学等。为潜水导致的伤病员提供专业医疗救护，利用气压疗法和脉冲电流对中枢神经的影响为伤病员提供治疗等。

3）基洛夫军事医学院航海和辐射卫生教研室开展海军辐射卫生研究，主要包括辐射源的安全防护、辐射事故对生态环境的影响、报废核潜艇的处理和再利用。

4. 日本

日本海军医学研究主要由海上自卫队潜水医学实验队承担，日本防卫医学研究中心也开展部分研究。

（1）日本海上自卫队潜水医学实验队　日本海上自卫队潜水医学实验队主要承担潜水医学相关的研究及实验、潜水医学及饱和潜水相关教育训练、潜水医学保障、潜艇人员及潜水员的卫生管理、潜艇环境卫生研究等。其下设计划室、管理部、实验一部、实验二部、实验三部、教育训练部。研究人员约 80 人，其中 75%为大学以上学历，20 名为研究员，另有 40 名潜水员。该队拥有高压氧治疗装置、潜艇环境模拟装置、深潜训练装置、恒温水舱等。

1）计划室负责综合性计划及协调相关业务，制订潜水医学实验队的业务计划并协调相关业务。其设有总务科、支援科、卫生科 3 个科。总务科负责内部管理和后勤保障。支援科负责设施和设备的管理及使用，高压气体供应，并且支援其他科室的相关业务。卫生科负责医疗、体检、健康诊断、防疫及其他卫生保健，还负责潜水员和潜艇艇员的适应性检查。

2）实验一部：潜水医学相关的生理卫生、生化学、病理学、视觉、听觉和心理学研究。

3）实验二部：潜水医学及潜艇医学相关的环境卫生、人机工效学及营养学研究。

4）实验三部：有关减压病（DCS）及其他高气压医学的研究及潜水装备和潜艇装备相关的医学研究。

5）教育训练部：主要负责教育训练的计划、组织协调、实施及相关装备的维护等，下设教务科、教育训练科和勤务科。教务科负责教育训练相关的计划、协调、审查、教材制作及参考资料保障等。教育训练科负责教育训练的实施、指导及相关研究等。勤务科负责深海潜水训练装备的相关业务。

潜水医学实验队原址位于横须贺市六里浜地区，2010 年迁往田浦地区。现在的潜水医学实验队直属于自卫舰队。扩充后的实验队有 5 栋建筑，总占地面积 16 000 平方米，总事业费约 93 亿日元（约 5.3 亿人民币）。2013 年 1 月 17 日该队在新址正式落成，成为潜艇艇员和潜水员深海潜水的研究和训练基地。在新址上，实验队装备了新饱和潜水训练装置和潜艇艇员训练用 11 米的深水舱、减压病治疗及高压氧治疗装置等。

（2）日本防卫医学研究中心　日本防卫医科大学 1996 年组建了防卫医学研究中心，设置了多个军事医学研究部门。其中，异常环境卫生研究部门和情报信息研究部门进行海军医学方面的研究，包括潜水医学方面研究，主要开展减压理论研究、减压病的防治研究及海军医学情报研究。

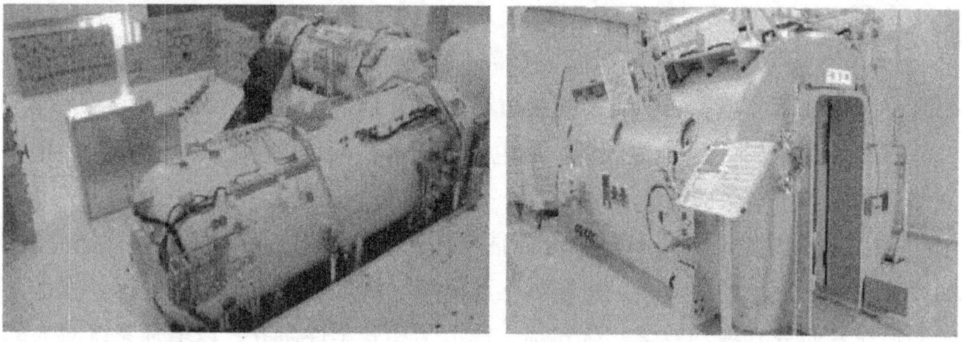

图 1-3　深海潜水训练装置（左）与高压氧治疗装置（右）

5. 德国

德国海军医学研究主要由德国海军医学研究所承担。

德国海军医学研究所成立于 1961 年，原名海军潜艇和潜水生理研究所，现在的名称启用于 1965 年 5 月 1 日。德国海军医学研究所隶属于海军舰队司令部，坐落于德国基尔，主要负责潜水医学相关研究。该所共有 77 名工作人员，其中有 21 名军官。研究所将在未来数年里搬到汉堡，与驻扎在此的汉堡军区医院共享压力舱系统等科研资源。

该研究所研究专业领域涵盖整个航海医学，包括舰艇职业和环境医学、海洋医药、人机工程学、海军心理学、潜水与高气压医学、舰员作业能力和营养。此外，该研究所还进行评估、治疗和能力倾向测验等方面的工作。该所由 3 个研究部组成，潜水医学研究部主要开展潜水医学研究、潜水医学保障、高压氧治疗等工作；应用科学研究部研究内容包括海军核生化的医学防护研究、毒理学研究、环境医学检测研究；水面医学研究部开展海军作战医学及临床医学保障、舰艇卫生、心理保障、传染病研究等。

6. 法国

法国军队生物医学研究院包含了法国海军医学研究力量。

法国军队生物医学研究院是目前法国军队最大的军事医学研究单位，位于巴黎附近的布雷蒂尼（Bretigny）。目前，该研究院共有 550 人，包括研究人员、医生、技师和管理保障人员及文职人员，其中文职人员约占一半。该院于 2009 年在军队重组和财政紧缩的背景下，由原格勒诺布尔的军队卫生勤务研究中心、布雷蒂尼（Bretigny-Sur-Orge）的军队航空医学研究所、马赛的军队热带医学研究所、土伦的军队航海医学研究所 4 所科研机构合并而成的。该研究院由 4 个研究中心组成。

1）生物风险中心：对用作生物武器的危险病原体的预防和应对。战场传染病研究，包括细菌、寄生虫、病毒的预防和传播研究。

2）核化风险中心：电离辐射、非电离辐射和热射线的生物效应。毒物、化学武器的预防和生物效应研究。

3）人因素中心：作业环境研究评估人体在受限及险恶环境下的生理适应性，如疲劳应激环境、情绪应激、极端气候和环境、潜水环境、航空环境等。操作系统的适应性研究开展功效学、认知学、模拟学和安全性研究，以增强系统对人的适应性。

4）作业医学研究中心：开展对部队的医学和外科保障研究，包括战场创伤的应对措施研究，爆炸损伤、声波损伤、生物医学设备、战伤组织修复研究，开展医院和部队联合调查。

该院仍开展与海军有关的潜水医学、人因素、毒理学、海军环境医学、人机功效学、远程医学等研究。原土伦的军队航海医学研究所开展的潜水医学研究机构仍旧保留，并改名为法国水下治疗和作业研究小组（ERRSO），下辖于军队医学研究院。其任务是保护法国海军潜水员、水下作战人员、潜艇人员免受职业危害，目标是通过开展研究来提高法国海军潜水作业和水下活动能力，主要研究减压病、氧气和惰性气体效应及长时间浸泡的生理效应。小组研究人员专业包括潜水医学、神经科学、运动生理、热生理、动物生理和神经化学。水下治疗和作业研究小组与其他科研机构有广泛的合作关系。除了与周边的法国的大学合作外，水下治疗和作业研究小组还与魁北克大学、美国陆军、海洋考察公司（Comex）、及水肺（Aqualung）等企业合作。小组的许多研究成果同时服务于地方，应用于娱乐潜水员，如减压病研究、减压表和减压程序等。

7. 印度

印度海军医学研究主要由印度海军医学研究所承担。

印度海军医学研究所主要任务包括：①对印度海军医务人员进行统一、标准的职业和专业培训，并负责制订和修订相关培训标准。②对海军潜水员、潜艇兵及海军航空兵人员进行相关培训。③对在商船队、民航和印度石油天然气公司中与航海及潜水作业相关的医疗及非医疗人员进行有关培训。④针对海军特有问题进行医学研究。⑤进行舰船、飞行器的适居性研究，提高印度海军的作业能力。

2004 年，印度海军医学研究所进行了专业重组调整，成为多学科交叉的研究中心。此次调整使其成为一个能提供必要作业医学保障和专业医学培训的权威研究机构。海军医学研究所目前由以下研究室组成：①水下医学研究室；②高气压医学研究室；③海军航空医学研究室；④航海卫生研究室；⑤航海卫生实验室；⑥运动医学研究室；⑦核、生、化及辐射医学研究室；⑧研究与分析科。

8. 马来西亚

马来西亚海军医学研究主要由海军水下医学及高气压医学研究所承担。

马来西亚海军水下医学及高气压医学研究所位于卢穆特（Lumut）基地内的国防部卢穆特医院内，拥有 3 台减压舱。该研究所有 2 名潜水医生和 10 名潜水医学专业护理人员。其主要任务是保证马来西亚部队潜水员良好的战备状态，并为马来西亚所有潜水员提供临床高气压治疗服务。其服务领域包括减压病的紧急治疗，军事及商业潜水员的体格检查，为军事潜水作业提供现场医学保障，训练潜水医学医生、护理人员和潜水员，潜水及高气压医学临床研究，以及向马来西亚海军就与潜水卫生和安全有关的事宜提供对策建议。

9. 韩国

韩国海军医学研究主要由海军海洋医疗院承担。

韩国海军原在昌原市有几个分散的海军医学研究机构，2000 年这几个单位合并，在昌原市成立了海军海洋医疗院。该院主要从事海军特种医学方面的研究，包括潜水医学、潜艇医学、海军作业环境医学、海军医疗救援等。该院有高压氧舱、移动氧舱等较为先进的实验设备。近年来，该院开展了大量针对减压病的发病机制和防治的实验研究，并承担对军队减压病患者的治疗工作。

10. 以色列

以色列海军医学研究主要由海军医学研究所承担。

根据以色列海军医学研究所公开发表的论文看，该机构研究内容有潜水及高气压医学、减压病的治疗、人机工效学、运动病的防治、飞行作业与视觉研究等。

11. 新加坡

新加坡海军医学研究主要由海军医学及高气压中心承担。

新加坡海军医学及高气压中心成立于 20 世纪 80 年代，最早的名称为“新加坡海军医学研究中心”，主要开展基础医学研究，后经发展更名为“新加坡海军医学及高气压中心”，专注于开展水下医学及高气压医学。随着近年来新加坡海军的不断发展，该中心研究内容也进行了扩展。目前，除水下医学及高气压医学外，还开展人员作业能力和舰艇卫生研究。

该中心下设：门诊，为部队人员提供初级保健服务；水下医学部，开展有关潜艇医学及潜水医学研究；海军高气压中心，为部队及地方人员提供高压氧治疗；人员作业能力部，开展作业能力和职业卫生研究。新加坡海军医学及高气压中心是新加坡境内仅有的三家可开展潜水与高气压医学临床保障机构之一（其他两家为地方医院，且高压氧舱非常小）。其任务包括在任何时候为新加坡武装力量提供一流的健康保健服务。

12. 瑞典

瑞典海军医学研究主要由军队潜水和海军医学中心承担。

瑞典军队潜水和海军医学中心主要负责为瑞典军队潜水作业输送和训练潜水员。该中心提供潜水训练、装备研发和装备管理，并开展有关潜水医学的研究。瑞典军队潜水和海军医学中心位于卡尔斯克鲁纳（Karlskrona），下设 3 个分部，即研究和发展部、潜水学校和潜水医学部，各设 1 名主管主任和 3 名保障人员。

（1）研究和发展部　研究和发展部与军队、瑞典皇家理工学院、布莱金厄理工学院、瑞典国防装备管理局紧密合作，确保潜水作业部队获得安全、合适的装备。研究和发展部还开展军队和地方潜水事故调查，对部队使用的潜水装备从发放至销毁全过程进行监控。它也为其他政府部门开放。其可在潜水舱中进行 160m 以浅的干式/湿式潜水，并可模拟各类环境（从北极到热带水域）；在 ANSTI 生命支持测试机构中进行 200m 以浅的无人测试，并可模拟各类环境（0～40℃）；可在环境测试室进行气密性测试，温度从-70～180℃，湿度从10%～98%RH。水池可模拟 4 节水流，水温范围为 2～40℃，室内水池深 6m，室外水池深 2.5m。

（2）潜水学校　潜水学校专门训练潜水员、潜水作业监督员和高压舱操作员。课程主要对瑞典军队人员开放，海岸警卫队、救生队和其他一些地方组织也可参与。

潜水员和潜艇艇员在 21 m 深的潜艇逃生训练设备中进行训练。该设备始建于1944 年，位于卡斯克鲁纳海军基地内。该设备也可为外国潜水员及潜艇艇员提供训练。此外，该中心还对地方潜水员进行训练和认证。

（3）潜水医学部　潜水医学部主要开展潜水有关的医学研究、事故调查和新装备测试。该研究部拥有一台紧急情况下使用的加压舱。此外，该部与瑞典萨尔格林斯卡大学医院和皇家理工学院共同培训潜水医生。

（二）国外海军医学研究方向分析

1. 海军医学特色研究方向

海军医学研究方向具有海军医学特色，拥有海军舰艇和潜艇的国家基本都开展专门的医学研究或保障，其他研究机构无法替代。经统计分析拥有海军医学研究机构的国家都开展潜水医学相关研究。此外，潜艇医学、航海卫生或环境卫生研究、海军核辐射防护咨询和剂量检测、海军作业能力研究，海军心理保障研究也是常见的研究方向。

2. 海军医学特殊需求研究方向

由于不同国家海军发展战略不同、海军使命不同、海军兵力构成和海军装备不同，各国海军医学研究方向也有各自不同的特点（表 1-1）。

表 1-1 国外海军主要医学研究领域概览

国家＼研究领域	潜水医学	潜艇医学	航海卫生或环境医学	海军作业能力（包括人机工效学/人因素等）	海军航空医学	海军卫生勤务	核辐射防护	海军核辐射剂量检测或辐射咨询	海军心理保障	战伤救治与装备	海军医学情报学	海军流行病学	海军核生化武器防治
美国	√	√	√	√	√	√		√	√	√	√	√	√
俄罗斯	√	√	√	√	√	√	√	√	√	√			
英国	√	√	√	√	√			√	√				
德国	√	√	√	√			√	√	√			√	√
日本	√	√	√	√					√		√		
印度	√	√	√	√	√		√	√	√		√		
韩国	√	√	√			√							
以色列	√	√	√	√	√								
新加坡	√		√	√									
瑞典	√												

美国基于海军全球部署的战略需求，尤其重视海军流行病学研究，除本土的海军医学研究中心和保健研究中心外，在海外还设有 3 个研究机构，开展海军各部署区域的传染病的防治研究，研究人员约占所有海军医学研究人员的 40%。美国、俄罗斯海军根据作战需求，都开展了海军卫生勤务和战伤救治与装备研究。拥有航母的国家基本上都开展了海军航空医学研究，如美国、俄罗斯、印度。拥有核动力舰船的国家都开展了海军辐射剂量检测或辐射咨询研究。

3. 部分专业的合并和调整

为提高研究实力或共享研究资源，各国也会根据实际情况对有些专业进行军内合并或调整。例如，美国将三军的辐射防护研究归由美国武装部队放射生物学研究所统一研究。又如，美国将海军原有定向能生物学效应研究与空军同类研究机构合并。再如，美国海军将原航空医学研究所从彭萨科拉迁至代顿，可与代顿的空军及地方同类研究机构共享实验设施。

三、研究人员

大部分国家海军医学研究机构人员包括军人和国防文职人员，如俄罗斯、法国、英国等。近年来，美国还加入了合同制人员。美国海军医学研究机构人数最多，达 1 700 多名，英国约有 120 名，德国约有 77 名。

从人员构成看，2000 年美国海军医学研究人员 740 余人，军人与国防文职人员比例约为 1∶2。2010 年后，美国海军医学研究人员数目大量增加，达到 1 700 余人，其中现役军人人数变化不大，仍保持在 200 人左右。除海军医学研究中心总部和海外研究队外，其他海军医学研究机构军人与国防文职人员比例仍保持在 1∶2 左右。研究人员总数的增加主要来自各研究单位的合同制人员，尤其是海外研究分队大量聘用合同制人员（当地研究人员或合作单位人员）开展研究（表 1-2，表 1-3）。

表 1-2　2000 年美国海军医学研究机构人员情况

研究单位	军人	文职人员	军人与文职人员人数比	总数
海军保健研究中心（当时下辖潜艇医学研究所、海军航空医学研究所、毒理学分队、电磁辐射防护分队）	68	101	1∶1.48	169
海军医学研究中心（当时下辖 3 个海外研究机构，海军牙科研究分队、牙科研究所）	183	359	1∶1.96	542
海军服装与织物研究所	0	28		28
总数	251	488	1∶1.94	739

表 1-3　2009 年后美国海军医学研究机构人员情况

研究单位	军官	士兵	文职	合同制	军人与文职人员及合同制人员人数比	总数
海军医学研究中心	52	14	92	225	1∶1.39∶3.41	383（2014 年 11 月）

续表

研究单位	军官	士兵	文职	合同制	军人与文职人员及合同制人员人数比	总数
海军保健研究中心	20	0	60	242	1∶3∶12.1	322（2014 年 11 月）
海军潜艇医学研究所	10	9	19	27	1∶1∶1.42	65（2014 年 11 月）
海军医学研究圣安东尼奥分队	14	3	23	43	1∶1.35∶2.52	83
海军医学研究代顿分队	11		58		1∶5.27	69（2015 年 12 月）
海军医学研究亚洲分部	10（2 柬埔寨人员+8 新加坡人员）		140（85 人柬埔寨研究人员，7 人为国防文职人员，48 人为新加坡人员）		1∶14	150（2015 年 10 月）
海军医学研究 3 队	21		17	276（156 人为埃及人员）	1∶0.81∶11.90	314（2010 年 12 月）
海军医学研究 6 队	14		3	321	1∶0.21∶22.93	338（2010 年 09 月）
总数	178		1546			1724

四、医学研究战略规划

国外海军重视医学研究相关战略规划的制订，对未来医学研究发展确定目标、方向、重点及实现路径进行详细规划。

（一）国外海军医学研究相关战略规划

以美国海军为例，其制定了《美国海军医学研究发展战略规划》《美国海军医学发展战略规划》等。

1.《美国海军医学研究发展战略规划》

2008 年 3 月，美国海军发布了《美国海军医学研究发展战略规划》，对未来 5 年美国海军医学研究发展进行了筹划。

（1）规划制订的程序　《美国海军医学研究战略规划》的制订大致分为 5 个步骤。第一步是用户需求会议，即使用科研成果的部队单位代表开会。会议提出未来几年研究领域、科研重点方向、研究质量和服务等方面的意见。第二步是规划核心组会议，核心组根据用户需求，拟定主要需求和可行性项目，确定每个项目的主题、目的、方法、目标、初始任务、重要阶段性成果及应采取的行动等，初步拟定了战略规划大纲。第三步是科技领导会议。科技领导们在审阅前 2 个步骤工作的基础上，统筹平衡所有海军部门的核心任务，包括水面、海军、水下、远征、海军陆战队等，并利用已有的数据和信息制订未来 3～5 年的战略发展路径图。第四步是各研究单位领导开会，审议、修改、通过战略规划草案，提出建议并达成共识。第五步是核心组再次开会，审议和修改战略规划，优先考虑研究单位领导会议确定的项目，确保用户、科技领导和研究单位领导会议提出的项目在该规划的制订中都得到考虑。

（2）海军医学研究的使命、愿景、主题、重点领域和重点方向　该规划确定了美国海军医学研究的使命为开展研究、开发、评估与监测以提高美国海军的战备状态与作战能力；愿景是在任何时间、任何地点提供世界一流的、与作业相关的卫生和医学研究成果；主题是通过开展以海军作战人员为中心的科研，确定并消除对人员的医学威胁。重点领域是海军航空、海军水面作战、海军水下作战、海军远征作战、海军陆战队、海军网络战。规划还确定了 23 个具体的重点研究方向，并详细说明了每个方向的主题、措施、目标、现有障碍、阶段性成果、初步行动、参与的海军实验室等内容。

（3）规划的实施　为了保证目标的顺利实施，规划对科研的组织管理提出了要求：拓宽经费种类和来源渠道；采取措施吸引并保留高素质专业人才；建立高效、经济、适应性强的医学研究组织机构；采用精益六西格玛管理原则实施研究管理；营造良好的科研环境以提高科研水平与质量等；明确任务的实施单位和责任，规定阶段性目标，并将定期跟踪检查。

2.《美国海军医学发展战略规划》

2010 年，美国海军发布了《美国海军医学发展战略规划》，明确了海军医学保障未来 3～5 年的发展战略。

（1）海军医学保障的使命和愿景　该规划确定了海军医学保障的使命是提供部队卫生健康全面保护，为参与多种作业行动的现役人员、部队家属、退役人员提供医疗救治和伤病预防。愿景是建立灵活、机动、快速、专业的医学组织以实施部队全面健康保护和远征医疗行动，以保障在军事冲突、人道主义救援、灾害救助或其他行动中的海军和海军陆战队战斗人员，预防损伤和疾病、减轻战斗人员的各种疾病和痛苦，在与其他兵种、友军和非政府医疗组织等的联合医疗行动中提供有力的帮助，建设包括海军和地方人员在内的训练有素、忠诚使命、具有核心价值观和医学精神的团队。

（2）海军医学的目标　根据美国海军的“前沿存在、海上威慑、海上控制、力量投送、海上安全和人道主义救援”21 世纪发展战略，美国海军军医局提出了海军医学发展的 8 个一级目标，分别是海军医学保障人员随时做好部署准备，建设机动的医疗保障能力，实现高效的部队健康防护，保持医疗人员的水平实力，注重医疗质量的整体提升，贯彻以患者及其家庭为中心的保障理念，实施以职能和使命任务为依据的经费预算，加强海军医学研发。一级目标为宏观性目标。每个一级目标下列有数个要达到该目标需完成的二级目标，二级目标下还有行动计划，规定了要达到该目标应完成的具体任务和时间期限，各海军医学指挥部应做的工作。三级目标为各下属单位根据战略目标制订的局部目标计划。

（3）海军医学研究相关内容　该规划的第八个一级目标为加强海军医学研发，即开展研究、开发、评估与监测以提高海军和陆战队人员的防护和健康。期望的结果是：①海军医学研发开展大量工作或项目以充分满足客户需求。②与研究内容相似的机构开展合作，扩大研究和监测能力。③利用现有科研资源多出产文章、专著、技术文件等。该规划的二级目标为：①研究成果对海军和海军陆战队员进行保护、治疗，维护和恢复他们的健康，提高他们的作业能力。②与研究和学术团体进行合作，提高科研能力和效率。③作为高水平、高质量的医学科研组织，取得并维护良好的国内国际声誉。

3.《美国海军科技发展战略规划》

《美国海军科技发展战略规划》的目的是通过向突破性科研、创新技术和优秀人才进行平衡的科研投入，从而促进海军短期和长期作战能力的提升。在该战略规划的推动下，美国海军已取得了许多尖端科研成果，如电磁轨道炮、激光武器、新型雷达等。2014 年，美国海军公布了新的《美国海军科技发展战略规划》。

（1）规划的组织实施　美国海军通过法律授权海军研究办公室执行该规划。海军研究总监对海军研究办公室和其下属 3 个部门负责。办公室有面向本国军队内部的研发项目，也有面向海内外的招标项目。海军研究办公室统一管理基础和应用研究经费及先进技术开发，使得科研过程更加有效、灵活和快速。

（2）海军科研的重点　该办公室通过评估海军在航空、水面、水下、远征等多种作战领域的能力差距确定研究需求，组织开展研究，提供近期和中期解决方法或技术，涉及内容从战场紧急需求如救生医疗技术，到提高舰船、飞机作业能力各个方面，重点保障9个科研方向。

（3）海军科研经费的投入　美国海军科研经费的投入大约占海军部每年总预算的1%，属于海军和海军陆战队的“风险资金”，力图通过战略性投入获得高回报。科研经费中，基础研究经费占30%，应用研究和先进技术研发经费占70%。科研项目经费主要分布于4个方面：①应急研究：满足战斗人员急需的科研项目，1～2年研究成熟，占总经费的8%。②技术促进研究：现有和计划项目子系统和组成部分，2～4年研究成熟，占30%。③创新研究：高风险，高回报，突破性科技，4～8年研究成熟，占12%。④发现和发明：基础科学和长期研究，5～20年研究成熟，占45%。

（4）海军医学研究相关内容　海军医学研究相关内容属于规划确定的9个重点研究方向之一“战斗人员效能”中。研究目标是提高伤员的生存和康复研究，开展挑战性环境下作战损伤和职业损伤的防治研究，如远海行动、海上行动、海上或岸上分散行动等。对这些研究的投入既可提高战备，又可减少对战斗人员的总体花费。研究重点是：①提高从战斗人员受伤时刻起，到确定性治疗机构整个过程中的医疗救治能力；②减少噪声引起的听力损失发生率，探索防护和补救措施；③水下作业健康和风险防护；④提高战斗人员生理和心理应激的适应性；⑤通过人因系统设计减少训练和工作的负荷；⑥研发高效、界面友好的信息化决策保障系统。

（二）国外海军医学研究相关战略规划特点

以上是与海军医学研究相关的几个不同的战略规划，从海军科研宏观规划到海军医学研究具体规划，从海军医学的发展整体规划到海军医学研究的局部规划。通过对这几个规划的研究分析，可以发现以下几特点。

1. 规划的目标以需求为牵引

可以看出，几个规划的制订主要是从美国海军发展战略需求出发。《美国海军科技发展战略规划》依据美国海军21世纪发展战略对海军战场作战能力的要求开展研究。美国海军战略是全球战略，要求海军适应全维的作战范围，具备多种空间的作业能力，因此根据海军在水面、水下、航空、远征等多种作战领域的能力差距确定研究需求。《美国海军医学发展战略规划》则要求海军医学保障具备机动快速的部署能力，保障多种极端环境下、多种特殊作业平台人员的安全并提高他们的作业能力。《美国海军医学研究发展战略规划》的项目也首先来自多种作战领域部队代表提出的需求。

2. 规划的制订程序合理

制订战略规划是一项复杂的工作，涉及使用单位、研究单位、管理机构等多个部门,需要周密的组织和多部门的协作完成。《美国海军医学研究发展战略规划》的制订首先是召开客户需求会议，保证了研究项目的产生来自部队实际需求。其次是通过召开了核心组会议、科技领导会议、研究单位领导会议，使得使用单位、研究单位、科研管理机构多个方面、多个层面、多个角度的意见都得到考虑。最后是核心组再次开会，经过小组的反复研究、修改，最终形成规划。这一制订程序是较为合理的。

3. 规划的内容全面详尽

《美国海军医学发展战略规划》制订了 3 个层级的目标，每个层级还制订了具体的行动计划。《美国海军医学研究发展战略规划》确定了海军医学研究的使命、愿景、主题、重点领域及 23 个未来重点研究方向，详细说明了每个方向的主题、措施、目标、现有障碍、阶段性成果、初步行动、承担任务的海军实验室等。规划内容全面、要求具体。

4. 规划重点突出，统筹兼顾

依据几个不同规划对美国海军医学研究的阐述，可以分析看出美国海军医学研究的领域已从传统的战伤救治研究扩展到对多种作业环境和作业平台的人员安全的保障和损伤防护的研究，并逐渐向提高作战人员的作业能力发展。具体的研究重点包括 5 个方面：一是战场常见伤的救治研究，包括爆炸伤、冲击伤、创伤性脑损伤等；二是海上、远征作战及非军事战争行动的卫勤保障研究；三是海军人员的听力保护和听力恢复研究；四是水下特种作业人员医学保障研究，涉及潜水医学和潜艇医学研究；五是应激性疾病治疗的新方法研究和作战人员及其家属的心理卫生研究。

规划同时也掌握适度的统筹平衡。在《美国海军医学研究战略规划》的制订过程中，统筹平衡了所有海军部门的核心任务，研究内容涵盖了水面作战、海军航空、水下作战、远征作战、海军陆战队、网络战。从《美国海军科技发展战略规划》可以看出，基础和应用研究，科学研究和技术发明，短期研究和长期研究的经费投入都有固定的比例分配，同时研究领域也分布于海军航空、水面、水下、远征等多个作战领域。

5. 规划重视管理实施

《美国海军医学研究发展战略规划》对科研管理有详尽的阐述，如强调拓宽经费种类和来源渠道，采取措施吸引并保留高素质专业人才，建立高效、经济、适应性强的医学研究组织机构等，说明美国海军重视通过提高管理水平来保证规划目标的顺利实现。《美国海军医学发展战略规划》也强调了加强与其他科研单位的合作，提高科研能力和效率，要求研究单位多出产文章、专著、技术文件等。

五、研究重点及启示

国外海军医学研究针对处于特殊作战环境中的海军和海军陆战队员具体医学问题，研究新的政策、方法、技术和装备，对作战人员进行防护、治疗和康复，以提高作战人员在多种作业平台和作业环境下的作业/作战能力。近年来，国外海军医学的研究重点关注战伤救治研究，包括战伤急救和战场常见伤，如爆炸伤、冲击伤、创伤性脑损伤等的救治，海上、远征作战及非军事战争行动的卫勤保障研究，水下特种作业人员医学保障研究，多种环境及特殊作业平台人员防护及作业能力研究，海军航空医学研究和流行病学研究等。

1. 紧密结合战场需求，加强海上战伤救治研究

未来海战将是精确作战的信息化战争，多种高技术武器将在海战场使用，造成的伤情、伤势复杂，重伤员和死亡人员比例增加，爆炸伤、冲击伤、机械伤、水雷伤和精神创伤增多，治疗难度增大，使战场伤员救治成为海上卫勤保障的首要问题。国外海军根据近年来的军事行动经验，如伊拉克战争、阿富汗战争等，非常重视战伤救治研究，特别重视一线伤员急救复苏研究，开展了多种止血方法和止血装备的研究，复苏液及血液代用品的研究，抗休克、抗感染研究，以提高战场伤员生存率。研究了一系列战场诊治和伤员后送用卫生装备，如手持式脑部扫描仪，战伤感染快速检测装备，用于伤员后送的监护、通气和外部抽吸系统（MOVES）等。此外，根据战场伤情特点，有针对性地开展了战场主要创伤的救治研究，如爆炸伤、冲击伤、烧伤、颅面损伤的研究。运用先进生物技术，开展新型创伤救治材料和新方法研究，加强了高技术武器的生物效应、防护和救治研究。

由此可见，加强对海战伤救治技术、装备和药材的研究，特别是对战场急救，如止血、复苏、血液代用品、抗感染等技术和装备的研究，开展海上大批量伤员紧急救治，稳定伤情、医疗后送技术与装备的研究，提高卫勤力量的遂行保障能力，加强爆炸伤、烧伤、海水浸泡伤、创伤性脑损伤、高技术武器伤等战伤的救治研究是必不可少的。

2. 适应远征作战需求，加强远海机动卫勤保障能力建设

美国海军为满足海军及海军陆战队在任何地点、任何时间的卫勤保障需求，建立了完备的海上医疗后送阶梯系统，以及海基、岸基、空中的多种医疗救治和后送平台，如医院船、航母、大型两栖舰艇、远征医疗机构、救护直升机等，以适应远海机动卫勤保障。许多先进国家海军也都在自己的大型两栖舰艇或补给舰上配备医疗舱室，作为卫生船舶，如法国的“西北风”号两栖攻击舰和“福德”号（Foudre）船坞登陆舰，德国的“柏林”级战斗支援舰。由于前线在战争中迅速推进，应尽早在最接近前线的地方进行外科救治，美国海军研制了多种小型机动模块化医疗增援组织，如远征外科复苏系统、远征医疗机构、机动舰载手术单元等和多种派遣型外科医疗队，如舰队外科小组等。

海军的作战半径大、作战区域变化快等特点要求海军卫勤保障必须主动适应远海作战的挑战，尽快形成伴随、机动、快速的海上保障能力，能为舰艇编队在远离岸基无依托情况下提供较完备的卫勤保障。海军医学研究必须在远海卫勤保障理论、卫生装备、卫勤信息化研究等方面有更大作为，注重海上医疗能力建设，特别是建设灵活、机动、模块化的海上医疗能力，以适应未来海军远海卫勤保障需求。

3. 重视水下特种作业医学保障研究，加强失事潜艇救生技术与装备研究

国外海军十分重视水下特种作业人员的安全，如潜水员、潜艇艇员、蛙人等，积极开展潜水医学研究，提高潜水员安全，减少潜水疾病的发生，加强失事潜艇艇员脱险和救生技术与装备的研究。加强潜水医学保障研究，采用多种先进技术，从分子层面开展减压病机制和防治研究，包括研究新的减压病预防措施、减压病客观测定方法、非再加压等治疗方法，降低减压病的发生率与发生后果。北约建立了潜艇援潜救生体系，研制并不断更新援潜救生骨干系列装备和配套装备，定期开展多国联合演练，研究失事艇员脱险技术与装备、失事艇员生存技术。俄罗斯也十分重视失事潜艇的救援，新研究了浮式逃生舱和深潜救生艇（deep submergence rescue vehicle，DSRV）等装备。

水下特种作业医学保障和失事潜艇救生技术与装备研究是海军医学研究的特色专业，也是重点专业。这就要求我们在潜水医学保障、减压病防治、失事潜艇艇员生存及失事潜艇艇员脱险与救生研究等方面有更大作为。

4. 提高多种环境及特殊作业平台人员防护及作业能力，提升海军全维战斗力

现代海战对人的生理、心理系统的耐受限度和神经系统的信息处理能力都提出了极高要求。要打赢海上信息化战争，必须全面提高参战人员的作战、作

业能力。

先进国家海军医学已逐渐从保障人员体格健康向能力强健发展，通过加强环境防护、增强体能、提高康复能力、改进作息和人机功效等措施提高多种环境及武器平台作业人员，如水面舰艇人员、潜艇艇员、潜水员、海军陆战队员、海军航空人员的作业能力，进而提升战斗力。美、英等国海军十分重视航母甲板人员、舰载机飞行员、潜水员、战场人员的听力保护和听力恢复研究，积极开展了潜艇大气环境的监测和控制，冷热等极端环境下人员的防护及疾病救治研究，水面舰艇、潜艇舱室人机工效学研究等。英国皇家海军医学研究所环境医学研究室现拥有一个在欧洲处于领先水平的实验中心，其实验设施包括 1 个气温和水温均可调控并可模拟海浪和风的浸泡池，3 个环境实验舱，1 个现代化的肺功能实验室和人因素实验室。美国海军保健研究中心拥有先进的作战人员作业能力实验室（配有 6 个自由度运动平台等，模拟海上和陆地各种环境条件），温湿度可控的环境实验舱。这些实验设备为科研人员开展特殊环境和平台防护及作业能力研究提供了良好的研究平台。

提高各种环境及武器平台人员防护及作业能力将是未来海军医学保障的重点发展方向。注重舰艇、潜艇、潜水、海军航空等多种特殊作业平台的人员防护，加强冷热极端环境、岛屿、海外等恶劣作业环境医学研究，通过卫生学、人因素、心理学等多学科的研究，提高人员作业能力，提升战斗力将是我们今后的努力方向。

5. 适应航母医学保障需求，重视海军航空医学研究

从美国、英国、俄罗斯的航空医学科研机构的设立与变动来看，这些国家都十分重视海军航空医学的研究。美国有专门的海军医学研究代顿分队，英国皇家海军医学研究所原来也有专门的海军航空医学研究室（这部分研究现归空军研究），俄罗斯有北方舰队航空医学实验室。美国海军航空医学研究以保障海军航空兵作战和训练为主要任务，紧贴部队实际需求，特色鲜明。其开展的低氧症、加速度防护、视觉、运动病、作业应激、海军飞行员选拔、疲劳评估和应对措施、空间定向障碍、噪声防护、提高持续作业能力等研究都是海军航空医学需解决的主要问题。该分队的加速度与空间定向实验室拥有多种世界一流的研究设备，新安装的空间定向障碍研究设备及视觉前庭球装置和垂直线性加速器等，为其模拟多种真实飞行环境、开展科研和训练提供了良好条件。该分队的研究成果对提高海军舰载机飞行员的身心健康、作业能力、维护海军航空安全起到了重要作用。针对舰载机飞行员易发生飞行事故，国外海军也十分重视海上救生技术与装备的

研究，从落水人员搜寻装备到幸存装备，从落水人员逃生装备到复温装备，都十分完备。

加强海军航空医学研究，针对舰载机飞行作业中遇到的特殊医学问题开展针对性研究，加强航空医学研究条件建设，是适应海军航母及舰载机发展的必然要求。

6. 基于全球部署战略需求，重视海军流行病学研究

美国海军基于全球部署战略需求，十分重视海军流行病学研究。除本土的海军医学研究中心和保健研究中心开展流行病学研究，其在海外还设有 3 个研究机构，开展部署区域的传染病防治研究。海军从事流行病学研究的研究人员占海军医学研究人员的 40%。不仅对既有传染病开展研究，如疟疾、结核病、登革热等，还对一些新发传染病开展研究，如禽流感、埃博拉病毒感染。通过疫苗研发，美国海军可望对大多数威胁美国士兵的传染病得以有效控制。除了重视开展传染病的监测和防控，还重视开展影响海军人员健康的非传染病研究，如心理疾病、慢性疾病、职业损伤等。

随着我国海军走向深蓝，在水文、气象、气候、风土人情等环境条件各异甚至完全不同的国外承担长期任务日益增多，罹患特殊作业环境疾病的风险也日益加大，这对我国海军流行病的研究提出了更高要求。

综上所述，发达国家海军医学科技飞速发展，我国海军应通过借鉴国外海军经验和做法，紧跟海军军事医学发展步伐，实现跨越式发展。

（李旭霞　喻锡成　卢　峰　卢姗姗）

第二章

国外海军卫勤现状与趋势

海军卫生勤务学简称海军卫勤，是研究海军特别是舰艇部队卫勤规律和管理的科学。本章对近 30 个国家的海军卫勤体系、海上医疗后送体系、卫勤保障特点等进行了研究，并分析了海军卫勤发展的趋势。

一、国外海军卫勤现状

（一）美国海军

1. 海军概况

（1）组织构架　美国海军由海军和海军陆战队 2 个独立的军种组成，均归属于美国海军部领导。海军部则是美国国防部下属 3 个军种部门之一。海军可分为舰艇部队、舰队航空兵、海上勤务部队和岸基部队 4 个兵种，一般按照行政管理和作战指挥 2 个系统进行编组和行动。海军部设于五角大楼内，它由 3 个中央单位组成：海军部长办公室、海军作战部、海军陆战队总部。另外，美国海岸警备队在战时受海军领导。

（2）兵力构成　美国海军约有 50 万现役和预备役军人，下设 7 个舰队（番号分别为第二舰队、第三舰队、第四舰队、第五舰队、第六舰队、第七舰队、第十舰队），分成大西洋舰队、太平洋舰队、欧洲舰队、中央指挥部等任务编组。

（3）武器装备　美国海军主要装备有 72 艘潜艇、143 艘大型水面舰艇，包括 10 艘航空母舰、32 艘两栖舰艇、22 艘巡洋舰、62 艘驱逐舰、49 艘导弹护卫舰、6 艘濒海战斗舰，另有 2 900 架飞机、1 500 架直升机。

2. 海军卫勤体系

（1）组织体系

1）领导体制：美国海军军医局为美国海军卫勤的首脑机关，局长为海军中将，对海军作战部长负责。海军军医局机关由局长办公室、人力资源、科研、医疗行动、设备和后勤、战略和创新、教育和训练、资源管理、伤员及病患 9 个部门组成。

军医局下设 4 个司令部，按照地区划分为 2 个主要地区医学司令部，分别是位于朴次茅斯的海军医学东部司令部和位于圣迭戈的海军医学西部司令部。东部司令部主要负责美国东海岸地区卫生事务，西部司令部主要负责美国西海岸地区卫生事务。另外 2 个司令部是总部位于圣安东尼奥的海军医学教育与训练司令部和位于福特迪特里克海军医学后勤司令部。海军医学教育与训练司令部负责海军卫生人员的继续教育和职业培训。海军医学后勤司令部是海军医疗后勤保障服务的中心，见图 2-1。

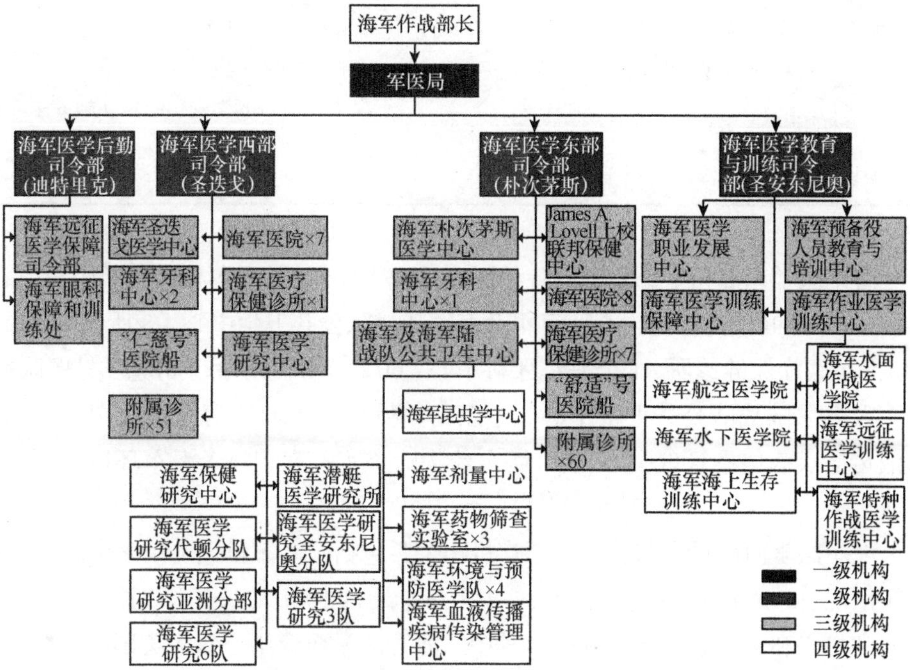

图 2-1 美国海军卫生系统组织构架图

2）卫生机构：美国海军直属的卫生机构主要包括医疗机构、牙科机构、医学研究机构、公共卫生机构、医学教育和训练机构和医学后勤机构。海军医疗机构包括 2 所医学中心、15 家医院、8 所医疗保健诊所、111 家附属诊所、2 艘医院船。牙科机构包括 3 所牙科中心。医学研究机构包括 8 个海军医学研究单位，其中包括 3 个海外研究单位。公共卫生机构为海军及海军陆战队公共卫生中心。医学教育和训练机构包括 4 个教育和训练中心，主要负责海军卫生人员的继续教育和训练。学历教育主要由军队的军医大学或地方大学承担。医学后勤司令部负责医学后勤保障服务，见表 2-1。

表 2-1　美国海军卫生机构（2016 年数据）

机构性质	卫生机构	数量（个）	说明
医疗	医学中心	2	包括驻海外医院
	医院	15	
	医疗保健诊所	8	
	附属诊所	111	
	医院船	2	
牙科保健	牙科中心	3	
医学研究	海军医学研究中心	8	3 所为海外研究机构
公共卫生	公共卫生中心	1	下辖 5 个单位
医学教育和训练	教育和训练中心	4	其中海军作业医学训练中心又下辖 6 个培训学院和中心
医学后勤保障	医学后勤司令部	1	下辖 2 个单位

海军医学东部司令部管辖的各种医疗机构主要包括：海军朴次茅斯医学中心、James A.Lovell 联邦保健中心、海军及海军陆战队公共卫生中心、8 所海军医院、7 所海军医疗保健诊所、1 个海军牙科中心、60 个附属诊所和“舒适”号医院船。海军及海军陆战队公共卫生中心又下辖海军昆虫学中心、海军剂量中心、海军血液传播疾病传染管理中心、3 个海军药物筛查实验室和 4 个海军环境与预防医学队。

海军医学西部司令部管辖的医疗机构主要包括：海军圣迭戈医学中心和 7 所海军医院、1 个海军医疗保健诊所、2 个海军牙科中心、51 个附属诊所、海军医学研究中心和“仁慈”号医院船。其中，海军医学研究中心作为美国海军医学研究的领军机构，又下辖 7 个本土和海外的医学研究机构。

负责美国海军医学的继续教育和训练的海军医学教育与训练司令部下设 4 个中心，即海军医学职业发展中心、海军医学训练保障中心、海军预备役人员教育与培训中心、海军作业医学训练中心。其中，海军作业医学训练中心包括 6 个培训学院或中心，即海军航空医学院、海军水面作战医学院、海军水下医学院、海军远征医学训练中心、海军特种作战医学训练中心、海军海上生存训练中心。

3）卫生人员

A. 按职业性质分类：美国海军卫生人员主要由军医大队、牙医大队、护理大队、医疗服务队和医院看护兵大队 5 个大队组成。每个大队主任在海军军医局机关，各个大队人员则分散在各卫生机构或部队工作，接受大队主任领导。

据美国海军 2015 年的统计资料，5 个大队的本土及海外所属卫生人员达 6.3 万，负责全海军（包括军人 33.1 万、预备役人员 12.4 万及其家属）共约 270 万人的医疗保健、卫生防疫、医学教育和训练、科研等工作。军医大队军医 4 000 名（包括现役军医和预备役军医），24 类专业人员和 200 个附属专业人员；护理大队护士 4 200 名（包括现役护士和预备役护士），17 类专业人员；牙医大队牙医 1 400 名（包括现役和预备役牙医），15 类专业人员；医疗服务队 3 100 名（包括现役和预备役军官），31 类专业人员。海军医学科研人员属于医疗服务队人员，约有 1 700 名。医院看护兵大队现役和预备役人员 29 000 名，39 类专业人员。

B. 按部署区域分类：海军医学东部司令部卫勤人员（包括军人、文职人员、合同制人员和志愿者）共 2.6 万人。海军医学西部司令部所属卫勤人员（包括军人、文职人员、合同制人员和志愿者）共计 1.8 万人。海军医学教育与训练司令部和海军医学后勤司令部卫勤人员（包括军人、文职人员和合同制人员）共计 2 000 人（2015 年数据）。

（2）医疗保障　根据美军 2005 年基地整编和关闭命令要求及海军医学区域保障方案，美国海军目前将海军医疗力量按照地区划分为 2 个地区医学司令部：东部司令部、西部司令部。

1）东部司令部：该区域包括美国本土东海岸、墨西哥湾海岸、五大湖地区、欧洲。司令部机关位于海军朴次茅斯医学中心。所属医疗机构为驻东海岸地区，包括驻墨西哥湾、五大湖地区及驻欧洲的美军（包括军人和军人家属）共 50 万人提供免费医疗服务。年门诊量达 607 万人次，住院患者 3.4 万，处方量 730 万张（2015 年数据）。

A. 海军朴次茅斯医学中心：为该地区医疗中心，为美国海军历史上最早的一所医院（1830 年开业），也是美国海军目前医疗设施最好的医疗中心。该中心有床位 296 张，连同下属的 9 个诊所等各类人员，包括军人、文职人员、合同制人员和志愿者达 7 000 人。

B. 海军杰姆斯洛费尔（James A.Lovell）上校联邦保健中心：该中心位于芝加哥，是美国第一家老兵管理局和国防部合作的医疗机构，为从现役舰员到老兵整个生涯提供无缝医疗保障。该中心有 88 张病床，124 张护理床位，125 张家庭病床，18 张心理健康康复治疗病床和 4 张观察床。

C. 海军医院：该地区的 8 所海军医院分别为驻北卡罗来纳州的列尊营海军医院（117 张床位，可扩展到 236 张床位，拥有 6 个附属诊所，年门诊量 50 万人次，军官 240 人，看护兵 600 人，文职 450 人，合同制员工 460 人）、驻佛罗里达州的杰克逊维尔海军医院（64 张床位，拥有 6 个诊所，年门诊量 57.8 万人次，工作人员超过 2 400 人）、彭萨科拉海军医院（34 张床位，拥有 10 个诊所，工作人员超过 2 000 人）、驻南卡罗来纳州波弗特海军医院（10 张床位，拥有 2 个诊所，年门诊量 28 万人次，工作人员超过 1 000 人，其中军人 603 人，文职 240 人，合同制员工 210 人）、驻古巴关塔那摩海军医院（11 张床位，可扩展到 55 张床位，年门诊量 3.8 万人次，工作人员超过 300 人，其中文职人员达 40%）、驻意大利锡戈内拉海军医院（22 张床位，拥有 3 个诊所，年门诊量 6.2 万人次，工作人员超过 500 人）、那不勒斯海军医院（29 张床位，拥有 2 诊所和 1 个附属中心——德国莱德斯图尔地区医疗中心，年门诊量 5 万人次，工作人员近 600 人，其中军人 400 人，文职 183 人）、驻西班牙罗塔海军医院（31 张床位，可扩展到 52 张床位，拥有 6 个诊所，年门诊量 2.7 万人次，工作人员超过 400 人，其中军人 317 人，文职 83 人，合同制员工 15 人）。

D. 海军医疗保健诊所：主要提供初级诊疗、辅助诊疗、少数专科诊疗、急救及职业健康等医疗服务。该地区的 7 所医疗保健诊所为查尔斯顿医疗保健诊所、安纳波利斯医疗保健诊所、切里波因特医疗保健诊所、科珀斯克里斯蒂医疗保健诊所、新英格兰医疗保健诊所、帕图爱克森河医疗保健诊所、匡蒂科医疗保健诊所。

E. “舒适”号医院船：是三级医疗机构，可为部署在沿岸的军队人员提供快速、灵活、流动的急救医疗服务。此外，它可在灾害发生或人道主义救援中提供流动外科医疗服务和急救护理。

2）西部司令部：该区域包括美国本土西海岸地区。司令部位于海军圣迭戈医学中心。所属医疗机构为西海岸地区、驻太平洋地区的美军（包括军人和军人家属）共 67.5 万人提供免费医疗服务。年门诊量达 458 万人次，住院患者 3.6 万，处方量 414 万张（2015 年数据）。

A. 海军圣迭戈医学中心：共有床位 277 张，中心下设多个附属诊所，共有各类工作人员 6 000 人左右，其中军官 1 200 人左右，士官 2 000 人左右，文职人员 2 100 人左右，其他合同制员工 700 人左右，为辖区内 95 000 人提供医疗保健服务。该中心拥有美国海军在西太地区唯一的截肢中心，并拥有“3T-Tesla”先进设备的磁共振成像中心。此外，该中心的心导管实验室是加利福尼亚州第一个独特的混合动力实验室。

B. 海军医院：该地区的 7 所医院分别为第二十九棕榈海军医院（22 张床位，可扩展到 36 张床位）、彭德尔顿营海军医院（72 张床位，拥有 8 个诊所，现役军官 323 人，士兵 826 人，文职人员 700 人，合同制员工 331 人）、布雷默顿海军医院（36 张床位，可扩展到 72 张以上，拥有 3 个诊所，工作人员超过 1 400 人，其中现役军人 800 人，文职 400 人，合同制员工 150 人，志愿者 75 人）、勒莫币尔海军医院（16 张床位，工作人员超过 376 人）、奥克港海军医院（12 张床位）、驻日本冲绳海军医院（为美国海军最大的海外医院，82 张床位，拥有 7 个诊所，工作人员超过 1 500 人）、驻日本横须贺海军医院（47 张床位，拥有 7 个诊所，其中现役军人 863 人，文职、合同制员工和外籍人员 358 人）。

C. 海军医疗保健诊所：夏威夷海军医疗保健诊所位于珍珠港，下设 4 个诊所，负责理疗、整形外科、心理卫生保健与口腔保健、妇产科和皮肤科等科室疾病的门诊治疗。据 2009 年统计，该院年治疗患者 269 000 人次。共有 54 人（占军人总数的 4%～9%）被部署在该区域执行海上任务的水面舰艇和潜艇工作，负责艇上的医疗保健。

D. “仁慈”号医院船：部署在美国西海岸，为沿岸军队人员提供医疗服务，并参与灾害救援和人道主义援助。

（3）牙科保健　美国海军共有 3 个牙科中心，东部司令部拥有第二牙科营（列尊营牙科中心），包括 11 个附属牙科诊所和 6 个先进的流动牙科队。该中心有 270 名现役人员和 215 名文职人员和合同制人员，为 5.2 万现役人员提供普通牙科、假牙修复及口腔外科等服务。西部司令部拥有第一牙科营（彭德尔顿营牙科中心）和第三牙科营（冲绳牙科中心）。第一牙科营包括 15 个牙科诊所。第三牙科营位于日本的冲绳，拥有 13 个牙科诊所，共有 391 人，为 4.8 万患者提供 11 种不同专业的牙科服务。

（4）医学科研　美国海军医学研究机构最为完备，包括 5 个本土研究所和 3 个海外研究单位，形成了海军医学研究体系，共有研究人员约 1 700 名，学科种类齐全，研究水平世界领先。

1）美国海军医学研究中心：作为 8 个研究单位之一的美国海军医学研究

中心总部是海军医学研究的领头单位，除了自身从事生物武器防护、传染性疾病研究、作业与水下医学等方向研究外，还下辖其他 4 个本土研究所和 3 个海外研究单位。

2）美国海军保健研究中心：通过对影响士兵及家属、战场医务人员的生物医学及心理学因素的研究、测试与评估来保障部队的战备状态，下设作战战备研究室、军人健康研究室、作战传染性疾病研究室、呼吸道疾病研究室和国防部艾滋病预防项目部。

3）海军潜艇医学研究所：美国海军潜艇医学研究所主要从事潜艇医学和失事潜艇艇员生存研究、潜艇大气监测、艇员生物医学研究、艇员和潜水员作业能力研究等，进一步为海军水下作业人员提供医学保障，所涉及学科包括生理学、心理学、生物医学、听力学等，下设潜艇医学和救生系统研究室和艇员作业能力研究室。

4）美国海军医学研究代顿分队：是由原美国海军航空医学研究所和环境卫生效应实验队合并而成的，目前主要开展有关航空医学和环境毒理学研究，下设行政管理处、航空医学研究室和环境卫生效应研究室。

5）海军医学研究圣安东尼奥分队：主要开展日常及作战中的战伤医学、颅面医学和生物医学研究，从而确保海军及海军陆战队员的健康、安全、作业能力和战备状态，下设战伤救治和作战医学研究室及颅面卫生和康复医学研究室。

6）海军医学研究 3 队：位于埃及开罗，是美国国防部最大的驻外国研究机构。该分队主要开展中东、西南亚、非洲的传染病学研究和监测。

7）海军医学研究 6 队：位于秘鲁利马，主要开展南美传染性疾病的研究和监测。

8）海军医学研究亚洲分部：位于新加坡，主要开展南亚和东南亚传染病研究和监测，包括呼吸疾病监测、疟疾的药物预防、新的虫媒传染病的防控等。原驻印尼雅加达的海军医学研究分队 2 队并入亚洲分部，作为其在雅加达的一个研究分队。

（5）公共卫生　海军及海军陆战队公共卫生中心隶属于海军医学东部地区司令部，负责海军和海军陆战队公共卫生监测、咨询、管理等。主要工作内容包括部队健康生活方式管理、环境卫生管理、疾病和健康状况管理、部队国外部署健康保健管理、职业卫生、预防医学管理、媒介昆虫控制等。中心共有工作人员 750 名，下设海军昆虫学中心、海军剂量中心、4 支海军环境预防医学队、3 个海军药物筛查实验室和海军血液传播疾病传染管理中心。

1）海军昆虫学中心：负责研发、评估新产品和新技术，用以监测和控制血液疾病媒介生物及传播其他疾病的节肢动物，为部署的海军人员提供防护。

2）海军剂量中心：负责海军人员辐射剂量检测和咨询。

3）海军环境预防医学队：海军环境预防医学队提供岸上、舰上和远征环境下的劳动卫生、昆虫学、环境和职业健康方面保障。4 支海军环境预防医学队为海军环境预防医学 5 队（圣迭戈）、海军环境预防医学 6 队（珍珠港）、海军环境预防医学 7 队（驻意大利锡戈内拉）、海军环境预防 2 队（诺福克）。

4）海军药物筛查实验室：3 个海军药物筛查实验室为海军和海军陆战队药品检测提供最权威的技术支持。

5）海军血液传播疾病传染管理中心：负责对艾滋病、乙型肝炎、丙型肝炎等血液传播疾病的控制和政策制订。

（6）医学教育和训练

1）教育和训练机构：美国海军通过依托美军国防部直属的医学教育和训练机构和海军下属的教育和训练机构共同开展医学人才的培养和训练。

A. 国防部医学教育和训练机构

a. 美军医科大学：是国防部直接领导的教育训练机构，位于马里兰州贝塞斯达，是负责陆、海、空三军军事医学人才培养的综合型医科大学，素有“军事医学领域的西点军校”之称。美军医科大学学生毕业后获得博士或硕士学位，并且大部分就职于美军部队。根据美军医学科大学网站统计数据显示，截至 2008 年 7 月，美军医科大学共计培养了 4 227 名军医，具备开设 1 080 门医学研究生课程和 369 门护理研究生课程的能力。现有工作人员 665 人，其中 156 名军人，509 名文职人员；现有教师 329 人，其中 121 名军人，208 名文职人员；院外聘任教师 3 999 人。

美军医科大学下设 3 个学院：爱德华艾伯特医学院、护理研究生院和继续教育学院。爱德华艾伯特医学院培养医学博士和医学博士以外的其他医疗相关专业人才（哲学博士、公共卫生博士、理学博士）。护理研究生院招收注册护士，将其培养其成为高级护理人才。继续教育学院主要通过现场和远程教育方式，承担陆、海、空三军军医、牙医和其他卫生保健人员的在职培训。美军医科大学下属的武装部队放射生物学研究所从事电离辐射效应研究。

b. 医学教育和训练营地：位于圣安东尼奥联合基地，是 2005 年美军基地整编计划的产物。其整合了陆、海、空三军医学教育培训力量，其中包括了海军圣迭戈卫生学校和朴次茅斯卫生学校。目前，它已经成为美军最大的军事医学培训基地，设基础医学部、战地军医部、牙科部、诊断医学部、保健服务部、护理及专业技术人员部、公共卫生部和辅助学科部等教学部。2016 年共计开设 48 门课程，各类课程培训时间长短不一。参训学员比例约为 45%陆军、31%海军及 24%空军。

B. 海军医学教育和训练机构：海军医学教育、训练和后勤司令部下属的教育训练机构包括 4 个中心，即海军医学职业发展中心、海军医学作业训练中心、海军医学训练保障中心、预备役人员海军医学教育与培训中心。

a. 海军医学职业发展中心：位于华尔特里的国家军事医学中心 1 号楼贝塞斯达海军保障机构内，是美国海军医学开展职业发展培训和教育的重要机构，与超过 100 所军队及地方高校保持合作关系，每年可保证 3 000 名现役军人、文职人员和盟国军人接受培训。该中心共有 359 名工作人员，其中军官 117 人、士兵 120 人、文职人员 105 人、合同制员工 17 人。其下属的海军牙科研究生院是国防部唯一提供牙科研究生教育的学校。

该中心主要培训类别包括：继续教育、在职学历提升教育及研究生实习。继续教育的培训课程有高级医务部门军官课程、临床管理课程、财务和物资管理训练课程、军队医疗系统财务管理执行官项目、患者管理课程、军队热带医学课程、计划作业和医学情报课程、联合医疗计划课程、预测指数课程、牙科短期培训等。在职学历提升教育主要依托合作单位培养，内容包括护理学（硕士、博士）课程、卫勤保障大队 31 个专业全职或在职研究生教育（硕士、博士学位）、全日制在职医学研究生教育（GME-1、GME-2+）、全日制脱产医学研究生教育、医务士兵学位教育（理学学士和护理学学士）。

b. 海军医学作业训练中心：由原海军作战医学院更名为海军医学作业训练中心（Navy Medicine Operational Center），旨在提供世界一流的作战医学和航空生存训练。

海军医学作业训练中心隶属于海军医学教育、训练司令部和后勤司令部，领导小组包括：现任指挥官马克上校、执行官卡罗琳上校和指挥军士长奥马尔医务一级军事长。其共有工作人员 573 人，其中军官 108 人、士兵 328 人、文职人员 109 人、合同制员工 23 人。训练中心机关工作人员 70 人，其中军官 8 人、士兵 19 人、文职人员 29 人、合同制员工 14 人。机关直接管理的短期课程包括山地医学课程、战伤救治课程、寒冷气候医学课程、联合作战医疗管理课程、战地生化战伤管理课程和生化伤医疗管理课程。

海军医学作业训练中心下设 6 个分支机构（图 2-2），按不同兵种和作战要求开展相应的医学训练，年培训量达 17 000 人次，处理 36 000 起航空医学豁免或体检，对 250 人次遣返战俘进行评估，接受与培训国外海军 160 人次，开展 9 000 次航空选拔心理测试，2 200 人次陆军选拔飞行训练，共计开设课程 63 门。

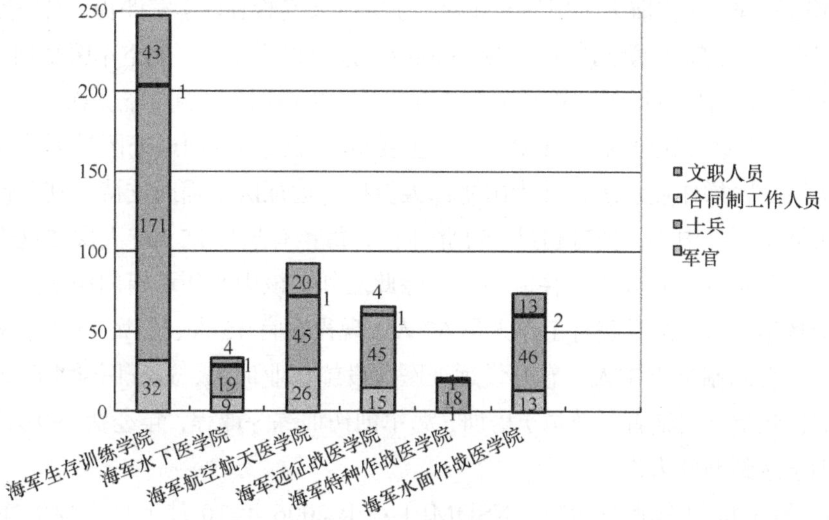

图 2-2　美国海军医学作业训练中心人员结构图（2014 年数据）

Ⅰ. 海军生存训练学院（NSTI）：主要负责提供安全、有效的航空生存和人员作业表现训练，下设 8 个航空生存训练中心，有 247 名工作人员，其中现役军官 32 人、士兵 171 人、文职人员 43 人、合同制员工 1 人。其设机组人员复训、机组人员首次航空生存训练、非机组人员航空生存训练、非航空专业训练、航空生理技师、海军航空水上生存教员、航空航天生理学家实习计划等 24 门课程。每班学员 18～40 人，年培训量达到 15 350 人次。

Ⅱ. 海军水下医学院（NUMI）：主要负责潜艇独立看护兵、放射卫生技师、水下医学军官学员及放射卫生军官的教育培训。位于格鲁顿的水下医学院还是海军唯一向潜艇官兵提供放射卫生健康教育的培训机构。其有 33 名工作人员，其中现役军官 9 人、士兵 19 人、文职人员 4 人、合同制员工 1 人，设水下医学军医官、放射卫生军医官、潜艇独立看护兵、放射卫生独立看护兵课程、放射卫生技师、独立看护兵复训、独立看护兵公共课程等 8 门课程，年经费约为 194 万美元，年培训量达到 130 人次。

Ⅲ. 海军航空航天医学院（NAMI）：主要负责海军航空军医和其他航空医学专业人员的培训及相关飞行人员医学标准的审查。院内除行政部门外，另设有 4

个部门，分别是临床医学部、航空医学实习部（Aerospace Medicine Residency）、人员作业能力及航空医学资格部和航空医学教学部，有 92 名工作人员，其中现役军官 26 人、士兵 45 人、文职人员 20 人、合同制员工 1 人。它设有航空航天医学、航空军医课程、航空航天生理学家课程、航空航天实验心理学家课程、航空航天验光师课程、航空航天医学技师（NEC 8406）、航空医学实习、航空军医复训、海军航空医学体检医生等课程，年经费 207 万美元，年培训量达到 215 人次。

Ⅳ. 海军远征医学院（NEMTI）：主要负责提供多层面远征医学训练及二级和三级医疗阶梯作业训练，并为国防部人员提供远征医学辅助支持。其下设海军洛杉矶创伤训练中心，拥有超过 650 张床位，每年有超过 25 000 人次在这里接受创伤评估和超过 6 000 人次住院治疗。除此之外，该中心还承担创伤暴露的临床和理论教学。远征医学院有工作人员 65 人，现役军官 15 人、士兵 45 人、文职人员 4 人、合同制员工 1 人。它开设远征医疗设施作业训练、远征医学小队训练、战术战伤救治（实施者及教员）培训、海军创伤训练等课程，年经费 199 万美元，年培训量达到 900 人次。

Ⅴ. 海军特种作战医学院（NSOMI）：于 2006 年 10 月 1 日在原海军卫生学校的基础上成立。海军布拉格堡特种作战医学院是陆军联合特种作战医学训练中心的海军分支机构。陆军联合特种作战医学训练中心隶属于美国特种作战指挥部，负责训练特种作战部队医务人员、医技及医务兵。海军布拉格堡特种作战医学院由海军军官授课，提供包括海军特种作战医学及海军特种作战部队独立看护兵训练等课程。其有工作人员 21 人，现役军官 1 人、士兵 18 人、文职人员 1 人、合同制员工 1 人。它设有特种作战看护兵课程（HM-8427/5392）、特种作战独立看护兵课程和特种作战医疗技能保持课程，年培训量达到 195 人次。

Ⅵ. 海军水面作战医学院（SWMI）：于 1984 年正式成立。1993～1995 年，美国海军太平洋舰队司令部和大西洋舰队司令部意识到舰艇军医的培训应标准化，并需得到提升，提出应建立相应的培训机构。水面作战医学院主要负责水面舰艇部队独立看护兵和其他水面舰艇部队医务人员的培训。海军洛马角毒品和酒精成瘾管理员学校及高级牙科医助培训中心由该医学院管理。其共有 74 名工作人员，其中现役军官 13 人、士兵 46 人、文职人员 13 人、合同制员工 2 人。它设有水面舰艇及潜水独立看护兵课程（HM-8425/8494）、水面战医学理论进修、两栖特遣部队/远征战斗群军医课程、水面战军医官理论课程、水面战医务部门军官理论课程、卫生规程课程、作业医学专题研讨会、人道主义救援及民间援助研讨会、卫勤增员项目、高级牙科医助项目、海军毒品和酒精成瘾管理员学校、医助第二阶段培训等，年经费 493 万美元，年培训量达到 495 人次。

该医学院在对学员训练时对现场环境模拟逼真度要求很高，采用声光电雾技术模拟航行中的舰艇舱室环境，甲板上伤员为真人外穿一种乳胶伤口服（latex cut suits）模拟人造出血，训练舰艇看护兵现场止血、环甲软骨切开、胸腔双侧前路和腋窝胸腔穿刺等现场急救技能。高级牙医培训主要在口腔模型上，由教员一对一训练学员（图 2-3，图 2-4）。

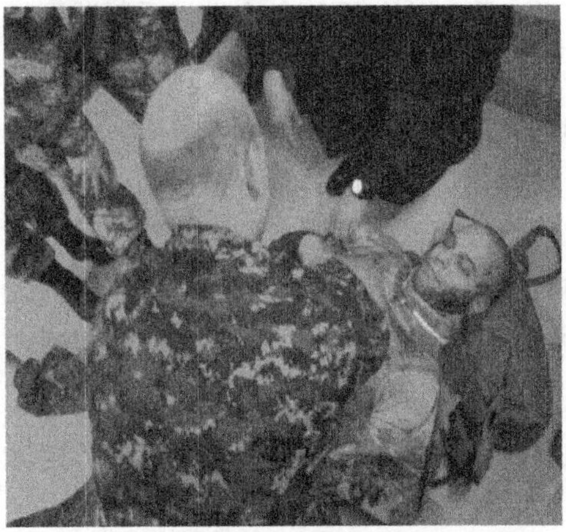

图 2-3　美国海军水面作战医学院真人乳胶伤口服训练

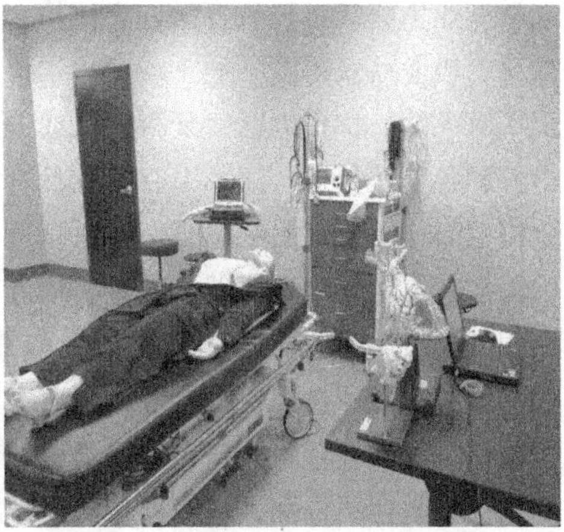

图 2-4　美国海军水面作战医学院全功能模拟人

c. 海军医学训练保障中心：是海军教育、训练和后勤司令部下属中心，负责医学教育和训练营地内受训学员及教员的行政管理和保障。此外，其在海军圣迭戈医学中心和海军朴次茅斯医学中心内有 2 个保障点，负责高级看护兵临床阶段的培训。其下设行政管理处、学生管理处和体能训练及战备处。

行政管理处负责日常行政事务、IT 服务、物资管理、计划及医学情报、审计、合同及差旅管理。

学生管理处是保障中心内最重要的机构，为所有学生提供学术及生活方面的其他保障。管理三军联合办学的医学教育和训练营地内的 23 个涉及海军的看护兵培训课程和军医官研究生（硕士及博士）课程，其中规模最大、投入最多的项目是基础医学技师看护兵课程。30 名不同级别的士兵，全天候管理超过 1 600 名在营地内受训的看护兵。保障中心负责管理营地内的 2 栋宿舍楼，2 400 张床位平均可达到 90%的使用率。

体能训练及战备处负责学员、教员及工作人员的体能训练及工作人员的内部培训。

d. 预备役人员海军医学教育与培训中心：位于佛罗里达州彭萨科拉，承担海军预备役人员的医学教育和训练，以及海军预备役医学的研究。

2）各类医务人员教育培训

A. 海军军医官：美国海军军医官的培养分为基础教育、入职教育、毕业后医学教育和继续教育 4 个部分。基础教育主要依托地方或军队医科大学完成。地方大学毕业生完成本科教育后，经体检合格后，可进入三军医科大学接受军队医学教育，毕业后获得医学硕士或博士学位，在通过执业资格考试后，根据专业分配至军医大队、护理大队、牙科大队或卫勤大队担任军医官。入职教育由海军军官学校和各单位负责。海军军官学校负责开展海军条令条例和基本常识学习。各单位根据岗位需要，由一名高级军医官负责本单位新入职军医官的入职培训。毕业后医学教育主要由海军医学教育、培训和后勤司令部负责，根据需要开设脱产或在职的研究生学历或学位教育以及与其他军种及地方大学合作开设相关培训课程。继续教育即在职终身教育，由海军医学教育、培训和后勤司令部负责开设形式多样的继续教育，包括短期培训、专业会议、远程函授课程及职业资格考试等形式，军医官结合部队实际需求和自身发展需要可申请参加。

B. 海军看护兵：美国海军看护兵的培养分为新兵入伍训练、基础教育、专业培训和继续教育 4 个部分。新兵入伍训练由各新兵训练营开展，为期 66 天。通过新兵训练考核后，进入基础看护兵课程培训，即 A 类学校培训。目前，基础培训由三军医学与教育训练营地负责，培训周期为 14 周。考试合格后可从事医院看护兵工作。若需从事某一专业领域的工作，还应根据所分配的专业进入 C 类学校进行专业课程培训，包括各类医助、技师及独立看护兵课程。其中，医助和技师的培训在三军医学与教育训练营地中进行，潜艇及特种作战独立看护兵课程由海军作业医学中心承担。除上述课程外，被分配到海军陆战队的人员还需前往海军陆战队战地卫勤保障训练营进行为期 8 周的高级急救医学和战术战伤护理的培训。继续教育由海军医学教育、训练和后勤司令部主要负责，包括短期培训、专业会议、远程函授课程等。对于表现突出的医务军士还设有提干课程和医学专业本科预科课程。

C. 海军航空医学保障人员：通常由航空军医、航空生理师、航空实验心理师、飞行员眼科医师和航空医学技师组成，主要担负航母舰载机飞行员的医学保障任务。上述人员，一般从地方医学院校毕业生中挑选部分学习成绩优秀、身体条件合格，并自愿到部队工作的学生；也可从现役或预备役的军医或医院看护兵中挑选。经过一段时间，通常为 2 周～6 个月的航空医学、生理学和（或）心理学等方面的专业培训，取得相关资格。有些医学保障人员，如航空军医还需接受海上生存训练和飞行训练后，方可从事海军航空医学保障工作。

（7）海军医学后勤　美国医学后勤司令部是美国海军医学后勤事务的中心，帮助用户确定需求、了解市场情况、满足用户所需的医疗材料和卫生服务需求。司令部下设海军远征医学保障司令部和海军眼科保障和训练处。

3. 卫勤任务和原则

（1）保持部队人员体格强健　美国海军卫勤保障的第一根支柱是保持舰员和陆战队员的体格强健。要达到该目标，主要依靠医疗和牙科部门采取积极的增进健康措施，发现和减少风险，开展预防医学，增进健康，个人予以积极配合。

通过教育和干预计划，包括推行世界一流水平的健康促进和健康训练计划，让所有海军人员保持强健体格。掌握疾病和损伤预防相关知识，了解职业对生理和心理的要求。

风险交流也是健康防护的重要部分。向不同人群包括指挥官和舰员等通报健康、安全和环境风险将有助于帮助军队领导对各种风险做出处理决定，也有助于促使部署人员使用防护装备维护健康和安全。

（2）预防和防护　第二根支柱是使海军部队在海军军事行动的各个阶段对自然的、环境的、工业的、作战的、行为的、核生化或战争危害进行有效防护。预防损伤和疾病是海军人员保持战斗力和减少后勤需求的重要手段。

海军和海军陆战队的预防医学重点是预防传染性疾病，预防环境和职业损伤和疾病，预防作战应激及核生化威胁。在部署前、部署中和部署后 3 个阶段，通过流行病学调查采取相应预防措施。通过下列 5 项关键措施预防损伤和疾病：①风险交流；②实施综合性的预防医学、职业安全和健康、环境健康和工业卫生计划；③全面地部署前、后、中期健康监测计划；④及时、准确和连续的医学情报；⑤配备有效的防护手段，包括个人防护装备，集体防护系统，免疫、疫苗、传染病化学药物预防等方法。

所有海军人员应遵守并执行各种安全和健康条例或计划，以预防部署前、部署中和部署后各阶段发生伤员。医务人员需强调健康计划的执行，检查个人和部队的医疗和牙科战备情况。作为日常预防措施，将心理健康服务纳入健康监测计划，关注长期部署、快速部署和战斗来临前出现的应激和焦虑，可大大提高作战应激的预防水平。

在所有军事行动期间，海军和陆战队医疗保障小组将向预防医学人员提供进行健康风险评估及伤员预防计划咨询。这些人员将提供所需的预防医学、环境健康、工业卫生、昆虫学方面的服务或保障；具备核生化放射检测能力，可快速部署、拥有轻便、耐用的采样、分析、疾病媒介控制装备，可开展调查、快速健康风险暴露评估和媒介生物控制。

在部署前阶段，预防和防护措施的重点为各种计划，包括医学情报计划、教育和培训计划、医疗和牙科战备计划、职业安全计划、健康监测计划。医学情报用来确定即将部署人员的健康风险。这一阶段的培训将针对预计的风险，有效使用风险应对和个人防护措施，以减少损伤和疾病的发生率。部署前的健康监测用于对作战人员进行筛选，发现损伤或疾病的易感人群。

在部署阶段，预防和防护措施重点放在职业安全和健康计划，职业和环境监测计划包括监测和控制节肢动物，预防疾病和非战斗伤。除现有的预防措施外，Force Net 网将大大提高疾病监测，个人和部队健康监测的能力。它将提供信息帮助预防医学人员进行健康威胁风险评估，制订潜在损伤和疾病的防护措施。数据网络系统和自动疾病监测工具将显著提高职业和环境监测计划和其他预防措施的有效性。

在部署后阶段，医疗和牙科人员将记录整理舰员和陆战队员健康情况的变化，包括损伤、疾病和有害物质暴露情况。并确定需要进行治疗和长期监测的人员。此外，还通过部署后培训，让海军人员理解执行预防措施的重要性以及需要治疗的疾病的先兆或症状。

预防和防护是减少损伤和疾病的主要手段。医学情报、培训、健康监测、个人防护装备、防护措施、除沾染、免疫、疫苗、化学药物预防对海军部队损伤和疾病预防有着非常重要的作用。

（3）战伤救护及组织实施　第三根支柱的重点是向受伤和患病的前沿部署人员提供高质量、及时、有效的战伤救治和处理。海军和海军陆战队将提供各方面医疗保障，以对战场伤员和病患提供必需的救治，使他们尽快重返岗位或在稳定伤情后，快速后送至后方进行治疗。战场急救及后送能力是联合作战医疗保障的关键组成部分。为了挽回本可以挽回的生命，“白金 10 分钟”将取代“黄金 1 小时”，成为美军战场救治的新目标。海军和海军陆战队战伤救护主要组成部分包括第一反应人（responder）、前沿复苏外科、远征野战医院、途中护理，以及战场外救治。

1）第一反应人：为舰员和陆战队员本人、医院看护兵、牙科技师、医助、护士和医生。他们可对伤员提供初期急救和稳定伤情。作战伤员的处理时间非常紧迫，第一反应人将在最初的几分钟内进行生命和肢体急救。

2）前沿复苏外科：海军和海军陆战队将在尽可能接近受伤地为伤员提供前沿复苏外科治疗。岸上和舰上小型机动手术小组将使用先进的外科手段和医疗技术挽救重伤员生命和肢体，使他们能够存活并被后送至更好的医疗机构。前沿复苏外科系统（FRSS）、机动舰载手术单元（MSSS），舰队外科小组（FST）将为海军远征部队提供前沿外科手术。岸基休克创伤救治卫生排与前沿外科复苏系统配合进一步提高生命救治能力。伤员救治舰和外科连也将提供远征作战中战斗和非战斗损伤的前沿复苏手术和护理。前沿复苏外科部门也为核生化伤员或高当量爆炸受伤的重伤员提供救治。前沿复苏外科单元和远征野战医院将提供集体防护能力，对核生化危险进行侦检，并对伤员进行救治。

3）远征野战医院：海军将采用模块化岸上和海上远征野战医院为分散、流动的海军部队提供医疗服务。这些远征野战医院在战场上为受伤的和患病的舰员和陆战队员提供必需的救治，使他们重返岗位或者待伤情稳定后加以后送。远征医院拥有配套医疗单元，可独立运用，也可与其他医疗单元配合使用，能够提供复苏外科、重症监护、短期驻留能力来保障持续作战。它们可提供最大的灵活性，保障各类行动，大大减少对岸上后勤的需求。远征野战医院将是战场联合保障的组成部分，担负后送、后勤和其他功能。

4）途中护理：海军和海军陆战队要为重伤和患病的人员在后送期间提供护理。海军及海军陆战队医疗队将提供经过培训的医疗人员和医疗设备，以开展陆上、水面和空中不间断的伤员护理。途中护理要保持后送前的救治水平，以防伤员伤情恶化。

固定翼和旋翼飞机被用来将伤员后送到野战医院。担负医疗使命的指定飞机配装便携式医疗设备，配备经过特殊培训的医疗人员以提供途中护理。在卸下伤员后，重新配备所需装备以适合执行其他任务。

5）战场外救治：海军将继续保留美国大陆和美国本土以外的医疗和牙科治疗机构来完成海军行动的各个阶段的医疗保障，从战场下来的海军和陆战队员提供战区外医疗保障。海军救治机构和牙科救治机构与退伍军人管理局和地方救治机构协调，为伤员提供最后的康复性医疗，使他们重回岗位或退伍。通过远程医学，他们还可对前沿部署海军部队提供咨询服务。

海军医疗和牙科机构还对其人员进行组织培训，使他们保持战备状态。培训包括防险救灾，维持临床技能，培训内容根据海军远征部队医疗和牙科能力的变化进行更新。

（4）基础保障服务　海军科研、信息系统、医疗后勤及培训根据海军作战和远征后勤理念变化进行调整。这些保障服务水平的提高将加强海军医疗保障服务的基础。

医疗保障装备的改进将有效提高海军部队的远征作战能力，缩短战场后勤线。用于解决作战需求的非装备方面的研究可重点放在培训、方案、预案等方面。研究有效的对策措施如改进型个人防护装备，对减少部署期间的健康威胁，如对高能武器、核生化武器造成的损伤和疾病有关键作用。研发安全、长效、广谱的免疫方法和疫苗对作业行动有非常关键的作用。

海军和海军陆战队将与其他兵种联合研发医疗信息系统，使网络具有更高兼容性和集成水平。这些集成的网络通过资源共享来提高情景意识，方便实时医疗计划和模拟，报告个人和部队医疗健康准备情况，提高预防和监测能力，协调伤员后送，跟踪伤员，补充医疗保障物资和人员。新的信息系统将取代以往过时、重复、不兼容的系统以形成各兵种和机构间的方法、数据、通信标准化。

海军和海军陆战队的医疗后勤将是联合医疗后勤系统的组成部分，可为部队提供全球范围的后勤保障。其重点放在提高信息和运输技术上，以提高军事行动的快速反应能力。医疗后勤将强调实时分发和供应链管理系统，改进跟踪系统以提高可视性，改善医疗后勤人员和终端用户的情景意识。医疗保障装备的维护和维持重点放在设备的快速更换，具备有限的战场设备修理能力。海军血液计划将提高海军收集、储藏、分发血制品能力。血液替代品的使用将显著提高战伤救治能力，减少新鲜和冷冻血的需求。这些医疗后勤的改进将使医疗物资在正确的地点、正确的时间，以合适的数量投送到各个行动部门。

对现役和预备役医疗人员进行培训以应对海军医学保障挑战。通过参加各种培训，医疗人员将掌握各种作战环境需要掌握的知识和技能。培训计划强调联合医疗和牙科培训标准，新的培训方法和技术的使用。对医务人员开展风险管理培训以提高他们对生活方式、环境、工作场所危险的交流能力及应对策略。对海军舰员和陆战队人员的培训重点为健康促进、个人健康职责、第一反应人的急救技能。

4. 海上医疗后送体系

马尔维纳斯群岛战争（马岛战争）以后，在海上没有进行过正式的战争，美国海军依据伊拉克战争、阿富汗战争经验，总结的伤员救护的宗旨就是“挽救生命、避免截肢，更早（在前线）地进行外科处置和迅速后送”。为达到这一目标，医疗后送阶梯体制、医疗救治平台、派遣型外科医疗队和途中救治起到了重要作用。

（1）医疗后送阶梯体制　美国海军和海军陆战队建立了一套完备的分级救治的医疗后送体系，采用四级医疗阶梯实施对海上伤病员的救治。

1）第一级医疗阶梯（Role 1）——急救。第一级医疗阶梯为现场急救。该级医疗救治使所有海军和海军陆战队员都接受自救和互救训练，可自救互救。医务人员，如医院看护兵、独立看护兵或军医可提供急救。

海军舰队、小型舰艇的医务部门受过训练的医院看护兵可在没有军医的情况下提供急救。在有军医的舰艇上可提供复苏救治。

在海军陆战队，医院看护兵可对伤员提供救治，检查后进行急救，如呼吸道处理、止血、预防或控制休克和其他损伤。营急救站有军医、医助和独立看护兵，可提供基础初级护理和高级创伤急救及稳定伤情。创伤救治及伤情稳定的范围包括以救生为目的的医疗救护、失血性休克处理、确定性呼吸道处理和通气、胸腔闭式引流术、防止继发性脑损伤、缓解体温过低及夹板固定等。每次最多可接收50名伤员。

2）第二级医疗阶梯（Role 2）——初步复苏。第二级医疗阶梯提供初步复苏，开展手术和医学复苏，挽救生命和肢体，稳定伤员并通过舰船或飞机后送到第三级医疗阶梯。第二级医疗阶梯拥有血液和血液制品，有普外医生和麻醉师或麻醉护士，有检验室和X线机等部分辅助设备。

A. 海军：在海军舰队中，第二级医疗阶梯的救治机构包括航母、可作为伤员接收舰的大型两栖舰船、机动舰载手术单元等。

a. 航母：通常具备1个手术室，40～60张病床，1名外科医生，5名其他军医。航母上的医疗设施可为航母本身及整个航母编队所用。

b. 伤员收治舰：可作为伤员收治舰的大型两栖舰船有大型两栖攻击舰（LHA）、多用途两栖攻击舰（LHD）、船坞两栖运输舰（LPD）、船坞登陆舰（LSD）、坦克登陆舰（LST）、两栖货船（LKA）和两栖指挥舰（LCC），见图2-5。两栖舰船上通常有47～48张病床，4～6个手术室，17张重症监护病床，如果陆战队员下舰，还可增加300张病床。通常有2名普外医生和2名骨科医生；牙科室可开展口腔颌面外科手术。两栖舰船上有检验室（包括可以储存血液的血库等）和 X 线机；具有大型直升机平台和登陆艇平台供伤员流动；有供 50 个伤员检伤分类的区域。理论上，伤员留治时间限为 3 天。

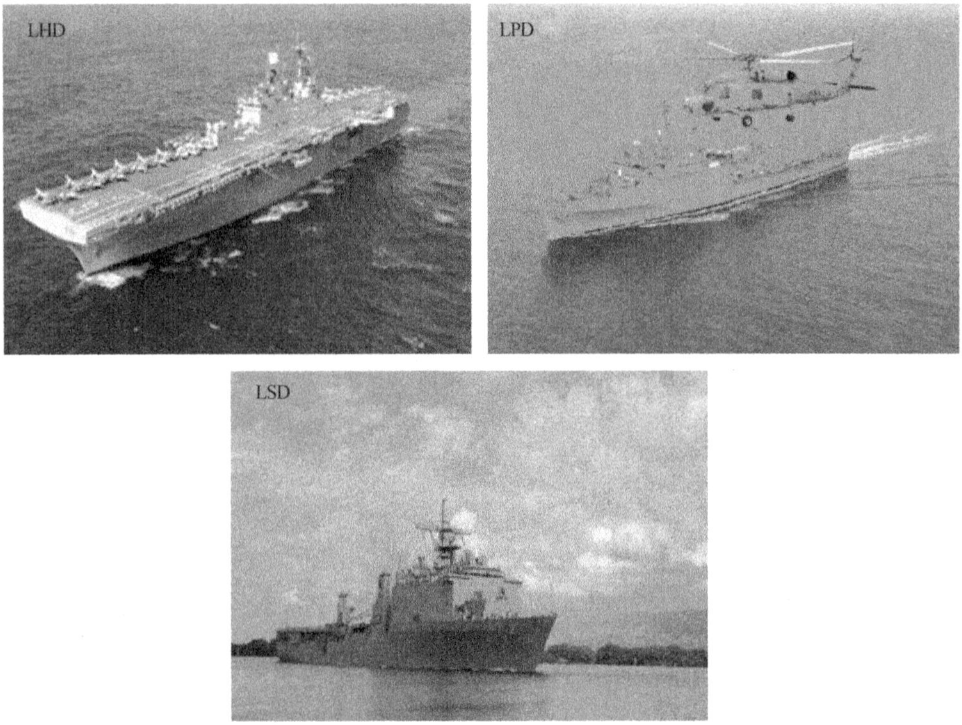

图 2-5　美国海军两栖舰艇

收治舰医疗能力可通过增加舰队外科小组（FST）得到加强。舰队外科小组作为两栖舰艇的医疗加强力量，通常由 3～4 名医生、1 名外科医生、1 名麻醉医生或麻醉护士、1 名术前准备护士、1 名急救护士、1 名放射技师、1 名呼吸技师、2 名检验室技师、2 名手术室技师，若干看护兵组成。在医疗力量不足时，舰队外科小组以小组形式增援到伤员收治舰上。

在战时任务需要时，根据医疗增援计划（medical augmentation program，MAP）（该计划是一个增援人员和设备的指导性原则）增派医疗力量。医疗增援计划包括普通外科、矫形外科、口腔外科和颌面外科医师各 1 人、4 个手术室、45 张病床、14 张重症监护病床。其最大工作能力为每天可接收 60 名患者（其中非手术患者 45 人/手术患者 15 人），或者在有补给的情况下，连续 3 天，每天接收 40 名患者（非手术患者 30 人/手术患者 10 人），或者在持续作业的情况下每天接收 30 名患者（非手术患者 20 人/手术患者 10 人）。总共可接受 200 名非战斗损伤患者和 100 名手术患者。

c. 机动舰载手术单元（mobile shipboard surgical suite，MSSS）：在海上，特别是在沿海，舰载手术单元可为具备隐蔽的沿岸特种作战战术优势而自身没有手术能力的船舶，提供手术支持。其主要使命是将海军平台上几乎没有手术能力的一个小空间快速地转换为一个功能手术单元，开展可挽救生命和肢体的手术。该机动舰载手术单元简化了人员和设备配备，可以在得到通知后数小时完成部署，实施多达 15 个手术，并可对手术伤员进行长达 48 h 的护理，直到后送。机动舰载手术单元的特点是价格较低、结构紧凑、操作简单，可在几个小时内完成部署。它拥有监测仪、呼吸机、麻醉设备、手术器械等。

d. 远征外科复苏系统（expeditionary resuscitative surgery system，ERSS）：是美国海军根据战场急救需求新研制的模块化系统，目前正处于试用阶段（图 2-6）。远征外科复苏系统的使命是为海上和陆地各种军事行动中的伤员提供救治。它是一个应急创伤救护系统，重点是在邻近作战区域开展挽救生命和肢体的手术，创伤救治和后送途中护理。远征外科复苏系统提供远征外科复苏能力，可在较短时间部署到舰队作战平台或前沿阵地为前沿部队提供医疗救护。远征外科复苏系统包括舰艇外科小组（SST）、远征外科小组（EST）、远征创伤小组（ETT）、后送途中救护小组（ERCT）。

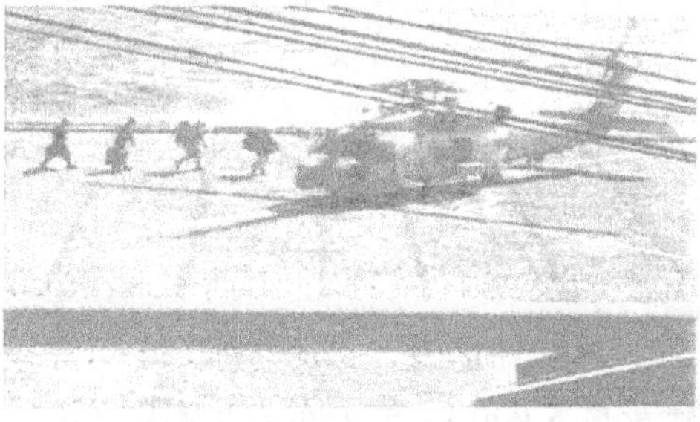

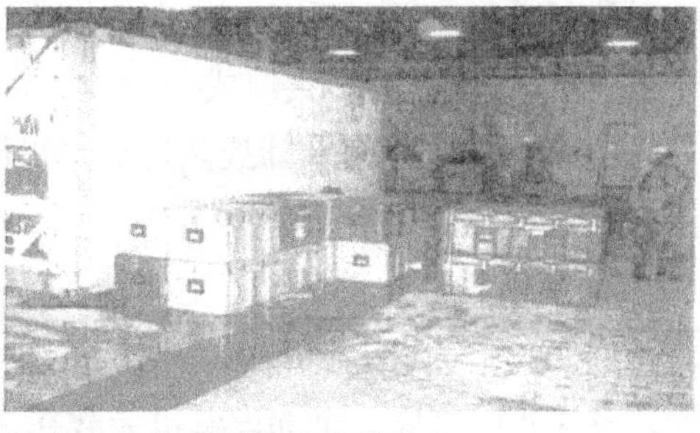

图 2-6　远征外科复苏系统出发和远征外科复苏系统器材

Ⅰ. 舰艇外科小组：采用舰队外科小组概念，配备医疗增援计划（MAP）人员，为远征编队提供模块化外科复苏能力。医疗能力：使用特定的海上平台（直升机船坞两栖登陆舰/两栖攻击舰），有 1 个手术室、3 张重症监护病床、10 张急诊病床，每天接收伤员 13 名。人员为舰艇上原有医务人员加上舰队外科小组。设备利用的是舰上医疗物资分配清单（AMAL）的设备。

Ⅱ. 远征外科小组：在前沿阵地提供急救复苏（损伤控制）手术。依托流动的小型海上平台或岸上区域，可在 45 min 内展开就绪，可进行 5 例伤员损伤控制手术，伤员留治时间为 48 h。小组人员包括普通军医(general duties medical officer, GDMO)、麻醉师、注册急诊护士及手术室技师各 1 人。携带的用品事先包装在箱子内或在 3 个木制拖盘（630 kg）上或在 2～3 个高度机动性的帆布背包内。

Ⅲ. 远征创伤小组：可提供初步挽救生命和肢体的手术，可在流动小型海上平台或岸上区域工作。到达平台后即展开，稳定创伤伤员 3～5 例，伤员留治时间为 6～12 h。小组人员包括急诊军医、医助及独立医院看护兵各 1 人。携带的用品事先包装在 2～3 个高度机动性的帆布背包内。

Ⅳ. 后送途中救护小组：为患者提供在前接和后送过程中的护理，以保持救护的连续性。小组可安全后送伤员并在伤员出现危重情况提供急救。小组抵达飞机后 10 min 即可展开工作。小组包括急诊护士和航空医院看护兵各 1 人。携带的用品事先包装在 2～3 个挂包内，具有高度机动性。

B. 海军陆战队：在海军陆战队中，外科连、休克创伤治疗排及作为增援力量的前沿复苏外科系统、伤员收治舰和远征外科复苏系统提供二级医疗阶梯救治。美国海军陆战队卫生营包括 3 个外科连和 8 个休克创伤治疗排。

a. 休克创伤治疗排：是海军陆战队卫生营下属的最小、机动性最强的医疗保障排，可以作为海滩医疗后送站，协助并加强营急救站的工作。它可作为前沿医疗单位部队和外科连之间的中间伤员接收点，或作为外科连的一个前站分队，对伤员进行分类、医疗后送。休克创伤治疗排由 1 名外科医生、1 名麻醉师、3～4 个医生、约 45 名看护兵组成。

b. 外科连：为海军陆战队远征军提供外科保障。其拥有 3 个手术室，60 张病床。伤员留治时间最长为 72 h。

c. 前沿复苏外科系统：主要任务是实施外科复苏手术，而非择期手术，连续救护时间长达 40 h。其最大特点是机动性强，可快速部署，迅速撤回，部署和撤回均在 1 h 内完成，全部设备可装载在一辆承重 5 000 kg 的卡车或 2 辆拖车内，一般 1 天随部队行程 241 km，主要由 2 个掩体组成，每个掩体由 4 人在 16 min 内安装完毕。该系统配备的设备包括便携式制氧机、小型实验室设备、患者监护仪、手提式超声诊断仪。随车携带的水和燃料可维持 24 h，医疗物资储备可维持 46 h。系统配备医务人员 8 名，其中普外科医生 2 名、麻醉师 1 名、特护人员 1 名、独立看护兵 1 名、手术室技师 2 名、普通看护兵 1 名。系统拥有手术台 1 张，手术前伤员收留站和手术后伤员康复站各 2 个，可进行 6 种手术，如腱膜切开术、胸部切开术、截肢术、颅脑切开术、气管固定术和部分血管修补术（图 2-7）。

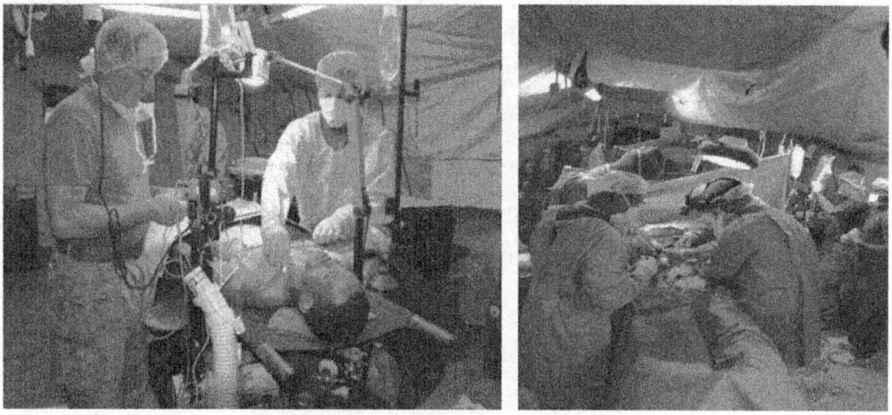

图 2-7　前沿复苏外科系统

d. 伤员收治舰：大型两栖舰船可用作伤员收治舰。该阶梯救治的目的是开展初步复苏手术、挽救生命或肢体、视力或身体功能。需要进一步治疗的伤员被后送至下一级医疗阶梯。伤员收治舰有普外科、具有基础功能的检验室、药房、X线、牙科、病房。

e. 远征外科复苏系统：是美国海军根据战场急救需求新研制的模块化系统，目前正处于试用阶段，包括舰艇外科小组、远征外科小组、远征创伤小组、后送途中救护小组。

3）第三级医疗阶梯（Role 3）——复苏。第三级医疗阶梯提供更高级的外科和医学复苏能力。该级救治要求具有医院救治能力，且处于较安全的环境，经过治疗，许多伤员可回到原岗位。该级医疗阶梯除了有普外科医生和骨科医生外，还有其他的外科专业医生。医院船、远征医疗机构、战区医院具有更大的医疗能力，可作为三级医疗阶梯。

A.医院船：美国海军共有两艘医院船，“仁慈”号（T-AH 19）和“舒适”号（T-AH 20）。医院船的医疗设施相当于美国本土的综合性医院，有 12 间手术室；1 000 张病床，其中有 100 张重症监护病床、400 张普通病床、500 张轻微伤病员病床，此外，还有可储存 3 000～5 000 U 血浆的血库、X 线室、化验室、牙科室、口腔科室、传染病房、CT 室、药房、海水淡化装置、产氧机、洗衣房、餐厅、太平间等（图 2-8～图 2-17）。医务人员编制近 1 000 人，其中各科医学专家 62 名，主要为创伤外科专家，包括神经外科、整形外科、颌面外科、眼科等。重症监护室配备呼吸技师 9 名，护师 2 名。医学检验室 34 人，由病理学家、临床实验室专家、医学实验室技师、血库专家、组织学技师、细胞学技师、微生物学专家等人员组成。医学检验室还负责监测特种传染病，检验室安装了聚合酶链反应（PCR）分析仪，可检测多种生物战剂。临床病理组负责化学、血液学、免疫学、微生物学、尿液分析。解剖病理组负责细胞学、组织学的培养分析及血库工作。理疗室配备理疗专家 1 名、理疗技师 5 名，负责术后伤员的体能恢复。药房药剂师 3 名，技师 15 名。医院船的核生化去污染小组共 40 人，负责在遭受核生化污染后的除沾染工作。船上还有心理医生、牧师、按摩师等，解除患者的精神压力或应激反应。理论上，伤员留治时间限于 5 天。医院船在战时担负三级医疗阶梯的勤务功能，第一天最多可收治 300 名伤患者，第二天可收治 200 多名，第三天仍可收治 100 多名。多数伤员经治疗可康复出院，返回工作岗位。

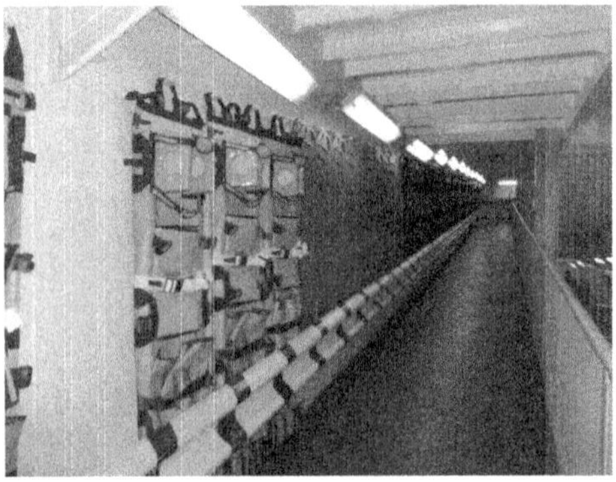

图 2-8 “仁慈”号医院船甲板间伤员通道

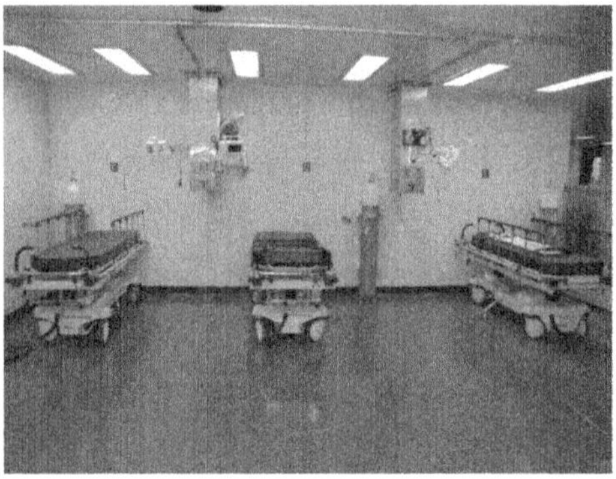

图 2-9 “仁慈”号医院船伤员接收室

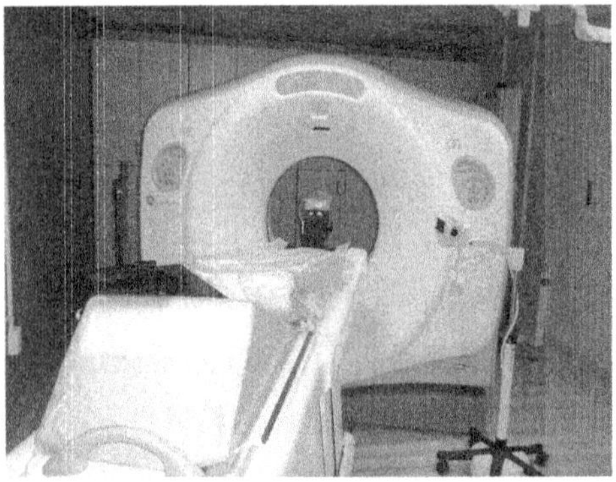

图 2-10 “仁慈”号医院船 CT 室

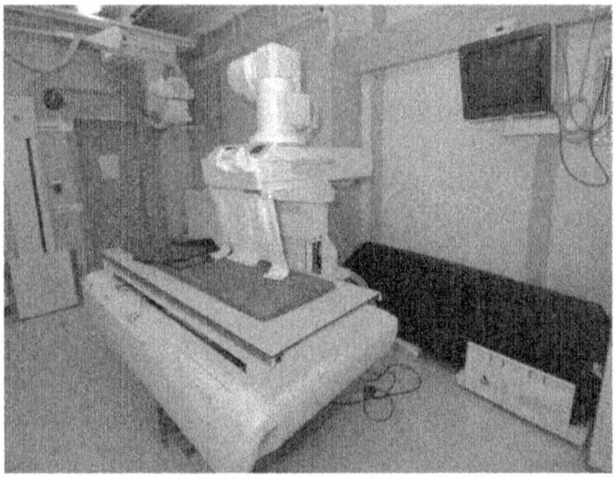

图 2-11 “仁慈”号医院船 X 线室

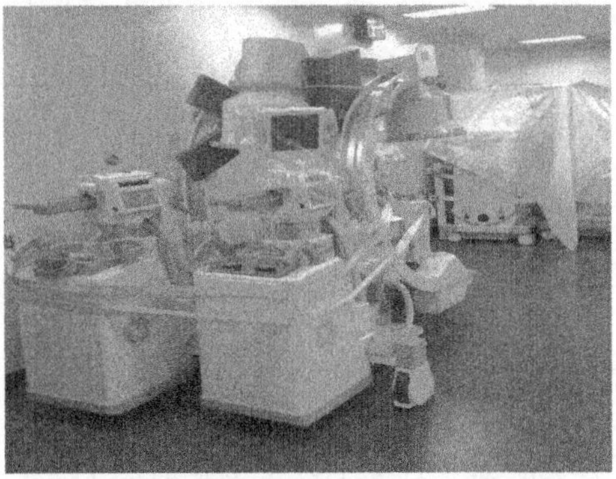

图 2-12 “仁慈”号医院船上移动数字化X线成像系统

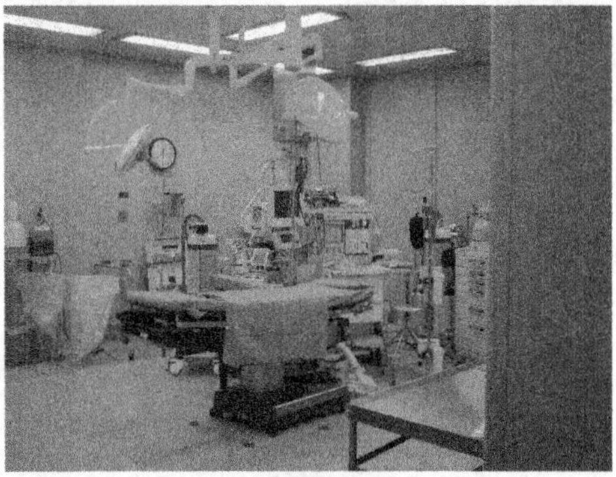

图 2-13 “仁慈”号医院船手术室

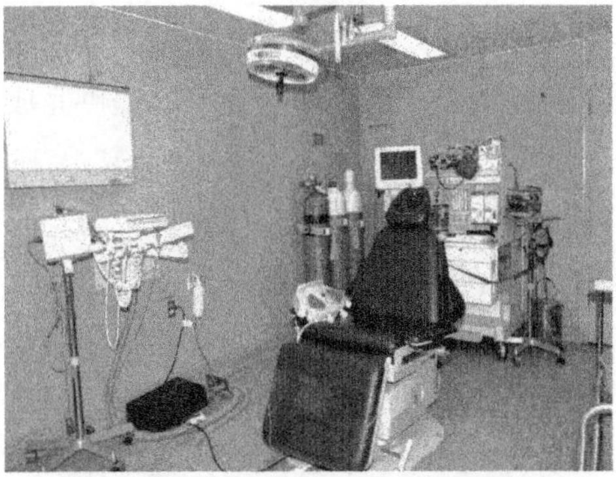

图 2-14 “仁慈”号医院船牙科室

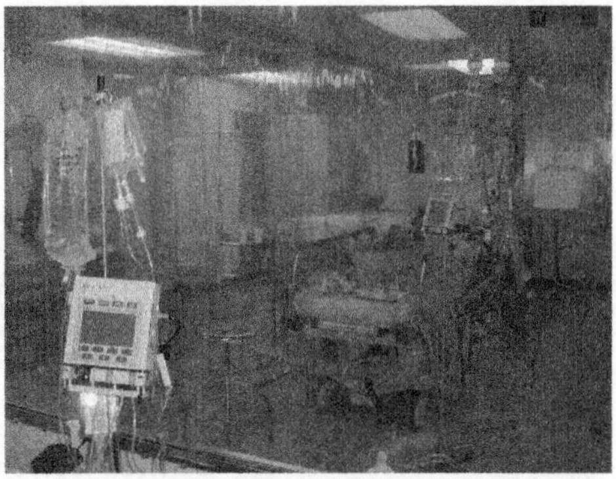

图 2-15 “仁慈”号医院船传染病房

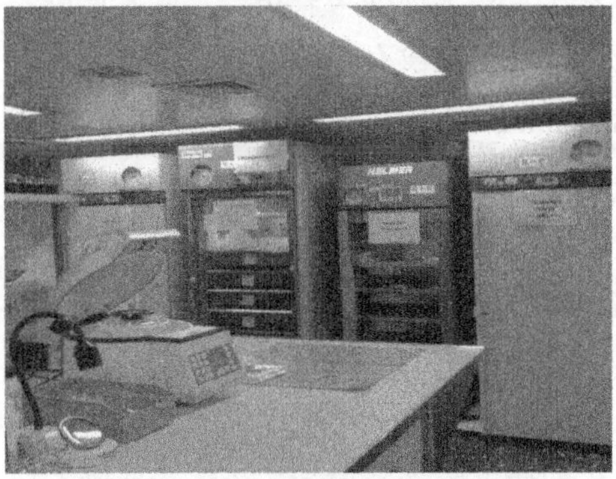

图 2-16 “仁慈”号医院船血库

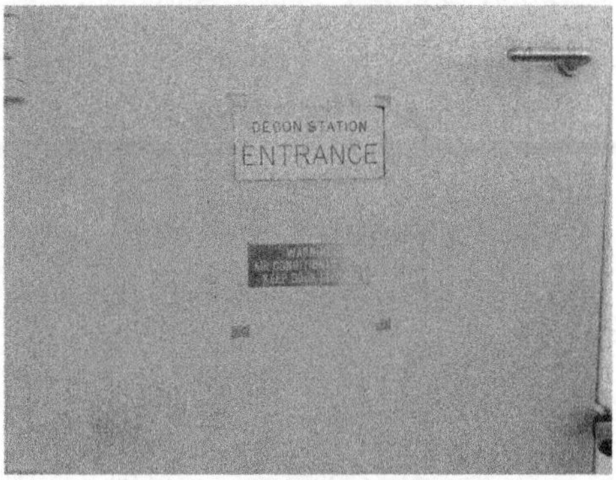

图 2-17 “仁慈”号医院船核化生洗消室

B. 远征医疗机构（expeditionary medical facility，EMF）：是一个由人员、设备和器材等组成的医疗机构，具有模块化、可运输、医疗和手术功能强、适用多种作战环境等特点。远征医疗机构的标准配置为150张病床，包括40张重症监护病床。该医疗机构用于大批地面部队参战和长期持续作战（60天以上）时的医学保障，可提供中等先进水平的医疗和外科复苏治疗和某些专科治疗。其具有手术能力，有4个手术台，可开展普外科、骨科、胸外科、泌尿科、妇科、口腔和颌面外科手术，该机构配有药房、血库，并可提供心理、公共卫生护理、理疗、检验、放射和营养等服务。

开始时可配置10张床位，它可在3～5天组装完毕，并投入使用。远征医疗机构可根据需要确定展开规模，后逐渐可增至250张床位。最小的远征医疗机构为一个拥有10张床位的医疗机构，配置外科/医疗，具有人道主义救援能力。一个典型的配置10张病床的远征医疗机构包括40名医务人员，1间手术室和1个手术台，4张重症监护病床及6张急诊病床（acute care bed）。一个有10张床位的远征医疗机构占地面积为半英亩（1英亩=4046.86 m^2），可在半天内完成安装。这种规模可变的医疗机构布局的主要理念是在起始阶段不求大而全，而只提供完成任务所需的核心医疗能力。

C. 野战医院：在战区提供关键救治，能在伤员受伤后12 h内提供救治。战区医院设施可提供复苏、初步外伤手术和术后治疗。野战医院应部署在合适的位置，以确保外科干预能在受伤后12 h内开始。美国海军舰队医院为一标准化、模块化和集装箱式野战医院，是一个主要在海外战区部署的医疗系统。野战医院有医务人员1 000人左右。每所舰队医院的规模为有500个床位、80张重症监护病床和6个手术室。麻醉科设备、心电监测记录仪、超声仪、X线室、药房、化验室等医疗设备齐全。每个舰队医院一般可装入450个标准集装箱中，展开后的占地面积约28英亩（113 312 m^2），对伤员的留治时间没有限制。

4）第四级医疗阶梯（Role 4）——确定性治疗或康复性治疗。第四级医疗阶梯提供确定性治疗或康复性治疗，要求具有完备的医院救治能力，伤员从这里康复后即可回到原岗位。本土军队医院和海外军事医疗机构可作为第四级医疗阶梯。在需要时，退伍军人管理局医院和参加国家灾难医疗系统的民间医院也需加入以增加救治能力。

（2）医疗救治平台

1）海基医疗救治平台：目前，美国海军的海上医疗救治平台主要为医院船或称作伤员收治舰（casualty receiving and treatment ship）的LHA/LHD（两栖攻击舰/多用途两栖攻击舰）和LPD-17（船坞两栖运输舰）等两栖舰艇。现有的医院船是一个具有多种医疗能力的医疗救治平台。然而，由于医院船的体积大、速度慢等设计结构问题，其完成医疗使命的效率受限。例如，现有“仁慈”号医院船的速度和机动性较差。两栖舰艇速度更快，机动性更强。现有的医院船只有 1 个直升机停机坪，缺乏从海上接收伤员的能力，而两栖攻击舰和 LPD-17 有 2 个直升机坪，并有能力接纳两艘气垫船，大大提高了伤员转运能力，也适合运送派遣型外科医疗队。

未来，美国海军还考虑发展医用高速双体船（high speed medical catamaran，HSV）和未来海上预置舰作为海上医疗救治平台。医用 HSV 高速双体船可弥补现有医疗救治平台的不足，是对现有医疗救治平台的补充。例如，海军卫勤体系大量使用空运方法转移伤员。空运力量可运送部队，也可运送伤员，但有限的力量往往不能满足伤员的转移。直升机只能飞行 400～1 125 km，无法将伤员长途转移至下一救治阶梯，且普通直升机不能提供途中救治。医用 HSV 双体船可运载 100 名伤员，是直升机的 10 倍，只需一箱油，便可航行 2 414 km。HSV 可使伤员在运往确定性治疗机构的途中接受高水平的复苏救治，还可被用作专用伤员运输船，减轻对直升机的需求。现有 HSV 的设计不能停降 V-22 直升机，也不能从有大型甲板的两栖舰或现有“仁慈”号医院船接收伤员。HSV 将是对医院船的补充，而不是替代。它不具备船坞登陆舰、船坞两栖运输舰和医院船的航行能力或医疗能力，仅适用于当远距空运伤员能力不具备，而又需要途中救治的情况下使用。

另一个海上机动医疗救治平台的选择为未来海上预置舰。陆战队空地特遣部队和海军保障设备人员及物资在海上会合并进行组装。每艘预置舰至少有 2 间手术室和 2 间牙科室，24 张重症监护病床和急救病床，90 张扩充病床（overflow bed）。每天接收 40 名伤员，可提供二级医疗阶梯救治。总医疗能力由预置舰的规模决定。最大规模为 8～10 艘，每天可处理 240～320 名伤员。预置舰可在两种情形下具有潜在使用价值。第一种为提供二级医疗阶梯救治，以补充登陆舰级医疗舰的能力。第二种是作为战场和医院船或登陆舰级医疗舰间的伤员中转站。由于预置舰不提供三级医疗阶梯救治，因此，它和医院船海上医疗救治平台提供的医疗能力是不同的。

2）岸基医疗救治平台：美国海军/海军陆战队最主要的岸基医疗救治平台为舰队医院，系大型医疗救治平台，具有为持续陆上作战提供医疗救治的能力。然而，由于其庞大的规模，故不适合一些作战类型。例如，舰队医院有 400 多个标准集装箱，运输成本大。此外，组装要求高，需要 113 312 ～141 640 m^2 的安全陆地、10 天装配时间及大量的人力。一旦组装完成，难以机动。仅仅依靠这样的大型野战医院不能够满足海上医疗救护的现实要求。

近些年，美军作战区域大且前线在战争中迅速推进，只有采取尽早治疗的方法才能提高战斗人员的救活率。因此，美军研究出了在更接近前线（受伤现场）的地方进行外科急救的处置体制。为解决这些问题，海军研制了远征医疗机构及远征外科复苏系统。远征医疗机构是舰队医院的子单元（subset），由舰队医院集装箱中的 63 个医疗箱展开建成。它的优点是易于运输，只需占地 8 094～12 140 m^2，不到 2 天即可组装完成。其适用性更好，尤其适合小规模机动作战。其另一个潜在用途是适用于每天伤员数为 50～70 人的防卫作战。

远征医疗机构需有大面积安全地域。美国海军考虑，将来如果没有陆上安全区域时，可在海上预置舰上组装远征医疗机构。未来每艘预置舰可提供 1 981 m^2 的区域用于医疗目的，可有 3 或 4 个手术室、超过 100 张病床。每艘舰可停降 6 架 MV-22 直升机，可在 3 级海况下承载气垫登陆艇，每天可收治 40 名伤员。未来海上预置部队将有 6～8 艘这样的预置舰，每天可处理 240～320 名伤员。然而，海上预置舰的医疗能力只定位于二级救治。

未来美国海军/海军陆战队其他医疗增援力量还考虑发展创伤救治单元（advanced suite for trauma casualties）、中转医院（transit hospital）、海上应急救治中心。这些医疗设施为便携式、模块化、集装箱式急救医院，类似于远征医疗机构，装载于集装箱中，体积小，方便运送。中转医院包含手术室和隔离/除沾染室。海上应急救治中心包括 26 个医疗箱（远征医疗机构有 63 个），也有隔离/除沾染室。而海上应急救治中心的设计目的主要是与舰船结合，并将舰船转变成医院船。这些医疗设施主要提供紧急外科救治，创伤救治单元将适用于医疗需求小，但时间紧迫的情形，或在大型医疗设施，如舰队医院、远征医疗机构或医院船到来之前提供医疗能力。

3）空中医疗救治平台：美国海军主要使用直升机进行医疗后送。航空母舰参与行动时，也可使用固定翼飞机。预计在不久将来也将利用 Osprey（鱼鹰：美国海军陆战队用于登陆作战的新型攻击支援直升机）进行医疗后送。

（3）派遣型外科医疗队　美国海军注重发展派往战场前沿的各类外科医疗队。远征外科复苏系统主要由外科医疗队、医疗后送队和医疗器械组成。医疗队包括舰艇外科小组、远征外科小组、远征创伤小组、后送途中救护小组。此外，美国海军在任务需要时，可向伤员收治舰增派舰队外科小组，以及根据“医疗增援计划”（MAP）的增援原则向伤员收治舰增派医疗力量。

（4）途中救治　远征外科复苏系统中有后送途中救护小组（en-route care

team）以确保伤员在后送中得到必要的救治，保持救护的连续性。

5. 近年来平时及战时卫勤保障

（1）平时卫勤保障　保障军队人员及其家人的健康是美国海军医疗卫生系统的首要任务。海军医疗机构以患者为中心，聚焦战备，以确保在军人及其家属需要时，能获得最便利、优质、合理的医疗保健服务。

1）疾病诊治：美国海军在疾病诊治方面有了快速进步。例如，在数码影像、遗传学、精准医学、药学和治疗学等领域都有较大进步。

2）虚拟医院：利用虚拟技术满足卫生需求为官兵提供方便。海军和海军陆战队官兵及家属运用数码技术及手机等可随时随地获得日常医疗服务。

3）医疗家庭港（MHP）服务模式：医疗家庭港是将地方成功的以患者为中心的医疗之家概念引入海军。医疗家庭港旨在对患者的全面健康负责，目标是使患者获得高质量、易获取、费用低的初级医疗服务。它能够保证患者经常看到指派给他/她的医务人员，容易地接受初级医疗，接受医疗家庭港医疗团队的服务，并通过电子邮件等虚拟方式与医务人员交流，并可全天候与护士在线交流。几乎所有的海军医疗机构患者都可接受医疗家庭港服务模式，美国海军还将在现有的23个实施医疗家庭港模式的陆战队站点和5个舰队站点基础上，不断扩展海军陆战队医疗家庭点和舰队医疗家庭点。该服务模式运行的初步结果令人鼓舞，调查结果显示患者满意度提高，医疗服务获取方便，医疗质量提高，急诊室使用率下降。

4）海军人员的心理健康保障：十几年的海外作战和快节奏的军事行动给美国海军人员和其家庭心理带来严重影响。为应对这一挑战，美国海军近年来十分重视心理健康保障工作。美国海军完善了心理健康防治体系，不仅有海军医院和医疗保健诊所提供心理服务，还在各航母战斗群医疗部门配备专门的心理专家，在各基层单位配备心理看护兵进行早期心理疾病的干预和治疗。美国海军成立了海军战斗与作战应激控制中心，并以该中心为核心，根据各兵种和军事任务情况组建作战应激控制和卫勤战备小组等心理健康服务保障小组，为美国海军士兵提供心理健康服务。美国海军还开展了一系列心理健康保障计划，如作战和作业应激控制计划、行为健康综合计划、克服逆境和应激伤害治疗计划、酒精和药物滥用与康复计划、自杀干预计划等促进海军人员心理健康，为患者提供心理卫生保障。

5）疼痛管理：美国海军于2015年实施了综合疼痛管理计划，为疼痛患者的分类、专业救治及加强初级救治人员和专业救治人员间的协调构建了框架。

6）辅助和替代医疗：根据受训情况和临床能力，许多海军医疗机构提供辅助和替代医疗。最常见的治疗为针灸和推拿。10个临床诊所可提供针灸疗法，治疗慢性疼痛、偏头疼、耳痛等。

7）物质滥用和康复计划（SARP）：美国海军还开展了综合性的物质滥用和康复计划，对物质滥用造成的障碍及其他心理问题提供预防、诊断、治疗和康复。海军的“我的康复计划”（MORE）是一项依托网络和电话为中重度物质滥用障碍患者提供康复和保障的计划，已有14 000患者接受了该服务。

8）远程医学能力构建：美国海军和海军陆战队部署于世界各地，因此远程医疗显得尤为重要。海军致力于扩展远程医学能力，以便提供超越传统机构和时空的卫生服务，最大限度地提高有限资源的利用率。近年来，美国海军旨在使舰员足不出户就可通过虚拟访问形式获得医疗服务，并优先发展远程健康监测和全球远程会诊系统。这些扩展能力可减少海军医疗机构的工作量。朴次茅斯海军医学中心发起了一项网上医学专家项目。该项目可为美国本土或海外的海军医疗机构及海军医学东部地区司令部管辖的舰艇部队提供24 h会诊服务，使朴次茅斯海军医学中心的专家与世界各地的专家一同开展临床会诊。朴次茅斯网上医学专家项目也可提供较高水平的临床病例数据库，以支持伤病员海上医疗后送决策。在该项目使用的第一年里，朴次茅斯网上医学专家为585起相关病例提供了支持，避免了39起医疗后送。圣迭戈海军医学中心成功开展了远程危症监护室项目。该项目支持彭德尔顿营和列尊营海军医院的危症病例会诊，也允许海军重症监护医生直接向设备供应商咨询。

9）性侵犯受害者救助：海军对性侵犯零容忍，并已实施综合行动，从预防、响应及医务人员的教育方面入手。海军卫生系统致力于阻止性侵和加强响应对策，在岸上和舰上设有性侵犯法医检测机构。医疗服务部门将性侵犯医学鉴定（SAMFE）课程作为性侵受害者护理人员统一培训和认证科目。截止到2015年12月，实施新标准后已培训331人。该课程的培训将有助于相关医务工作者及时、正确地对性侵受害者提供帮助。除了提供培训，海军还使用所有的海军医疗救治平台对性侵犯受害者进行及时和适当的医疗保障。

10）改善医疗条件：美国海军卫生系统将确保所有海军人员能够获得优质的医疗服务。2015年9月，列尊营海军医院内新设Annex诊所。该诊所占地面积45 000平方英尺（1平方英尺=0.0929 m^2），是根据医疗卫生和循证医学最新进展设计的，可提供世界一流的就医环境。新诊所包括儿科、皮肤科，并提供教育和发展干预服务和验光服务。儿科拥有医疗家庭港模式的检查室29间、治疗室2

间及其他保障区域。皮肤科有检查室 6 间、激光治疗室 2 间、紫外线治疗室 1 间及其他保障区域。诊所还有睡眠研究室 1 间，包括 4 张床位。

11）伤残评估：通过综合伤残评估系统（IDES）对受伤海军士兵及海军陆战队队员进行伤情评估。综合伤残评估系统是国防部/退伍军人管理局共同管理的项目，国防部评估伤情决定是否能继续服役，退伍军人管理局提供伤残等级率提议以及评估可获得的补偿金。许多情况下，退伍军人管理局在收到退伍老兵伤残评估表后，做出补偿决定，以便从生活福利或医疗保健等方面帮助退伍军人尽快适应地方生活。海军卫生相关部门与退伍军人管理局合作，已分别在海军及海军陆战队连续开展了 4 年和 3 年相关服务。

12）建立电子健康档案（EHR）：现代化的电子健康档案合同在 2015 年 7 月由国防部授权开始实施，它将对军事医学带来变革性的影响。这种新的电子健康档案将在海军医疗救援机构、海军舰艇上及海军陆战队作战环境中使用。它将减少数据差异，同时提供一个可访问的、准确的全球医疗卫生数据单一平台。电子健康档案于 2016 年年底开始部署到一些海军卫生机构。

13）应对公共卫生突发事件：海军卫生机构在应对公共卫生突发事件中发挥了重要作用。在应对寨卡病毒的工作中，海军卫生联络官被派至美国疾病控制与预防中心、美国卫生与福利部和世界卫生组织等机构，确保国防部的响应步调与国家政府部门一致。海军对舰员、陆战队员及其家属开展了寨卡病毒医学防护知识教育。海军陆战队公共卫生中心不断向指挥官提供防止病毒传播的有效方法。此外，海军医学研究中心及位于利马的海军医学研究 6 队建立了寨卡病毒检测能力。

（2）战时卫勤保障

1）阿富汗创伤医院：美国海军医务人员继续在“持续自由”行动中为远征军提供战伤救治服务，并在阿富汗坎大哈机场领导北约多国医疗队三级救治工作。该医疗点为 6 503 m^2 国际水平战创伤医院，为美国盟军、阿富汗政府军、警察和平民服务。作为南阿富汗地区伤员初级创伤接收和转运点，它拥有 12 个创伤区、4 个手术室、12 个重症监护病房和 35 张中期医疗病床。海军还为阿富汗西半部提供唯一的神经外科、眼科、介入性放射学服务。医务人员由 250 名现役和预备役人员组成。多国医疗队设有前沿外科小组，可提供前线外科创伤救治。

2）前沿预防医疗队（FDPMU）：通过部署前沿预防医疗队以满足作战任务需求，为海军远征军和联合部队提供关键性健康保护能力。前沿预防医疗队为专业公共卫生队，能提供灵活、持续的保障，快速评估和发现公共卫生危险，提供防护或控制措施，减少对部署人员潜在的健康威胁。前沿预防医疗队可部署战场公共卫生检验室，开展细致的疾病暴发调查，对当地机构提供培训和指导，为部署部队开展先进的健康监测。

3）创伤性脑损伤救治：在 2012 年，美国海军统计有 5 487 例创伤性脑损伤患者，海军陆战队有 8 207 例。这些患者中，有 83%为轻度创伤性脑损伤。根据国防和老兵脑损伤中心研究，军人中 84%的创伤性脑损伤发生在非部署背景下。因此，不论是否处于战场环境，创伤性脑损伤的救治都是一个重要问题。美国海军十分重视对发生在战场和军事驻地的创伤性脑损伤的救治工作，开展了以下行动：制订了综合性计划应对创伤性脑损伤的处理和救治。该计划包括系统的应对该损伤的方法，采用标准化模式开展创伤性脑损伤的预防、教育、治疗和跟踪，以确保所有受到损伤的军人从损伤开始到康复都能接受高质量的救治。

在部署至战区前，舰员和陆战队队员都要接受自动神经心理评估测试，该计算机测试可为创伤性脑损伤后认知功能评估提供基线参照数据，可为治疗后决定伤员是否可归队提供依据。该评估已在 40 个海军医学点开展。

自 2010 年以来，美国国防部实施了部署期脑震荡应对政策，该政策指定了损伤筛查点、规定了休息时间、建立了损伤暴露记录要求。所有具有创伤性脑损伤相关症状的舰员和陆战队员需接受评估，必要时治疗。美国海军在坎大哈建立了脑震荡中心。美国海军陆战队列尊营海军医院开设了“勇敢者脑震荡康复中心”，该中心 90%的患者经治疗后可重回岗位。此外，彭德尔顿营海军医院也开设了另一个类似的中心。

近年来，美国海军也与匹兹堡大学的世界著名脑震荡研究单位合作开展创伤性脑损伤研究。

4）人道主义救援和灾害响应：海军卫生力量在人道主义救援和灾害救助方面发挥了重要作用。由于具备前沿机动医疗能力，“仁慈”号和“舒适”号医院船在南美、太平洋沿岸、东南亚国家多次部署。例如，医院船参与救援“卡特琳娜”飓风灾害、印尼海啸和海地地震等；2012 年，参与“2012 太平洋伙伴行动”行动，“持续承诺”和“非洲合作站”人道主义救援行动；2015 年，参与“2015 太平洋伙伴关系”行动，为环太、东亚 7 个国家的患者实施手术 700 余例；在南美/加勒比海“2015 继续承诺”行动中，为 11 个国家提供医疗服务，实施手术 1 200 余例。这些任务对加强卫生人员在危机条件下的训练和国际合作关系提供了很好的机遇。

（3）卫生队伍建设　美国海军卫生系统致力于招募、培训、留住有才能及多样化的人才。现役部队和预备役部队将吸引和留住卫生人才视为第一要务，是确保完成海军医学使命任务的根本。持续的资金支持是成功吸引和留住现役和预备役卫生人才的关键。

2015年，通过集中招募和留队激励机制，美国海军现役卫生军官100%满编。然而，仍有一些专业人手不足，包括普外科、口腔颌面外科和重症护理等。护士人数达到编制人数的97%，看护兵招募目标均100%实现，但由于特种作战需求和训练要求，海军陆战队看护兵等专业人员仍有短缺。联邦文职人员在海军医疗救治机构、研究单位、教育和培训部门、保障单位中承担重要工作。联邦文职人员的存在弥补了军医由于执行任务、工作调动带来的机构不稳定性。吸引和留住有才能的文职人员对海军医学保障来说也是至关重要的。未来，美国海军将继续实施有效的招募和留队激励机制，并探索其他招募和保留医务人员的措施。

（4）教育训练　在职医学教育（GME）对医务人员保持医疗技能，做好卫生战备十分重要。美国海军确保在职医学培训满足现有要求，为海军提供合格的卫生人才。

美国海军医学教育与训练司令部与其领导的下属机构，即海军医学作业训练中心、海军医学职业发展中心、海军医学训练保障中心，担负着重要的教育和培训任务。海军医学作业训练中心下辖的海军创伤培训中心可帮助卫生人员掌握和保持战伤救治技能。它位于洛杉矶南加利福尼亚大学医疗中心——著名的一级创伤中心。医务人员可参加21天的战伤救治课程，包括战场创伤复苏、伤员护理、团队建设等。该中心自2002年以来已培训了2 900名医务人员。

（5）医学研发　由美国海军医学研究中心领导，包括8个国内外研究机构的研究实体通过生物医学研究确保作战人员得到健康维护、卫生防护，病患和伤员的康复水平得到提高。近年来，医学研究的重点方向是聚焦作战/作业，主要包括创伤性脑损伤和心理健康、海上和远征作业卫勤保障、伤员的连续救治、听力恢复和防护、水下和航空医学、流行性传染病预防、检测和响应。

海军医学科研还积极参与世界卫生关注问题，如抗生素耐药研究、再发传染病研究等。海军医学研究中心开展了海军疟疾计划，与陆军、国防部海外实验室及政府和个人研究机构同行一起研发了一种疟疾疫苗，以减少军队人员和世界疟疾易发人群的发病率和死亡率。该疫苗由恶性疟原虫弱化形式构成，易于给药，耐受性良好，预防效果好。2016 年，海军医学研究中心开展了该疫苗的临床测试。该中心还将通过确认疟疾寄生虫独特蛋白组，研发下一代效果更好的疟疾疫苗。

海军在一些教学医疗机构也开展了临床调查项目以支持研究生培训。这些项目除了满足评鉴需求外，也在战伤救治、训练伤预防及提高医疗护理等方面发挥了积极作用。

（二）加拿大皇家海军

1. 海军概况

目前，加拿大皇家海军有 8 300 名常规部队人员，4 600 名预备役部队人员，3 700 名文职人员。其使命是建设一支具有作战能力的多用途海上力量。加拿大皇家海军设有 2 个舰队，即大西洋舰队和太平洋舰队。大西洋舰队司令部在哈利法克斯军事基地，太平洋舰队司令部在埃斯奎莫尔特军事基地。加拿大皇家海军舰队装备包括 12 艘“哈利法克斯”级护卫舰（加拿大巡逻护卫舰）、12 艘“金斯顿”级海岸防卫艇（MCDV）、8 艘“虎鲸”级巡逻艇（ORCA）、1 艘“易洛魁人”级驱逐舰、4 艘“维多利亚”级潜艇、2 艘“保护者”级辅助油料补给舰（AOR，现已退役）。

2. 军队卫勤体系

（1）组织体系

1）领导体制：加拿大军队卫勤保障队由加拿大皇家医疗服务队和加拿大皇家牙科队组成，隶属于加拿大军队人事部，为加拿大陆、海、空、联合任务部队及部署海外的部队提供卫勤保障。加拿大军队卫勤保障队司令部位于安大略省渥太华的原国防医学中心。另有 2 个下属区域司令部，即卫勤保障 1 队司令部和卫勤保障 4 队司令部。其中，卫勤保障 1 队司令部负责加拿大西部，卫勤保障 4 队司令部负责加拿大东部。

2）医疗机构：加拿大军队医疗机构见表 2-2。

表 2-2　加拿大军队卫生机构

机构性质	卫生机构	数量（个）	说明
医疗	野战医院	1	
	固定诊所	多个	
	医疗设备站	1	

续表

机构性质	卫生机构	数量（个）	说明
牙科保健	牙科单元	1	
医学研究	研究所	1	加拿大军队环境医学所
医学教育和训练	培训中心、学校、研究所	4	加拿大军队卫勤保障队培训中心 作业医学学校 军队环境医学所 军队生存和航空医学训练学校
后勤	其他一些专业部门	多个	

3）卫生人员：包括军队和地方专业人员，共有43支部队和82个分遣队。卫勤人员专业多达40种。军队人员穿着所在军种的军装，其服装、帽子和军衔符号与其他人员有不同的标志。

（2）医学科研　加拿大军队卫勤保障队通过总监卫生研究计划与加拿大国防研发部、美国等国家军事医学研究组织、加拿大工业和学术部门合作开展基础和应用军事医学研究。加拿大军队卫生保障队还组织开展了多国参与的研究项目，并定期发表文章。

（3）医学教育和训练　军队卫生教育和训练由位于加拿大安大略省的博登（Borden）军事基地的卫勤保障队培训中心负责。该中心培训以下人员：医疗技师、牙科技师、预防医学技师、医助、护士、牙医、医生、卫生管理军官、卫勤作业军官等。该中心提供课程包括临床教育、救治课程、手术室程序、心理卫生服务等。培训中心还与加拿大地方大学和研究所合作提供以下职业培训：医疗技师、手术室技师、牙科技师和保健专家、医学检验室技师、医学辐射技师、生物医学技师。

医助培训包括潜水与航空医学、高级生命支持（ACLS）、高级创伤生命支持（ATLS）、创伤培训（AMTRP、MCRP）和医技培训（前沿战区医疗后送训练等内容）。

2. 海上医疗后送体系

（1）海上伤员医疗后送阶梯　加拿大皇家海军海上一级医疗阶梯由单舰承担，主要为自救互救。例如，“哈利法克斯”级护卫舰具有一级医疗能力，舰上的初级医疗服务由医助或医学技师提供。“金斯顿”级海岸防卫艇/“虎鲸”级巡逻艇上所有艇员均有急救资质；许多艇员具有高级急救资质。医助/医疗技士还可以视任务和位置情况补充到小型战舰，军医可以视任务与舰船类型驻舰开展工作。

油料补给舰具有高于一级的医疗能力，其上配有军医、医助、医疗技师、实验室技师。其上的医疗设施包括：创伤室、病房（4 张病床）、检查室、X 线、牙科（1 张牙科椅）室。目前，油料补给舰已退役，其职能由其他舰艇代替。

加拿大皇家海军采用直升机将部分海上伤员后送，目前使用的 CH-124 海王直升机将被 CH-148 旋风直升机取代。

（2）未来海上伤员医疗救治平台　加拿大皇家海军正开始向未来舰队过渡，以前承担海上医疗救治平台的油料补给舰已退役，未来将由正在建造的北极/海上巡逻舰和联合支援舰承担主要海上医疗后送功能，目前由“Resolve 级”油料补给舰作为过渡（图 2-18～图 2-21）。

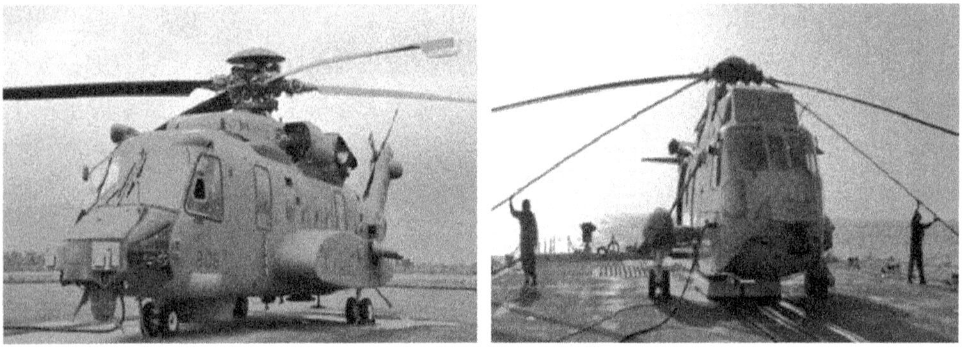

图 2-18　海上医疗后送直升机

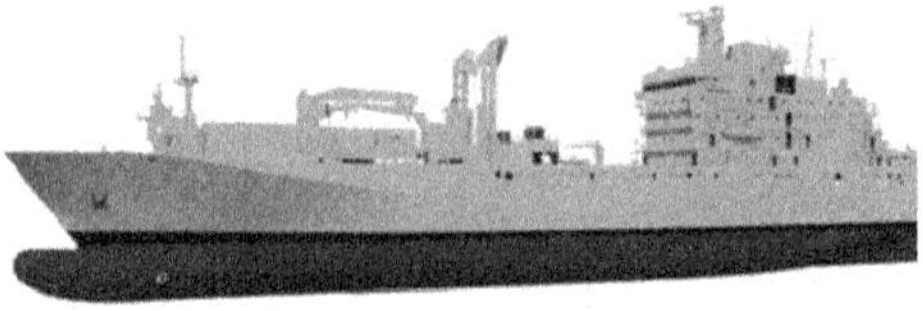

图 2-19　“金斯顿”级联合支援舰

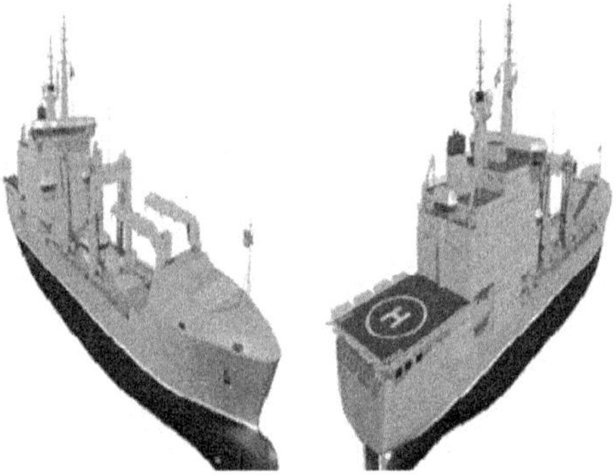

图 2-20　“Resolve 级”油料补给舰

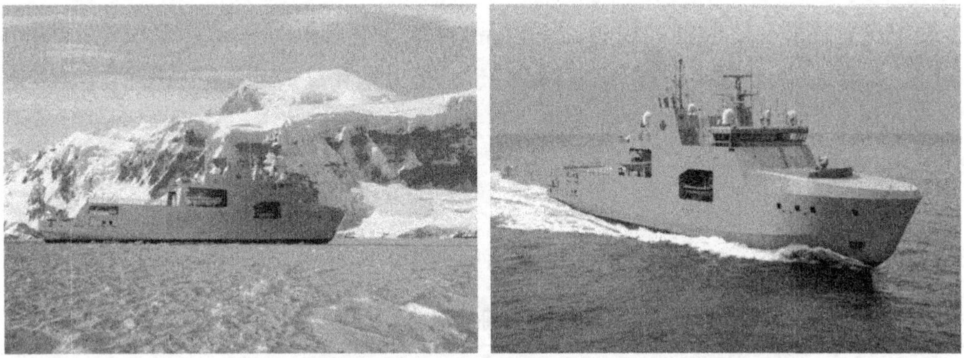

图 2-21　北极/海上巡逻舰

1）“金斯顿”级联合支援舰（JSS）：联合支援舰将为部署的海军特遣队供应燃料、弹药、备件、食品和水。同时，为直升机维修和操作提供基地，提供有限的海上补给能力，并支持岸上作战。它具备较强的医疗能力，将取代原来的油料补给舰。它可搭载两架 CH-148 旋风直升机。

2）北极/海上巡逻舰（AOPS）：6 艘北极/海上巡逻舰正在建造中，将具有在结冰海面上行驶的能力。第一艘“哈利德沃夫”级北极/海上巡逻舰预计于 2018 年完成。其上将拥有与“哈利法克斯”级护卫舰相似的医疗设施，但病房面积更大。它还可携载船用集装箱、水下测量设备或一艘登陆艇。

3）“Resolve 级”油料补给舰：由一家加拿大船舶建造商对商业油轮改装，改装后将其租赁给加拿大皇家海军。该平台将为人道主义和救灾救援提供保障。该补给舰具有一定的医疗能力，其检伤分类区域、病床容量和空运能力较之前的油料补给舰有所增大。

（三）墨西哥海军

1. 海军概况

（1）组织构架　墨西哥无联合司令部，因此海军部长直接向总统报告。海军设有一个总司令部和 3 支主要力量：墨西哥湾和加勒比海海军部队、太平洋海军部队和海军陆战队，另有海军航空兵和海上搜救部队及海军学院。海军管辖地域共分为 8 个区域（主要在太平洋沿岸和墨西哥沿岸及中央地区）。

（2）兵力构成　墨西哥海军人数约为 3.7 万（包括预备役），其中海军陆战队 9 000 人，海军航空兵 1 100 人。

（3）武器装备　墨西哥海军拥有 3 艘驱逐舰、4 艘护卫舰、106 艘巡逻艇、

2 艘坦克登陆舰、22 艘辅助舰船。海军陆战队装备有两栖车 25 辆、牵引炮 105mm 8 门、火箭炮 51mm 6 门、迫击炮 100 门、无坐力炮和高炮若干门。海军航空兵装备有飞机 95 架，其中作战飞机 9 架、直升机 37 架。

2. 海军卫勤体系

（1）卫勤组织体系

1）卫生机构：墨西哥海军卫生机构见表 2-3。

表 2-3　墨西哥海军卫生机构

机构性质	卫生机构	数量（个）	说明
医疗	医学中心	1	海军医学中心
	医院	11	海军总医院等 11 家海军医院
	诊所	4	可阿特斯克•阿克斯海军诊所等 4 家海军诊所
	疗养院	21	拉帕斯海军疗养院等 21 家疗养院
医学教育和训练	学院及学校	2	海军医学院、海军护理学校

（2）医疗保障　墨西哥军队和平时期军队卫生服务由卫生服务局、军队总医院、军队检疫站、战区军队医院、军队卫生所、卫生室、卫生部队和军队卫生供应总处承担。墨西哥军队战时卫勤保障由部队卫生部门、团级急救站、卫生旅、卫生组、战区医院、战区医院流动分队承担。

（四）英国皇家海军

1. 海军概况

（1）组织构架　英国皇家海军是英国陆、海、空三军中最古老的军种。英国皇家海军名义总指挥为最高上将（现为英国女王），实际司令为第一海军大臣。英国皇家海军的编制机构包括：舰队司令部、海军本土部队、海军航空兵和皇家海军陆战队。舰队司令部位于英国南部的朴次茅斯海军基地，而行动指挥部则设于伦敦近郊的诺斯伍德，靠近英军联合指挥部及北约地方总部。

（2）兵力构成　英国皇家海军总人数约 3.3 万，其中皇家海军陆战队队员 7 760 人，海军航空兵 5 200 人。

（3）武器装备　英国皇家海军拥有 4 艘弹道导弹核潜艇、7 艘攻击型潜艇、2 艘航空母舰（在建）、19 艘驱护舰、3 艘两栖作战舰艇、15 艘扫雷艇、24 艘巡逻艇、4 艘调查船和 13 艘辅助舰只。170 余架各类飞机，主要以直升机为主。

2. 英军卫勤体系

（1）组织体系

1）领导体制：1997 年后英军对三军卫勤体制实行重大改革，设立卫生最高管理机构国防卫生部。领导机构包括总监司令部、联合医疗指挥部、国防牙科部及 3 个军种卫生部。改革后，英军的国防卫生部依然由主管后勤的国防部副部长领导，具体工作由医疗总监负责。国防卫生部主要包括医疗总监、医学政策和作业能力主任、医疗和训练主任。医疗总监由陆、海、空三军军种卫生部部长轮流担任，全面负责全军的医疗保障、牙科治疗、医疗物资供应和医学教育与训练。国防卫生系统的战略指挥部在惠丁顿里奇菲尔德附近。

2）卫生机构：英军卫生机构见表 2-4。

表 2-4 英国军队卫生机构

机构性质	卫生机构	数量（个）	说明
医疗	皇家国防医学中心（RCDM）	1	
	国防医疗单元（DMGU）	5	
	国防初级医疗点	多个	
牙科保健	牙科医疗中心站	21	
康复	国防医学康复中心（DMRC）	1	
	地区康复部（RRU）	15	
	初级卫生康复部	152	
心理保障	社区心理卫生部	20	15（境内），5（境外）
医学研究	主要医学研究机构	3	国防科技实验室、皇家海军医学研究所、皇家空军医学中心
医学教育和训练	国防继续医学教育部	1	
	国防医学训练中心	1	

3）卫生人员：国防卫生系统人员包括医疗、牙科、护理、健康专家、航空军医和保障人员等，共约 9 100 人（6 900 常规人员，2 200 预备役），为 159 630 名所属保障对象提供保障（2014 年）。医务人员包括来自三军的现役、预备役及文职人员。海军卫生军官约 490 人，其他卫生人员约 1 870 人（2014 年）。服务对象包括军人、军人家属、地方人员及国外人员。

舰上医疗部门主要由医助、军医组成。医助是皇家海军医疗部门的骨干，受过良好的训练。医助需经过新兵训练、普通核心医疗培训、军种医疗培训、强化训练等若干阶段的培训。军医分为普通军医和全科医师。他们都需完成基础学业学习，并参加岗位实习和培训。舰上军医的职责是治疗伤病员、维护部队健康、预防疾病、发挥医疗组织在军事行动中的效能和保持部队战斗力。

（2）医疗保障　国防卫生系统提供的服务包括初级医疗保健、专科医疗、牙科医疗、康复医疗、职业医学和社区心理保健。医疗机构包括医学中心、牙科中心、地区康复部和一些初级医疗点。实行三军联勤服务后，英军有 1 个位于伯明翰的皇家国防医学中心，1 个国防医学康复中心，英国境内有 15 个军队社区心理卫生部，在主要永久海外基地有 5 个社区心理卫生部，还有 15 个地区康复部，分布于英国和德国。5 个国防医疗单元，融合于国家卫生系统托拉斯中心，军队医务人员在这些国防医疗单元服务，需要时，军人可去这些医院的“国防医疗单元”就医。这种合作不仅为军队提供最为现代化的临床护理，而且使军队医务人员能得到临床技能锻炼，优化军队的医疗资源配置。经过一段时间的初步运行证明，这种“寓医与民”的做法是可行的。

1）皇家国防医学中心：是英军 4 级救治机构，还可接收世界各地的患者及英国医院转诊的患者。中心工作人员包括医生、护士和卫生专业人员，其中军人超过 350 人，分布于各个部门，中心还有一支心理保障队，从事军队人员心理服务。此外，中心还有部分医务人员部署于其他单位。该中心与当地多家医院有合作关系，在多种创伤治疗上处于领先水平，该中心还从事相关军事医学研究工作。

2）国防医学康复中心：位于埃普索姆，替代了原来的海德里康复中心，是国防医学康复系统中的重要组成部分。现有工作人员超过 360 人，包括军人和地方人员。该中心有 135 间疗养房间和 96 间病房。中心拥有各类康复设备、5 个健身房、1 个水疗池、辅助临床部门和 1 个新游泳池，还有 1 个用于三军人员培训的学校。中心配有各种专业人才，包括专业咨询师、治疗指导师、职业治疗师、表达及语言治疗师、社会工作者、假肢专家、足病医师、心理学家和认知治疗师等。该中心较强的专业力量使它可以治疗复杂的康复病例，并可对地区康复站给予支持。

3）社区心理卫生部：英国在境内外设有 20 个军队运营的社区心理卫生部，为军队人员提供心理卫生保障，大约有 250 名军队或地方心理卫生人员从事社区心理卫生服务。

（3）牙科保健　国防牙科机构通过英国和海外的牙科医疗中心站为三军开展服务，雇用了包括 1 085 名来自皇家海军、陆军、空军和地方的人员，包括牙医、保健专家、技师或牙科护士及保障人员。国防牙科机构的司令部在惠丁顿，并有 12 个地区司令部，分别位于德国、塞浦路斯和英国本土。牙科保健系统主要为部署于世界各地的作战人员提供牙科保障，并通过牙科服务最大限度地提高战斗人员的作业效能。牙科保健系统拥有 21 个医疗中心站，为护卫舰和驱逐舰上人员提供牙科医疗服务。

（4）医学科研

1）国防科技实验室：国防科技实验室是英国国防部唯一的直属科研机构，为英国国防部、英军和政府部门提供高质量的科学技术服务。国防科技实验室由 3 个位于不同地点的分部组成，2007 年共有 3463 名员工，下设十余个研究部门，其中与生物医学相关的主要为检测部与生物医学部，主要研究领域集中于核化生的检测、防护及野战外科等。

2）英国皇家海军医学研究所是英国皇家海军从事海军医学研究的主要单位。

A. 研究机构架构和隶属关系：英国皇家海军医学研究所在行政上隶属于海军司令部人事和训练部，在业务上，受国防部军医总监及海军医疗总监领导。研究所架构及学科设置不断变化，据最新资料显示，该所设水下医学研究室、环境医学及科学研究室、海军军人医学调查和评估委员会、训练中心和服务保障处。

B. 研究机构人员组成：目前，在研究所所在位置有工作人员 250 名左右，包括属于国防科技实验室的科研人员，另有 100 名左右的医生和牙医，在英国其他地点进行实践或培训。人员主要由军人和文职人员组成，军人近 30 名，其余为文职人员。军人岗位每 3 年在海军卫生系列内部轮换一次，文职人员从事专业研究，岗位很少变动。

C. 专业与研究方向：该所是英国皇家海军潜艇、潜水、辐射及环境与生存医学等方面研究、政策制定和咨询的主要机构，并参与军人临床评估和治疗。在某些领域，如高气压医学，还要为英国公立医院患者提供治疗，每年治疗 2 000 多名患者。该所还提供训练有素的专科医生参与作战部署，以保障作战、演习、人员及装备试验及飞行事故等，同时为舰队和其他军种提供一系列保障服务。该所还是皇家海军医疗档案的存放点，并为海军军人调查、伤病退役医学委员会和英国皇家海军医疗总监提供医学法律服务。研究所下设作战医学研究室、环境医学及科学研究室、医学选拔及标准研究室、训练中心、服务保障处。

a. 作战医学研究室：潜水医学研究组开展作业医学保障、潜水及高气压医学专业培训等。潜艇及辐射医学研究组开展辐射医学培训、辐射防护咨询建议、潜艇大气控制、潜艇卫生、潜艇逃生和海上生存技术研究。

b. 环境医学及科学研究室：研究方向较多，包括职业健康及环境卫生；毒理学研究、食物及饮用水安全；听力研究；声学及振动研究；直升机坠机医学保障；幸存及热医学研究，其主要开展救生装备、冷热损伤临床医学研究；应用生理学研究，主要开展营养研究；人因素研究，主要开展工效学研究、职业心理学研究、应激研究。

c. 医学选拔及标准研究室：主要开展海军人员的医学检查、医学选拔和医学记录。

d. 训练中心：主要开展海军人员和医务人员的海军医学训练、水下医学训练、训练设计研发等。

e. 服务保障处：主要从事科研保障工作，包括后勤服务、通信网络服务等。

（5）医学教育和训练

1）教育训练机构

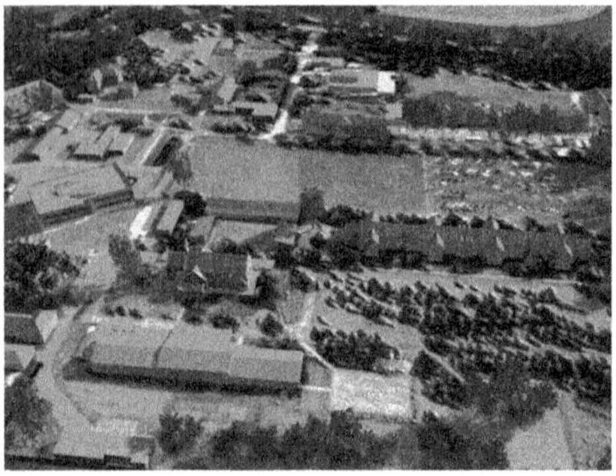

图 2-22　惠丁顿兵营国防卫生教区

A. 三军医学培训点——惠丁顿兵营：英国军队的卫生培训基地主要在斯塔福德郡里奇菲尔德的三军国防卫生部惠丁顿兵营，英军的联合医疗训练也在那里开展（图 2-22）。

惠丁顿兵营的国防卫生训练组负责英国国防卫生人员和前线指挥人员医疗训练的设计、实施和保障。该单位提供军队卫生人员培训中的第二阶段培训，即培训新兵成为军事卫生员。培训的课程包括三军医助课程、医疗信息技术、药学技师培训、初级和院前救治培训。

惠丁顿兵营的国防卫生教区是一个“职员培训”教区，负责所有国防部卫生专业人员继续医学教育和训练，包括医生、牙医、兽医、护士和相关卫生专业人员的培训，如理疗师和医疗射线影像人员。教区的国防卫生教育和训练部致力于英国国防卫生人员教育和训练的开发、质量管理，为作战伤员救治所有阶段提供高效的培训，从卫生力量动员到四级救治和康复，以达到作战要求及内部和国家的条例规定。国防卫生教区还负责为专业训练岗位招募医生。

B. 皇家海军卫生培训点——海军医学研究所：英国皇家海军医学培训主要由海军医学研究所（位于汉普郡，阿尔弗斯托克）管理和实施。海军医学研究所代表舰队司令实施皇家海军单一军种医疗训练。海军医学研究所设有训练中心，组成人员包括军队卫生人员和地方保障人员。研究所有 3 个可用作教室的讲座室及 2 个可用于教授临床课程和实践技能的房间。训练中心对每门课程的要求是使它们尽可能接近实际，减少在教室的理论授课时间，更多采用实践的方法教授。

海军医学研究所对将在水面舰艇、潜艇和海军陆战队任职的军医和医疗军士进行医学培训。同时，它也为不属于医疗口但有医疗职责的人员进行培训。例如，在海军扫雷艇、巡逻艇及驱逐舰和护卫舰上负责管理卫生人员的后勤军官。研究所开设 13 种不同的课程，从为期 13 周的新任命军医培训课程到 1 天的研讨会，内容广泛多样。针对医疗人员的课程主要有：医学预训课程（6 周）、新任命军医培训课程（13 周）、新任命高级军医培训、潜艇军医培训、标准水下医学课程和进修课程、实践管理研讨会、三军高级军医放射医学课程、任职医生培训。针对非医务人员的课程主要有：舰长培训（5 天）、高级后勤军官课程（1 天）、手/臂振动防护课程、噪声评估和进修课程、潜艇艇长课程。

除了岸上设施外，研究所还使用停靠在朴次茅斯码头已退役的 82 型驱逐舰进行培训。皇家海军舰船“Bristol”号可为皇家海军人员提供作战训练场所，所有医务人员（包括医生和医助）都可上舰演练伤员搬运、高级创伤生命支持、医疗行动组织及熟悉在狭小环境中工作（图 2-23）。该培训方式证明对第一次上舰担任卫生员的学员最有价值。它同时也为那些在岸上工作了一段时间又准备出海的卫生员提供了复训的场所。

C. 临床技能培训点：皇家海军曾在全球拥有 20 个军队医院，由于现在皇家海军医院均已撤销，现由国防医疗单元（DMG）进行军医专业培训，包括设在伯明翰伊丽莎白女王医院的皇家国防医学中心、在萨里的国防医学康复中心（Headley Court）、在普利茅斯德里福德医院的西南国防医疗单元、在萨里弗雷姆勒公园的东南部国防医疗单元、在约克郡诺思阿勒尔顿的北部国防医疗单元、在汉普郡朴次茅斯的南部国防医疗单元。

2）各类医务人员教育培训

A. 皇家海军医助培训：在英国皇家海军卫生系统中，医助（医务兵）发挥着重要作用（图 2-24）。要成为一名海军医助，一名普通青年需接受 3 个阶段的培训。第一阶段为基础培训，时间为 10 周（表 2-5）。该阶段的培训任务为：①完成军事转变和海员转变：由平民转变为海员，以达到现代皇家海军的要求；②灌输核心军事信仰：包括承诺、勇气、纪律、尊重、诚信和忠诚。英国皇家海军总结了 11 项“海上核心技能”，需要在培训中学习和强化。其内容包括：①个人武器系统和基本格斗技能；②体能；③战场伤员救治演练和急救；④核生化防护；⑤海洋知识和导航；⑥价值观和标准；⑦作战法律；⑧生存，规避，抵抗，逃脱；⑨初级爆炸装置警觉性；⑩保护性信息；⑪安全风险常识。

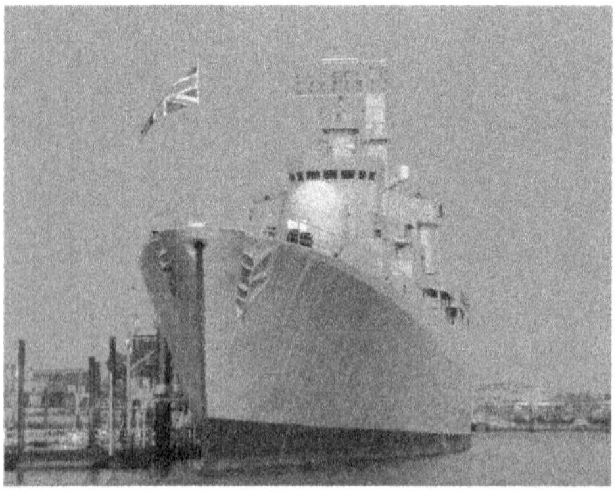

图 2-23　皇家海军 “Bristol” 号码头训练舰

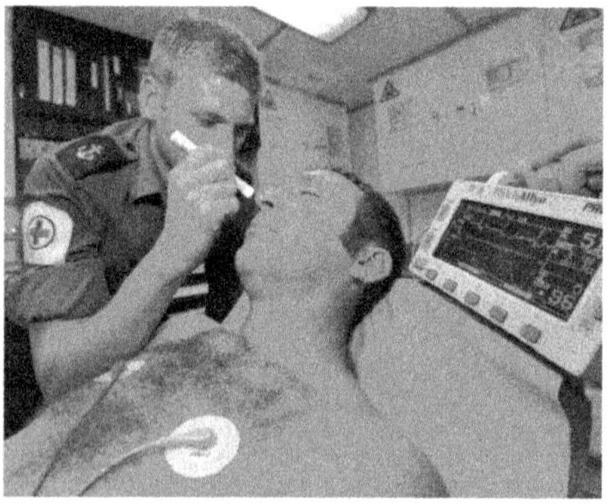

图 2-24　皇家海军医助

表 2-5　英国皇家海军医助第一阶段基础培训内容

时间	培训内容
第一周	体能测试，团队精神，队列训练，体能训练，游泳测试
第二周	体能训练，组合检测，跳绳，脚部训练
第三周	海军军事训练和基本战斗技能
第四周	第一次评估组合检测，武器训练，生存、规避、抵抗和脱险训练，练习 “大胆飞跃” 项目
第五周	海员和海洋知识培训，体能测试
第六周	导航和航海技能培训
第七周	最终评估组合检测，警卫选拔，练习 “藏龙” 项目
第八周	核生化防护，急救
第九周	障碍课程比赛，练习 “明亮钻石” 项目
第十周	初级军队体能测试，攻击课程比赛，结业队列

第二阶段为核心医疗培训，时间为 39 周。该阶段又分 A、B 两阶段。A 阶段时间为 20 周，主要为参加国防部在斯塔福郡里奇菲尔德的三军国防部惠丁顿兵营的三军联合培训。培训课程包括基础生命支持、急救、解剖和生理、医学创伤基础、治疗基础及在朴次茅斯或德里福德的国防部卫生单元开展的 6 周的医疗救治培训。B 阶段时间为 19 周，主要为海军军种卫生培训。培训主要为海军特殊技能和知识培训，包括医疗管理、设备维护、医疗物资管理、医疗行动及急救行动组织、核生化防护、国防医疗信息系统软件使用培训及在滨海训练舰上开展的海上

医疗训练及伤员处理培训。

第三阶段为强化训练，时间为 3 个月。在该阶段，医助在岸基医疗中心或舰上跟随一名高级医助进行实践学习。此阶段后，分配在潜艇上的医助还要继续进行专业培训。

B. 皇家海军军医培训：对地方医学院毕业的新入伍的军医首先进行新入伍军医培训，时间为每年的 8 月到次年 3 月。课程包括在英国皇家海军学院达特茅斯 15 周的海军军官培训及在皇家海军医学研究所 13 周的新任命军医培训课程，然后在其任职期间，还需完成多项培训，包括实习、普通医师培训、核心技能培训，整个培训跨度约为 7 年。由于现在皇家海军医院均已撤销，现由国防医疗单元进行军医专业临床技能培训。

3. 海上伤员医疗后送体系

（1）海军　　海上医疗后送采用分级救治体制，共分 4 级。

1）一级救治阶梯：为舰上急救，包括初级救治、专业急救、检伤分类、复苏和稳定伤员、伤员有限度的留治、做好伤员后送准备。在第一级医疗阶梯，配备急救设备、医疗小组和急救员，并有药材配备标准。第一级医疗阶梯由舰上急救员、小队卫生员在 10 min 内开展自救、互救，由舰上或部队卫生人员在 1 h 内开展高级创伤生命支持。

急救分 3 级，一级急救为基础急救，舰上所有人员参加培训，作为急救人员。急救内容包括发出警报，对伤员开展气道、呼吸、循环检查，使伤员处于合适的姿势。舰上人员的 10%经培训后成为二级急救人员，可识别伤情并对伤员进行简单处理。三级急救占舰上人员的 5%，其任务是填写相关文书，协助医疗小组开展救护。

2）二级救治阶梯：主要救治单位为登陆舰、航母等大型舰艇，具备指导复苏，损伤控制手术，基础病理和影像能力，可前沿部署，轻便，机动，但接纳能力有限。医务人员包括外科医生、麻醉师和检验师。二级救治应在 2 h 以内实施。该救治阶梯进行途中救治和转运，为转运到三级救治阶梯或更高级争取时间。

未来航母：英国的未来航母在服役后，可承担海上二级救治阶梯，它的医务部门拥有诊室、治疗室（可开展牙科治疗）、隔离区、护士站、2 张重症监护病床、4 张普通病床、6 张铺位。

3）三级救治阶梯：主要为伤员接收舰，即可部署医院救治、提供专业服务、实施标准救治，具备初级手术、重症监护、专科手术和住院能力，有先进的诊断保障及较高水平的临床及护理专科医生或护士。三级救治阶梯应在 1 h 或 4 h 内实施。伤员通过三级救治后，转运至岸上。

初级伤员接收舰“百眼巨人”号：皇家海军辅助舰“百眼巨人”号是皇家海军开展海上三级救治的主要设施（图 2-25，图 2-26）。“百眼巨人”号排水为 28 081 t，长 175.1 m，现在主要职责为初级伤员接收舰，医疗设备维持力为 100%，药品维持力为 25%，人员从国防卫生人员中抽调，完全医疗编制 258 人，包括 17 名外科军医，11 名麻醉师，4 名内科医生，2 名放射医生，2 名病理学家和 2 名全科医生。“百眼巨人”号可以 25/50/100 张三种病床模式启动，拥有 4 间复苏室，4 个手术台，4 支手术组和 1 支专业头颈手术组，10 张重症监护病床，20 张高护病床，70 张普通病床。专科治疗包括内科、精神科、理疗科、牙科等。影像设备包括 CT 机等。“百眼巨人”号将服役至 2022 年，届时将有新的舰船接替其使命。

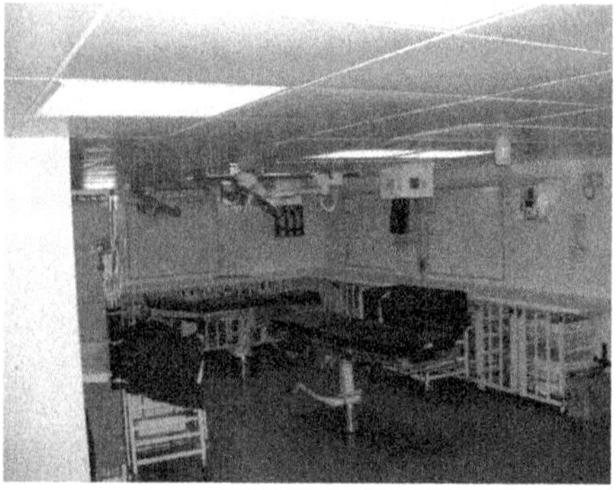

图 2-25　“百眼巨人”号手术室

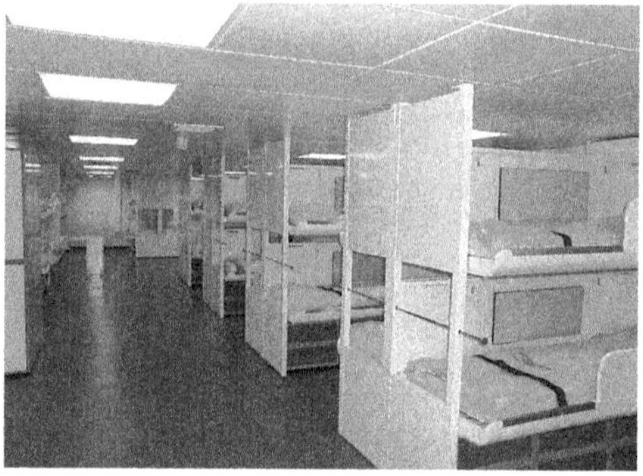

图 2-26　“百眼巨人”号病房

4）四级救治阶梯：为岸上医院，开展确定性治疗。英国皇家海军的四级救治医院主要是位于伯明翰的伊丽莎白女皇医院的皇家国防医学中心及国家卫生系统医院内的国防卫生单元。

（2）海军陆战队　海军陆战队的医疗后送阶梯包括四级。一级为团救护所，全职军医派遣至每个突击队。二级为突击队前沿外科队，每支突击队前沿外科队有 53 人，包括外科医生、骨科医生、2 名麻醉师、手术室护士、化验师。前沿外科队有手术室、病房和留观处，病房和留观处有 2 名护士，8 名医助，无医学影像服务。每支突击队前沿外科队可分成 2 个小组。二级救治还包括岸上增强救护，其核心力量为突击队医疗中队，并由皇家海军和三军联勤部抽调力量增援。英军在阿富汗战争中使用了岸上增强救护。三级救治为初级伤员接收舰（图 2-27，图 2-28）。四级救治为陆上医院。

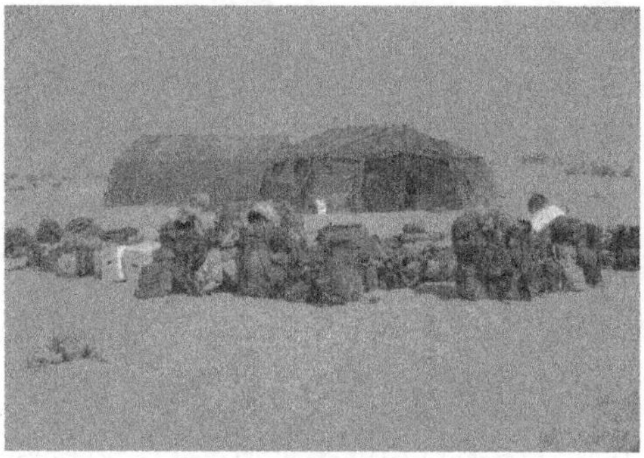

图 2-27　突击队前沿外科队

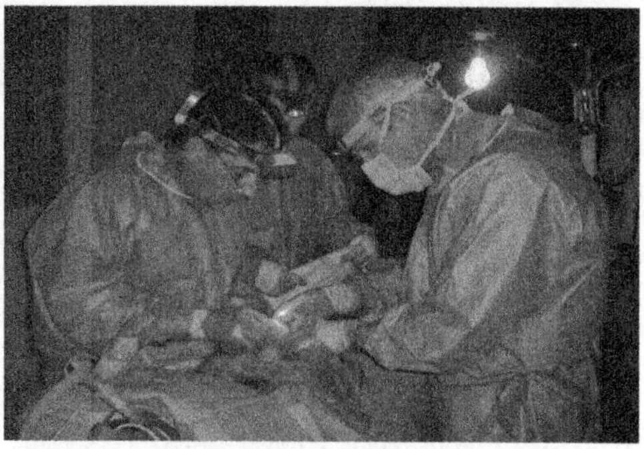

图 2-28　突击队前沿外科队开展手术

（五）俄罗斯海军

1. 海军概况

（1）组织构架　　苏联解体后，俄罗斯继承了 80%的原苏联海军的力量，在此基础上，其于 1992 年组建了俄罗斯海军。目前，俄罗斯海军仍保持原来苏联时期的编制结构，辖有四大舰队和一个独立区舰队，即北方舰队、太平洋舰队、波罗的海舰队、黑海舰队和里海区舰队。

（2）兵力构成　　俄罗斯海军约 13 万人，含海军航空兵（约 3.5 万人）、海军陆战队及海岸防御部队。

（3）武器装备　　俄罗斯海军拥有 1 艘航母、7 艘巡洋舰、17 艘驱逐舰、10 艘护卫舰、67 艘各类潜艇、436 艘各类辅助舰艇。海军航空兵拥有轰炸机、歼击轰炸机、反潜飞机、反潜直升机、侦察/电子战飞机、运输直升机等约 334 架。

2. 海军卫勤体系

（1）组织体系

1）领导体制：俄军从事国防卫生工作的有 1.5 万名合同制军人、8 万多名文职人员。四大军区都设有军事医疗局，三大军种、三大兵种都设有相应的军事医疗处，负责指挥各自系统的卫勤保障工作。卫勤管理机关包括海军医疗处、舰队医疗处、海军基地医疗处。

2）卫生机构：俄罗斯海军拥有比较完善的卫勤保障体系，主要卫生机构有医院、研究单位、疗养院、医学教育和训练单位等。莫斯科有中央海军临床医院，各个舰队有舰队医院、基地医院、疗养院等。

（2）医疗保障

1）医院：主要包括第 32 中央海军临床医院、第 1477 太平洋舰队海军临床医院、第 1409 波罗的海舰队海军临床医院、第 1469 海军临床医院、第 1472 海军临床医院、里海区舰队海军医院等。

A. 第 32 中央海军临床医院：又称为俄联邦国防部总医院第三分院，是一所医疗、科研教学中心，有床位 730 张，其中 145 张在分院。29 个治疗科室能进行高级专科治疗。此外，还有 13 个治疗诊断室和 4 个中心，即泌尿科中心、放射诊断中心、监护治疗中心、科研教学中心。分院在莫斯科州的诺金斯克区，分院除了内、外科外还有精神科、皮肤科和传染科。

B. 第 1477 太平洋舰队海军临床医院：位于滨海边疆州——符拉迪沃斯托克市。该院有理疗科、卫生员培训学校、输血站、卫生传染病实验室、神经科、体疗科、泥疗科等。目前，该医院是太平洋舰队的科研教学中心。

C. 第 1409 波罗的海舰队海军临床医院：位于加里宁格勒市，是波罗的海舰队多功能医疗机构，现院长是医疗勤务上校维克多•克雷洛夫。

D. 第 1469 海军临床医院：位于阿迪格共和国摩尔曼斯克州北莫尔斯克市，是北方舰队多学科专业化医疗机构，现院长是医疗勤务上校亚历山大•舍甫琴科。该院下辖 9 个分院。

E. 第 1472 海军临床医院：主要为俄联邦黑海舰队军人及其家属、俄联邦国防部退休人员，以及根据俄联邦法律可在军事医疗机构接受免费医疗服务的其他公民提供医疗保障。目前，该院共有 640 个床位，40 个科室，4 个治疗诊断专业办公室，3 家门诊部（其中包括一个口腔科）、输血站及保障分部。

F. 里海区舰队海军医院：建于 1941 年，位于阿斯特拉罕州阿斯特拉罕罗扎卢森堡街 5 号。目前，该院有 15 个诊治科室。

2）疗养院：俄罗斯海军还拥有 6 所疗养院，即莫斯科伏斯卡亚海军疗养院、加里宁格勒海军疗养院、圣彼德堡海军疗养院、堪察加半岛海军疗养院、克里米亚半岛海军疗养院、高加索山脉海军疗养院。

（3）医学科研

1）海军中央医学实验室：实验室建于卡卢加州奥勃宁斯克市的海军训练基地内，曾在核动力舰艇试制、建造、运营阶段，研究解决人员的辐射防护问题。该实验室包括辐射室、毒理室、卫生防疫室、辐射测定组和方法学室。在近年来海军卫勤体制改革过程中被裁撤，但裁撤后海军放射防护工作受到很大影响，俄罗斯海军正研究恢复一些机构。

2）国防部第一中央研究所：该所是俄罗斯海军开展海军医学研究的主要机构，前身为俄罗斯军事造船研究所，经过 80 多年的发展已成为俄罗斯海军医学研究的旗舰单位。目前，该研究机构主要承担俄罗斯海军水面舰艇及潜艇、武器系统、动力系统、自动控制系统研究及与这些系统有关的预防医学、舰艇卫生、适居性和人因素研究，并为海军人员提供相应的医学保障。

3）俄罗斯北方舰队航空医学实验室：北方舰队航空医学实验室致力于为北方舰队航空兵的训练和作战行动提供有力可靠的医学保障。目前，该实验室开展各类研究实践和咨询建议工作，旨在使俄罗斯海军航空兵整体医学保障、航空医学、心理学、飞行安全、飞行人员整体健康及飞行熟练度水平进一步提高。

4）俄罗斯基洛夫军事医学院：该院是俄罗斯军事医学教学和研究机构。该学院负责各军种军事医学研究，其中海军卫勤组织与战术教研室、海军内科教研室、潜水生理学教研室、航海和辐射卫生教研室开展海军医学相关研究。

（4）医学教育和训练

1）俄罗斯基洛夫军事医学院：该院是俄军事院校和医学院校中历史最悠久的院校之一，位于圣彼得堡市。学院有专门培养海军军医的海医系。

2）俄罗斯国防部军医进修学院：该院位于莫斯科，是一所军医毕业后学习和专业进修的国家教育机构，有 30 多年培养科研教学干部的经验。该院设有海军卫生学等海军医学专业。

3. 海上医疗救治平台

（1）医院船　俄军成立之初，共继承了苏联 4 艘医院船，即“额毕”号、“叶尼塞河”号、“斯维尔河”号、“额尔齐斯河”号。由于俄罗斯经济持续低迷，医院船的发展受到了影响。目前，俄军仅保留“额尔齐斯河”号一艘医院船仍在服役。“额尔齐斯河”号医院船隶属太平洋舰队，基地位于符拉迪沃斯托克市。医院船排水量 11 570 t，航速 19 节，编有 124 名船员和 83 名医务人员。平时展开 100 张床位，大规模接收伤员时可展开到 450 张，另外还有 200 张康复床位。该船拥有外科、内科、传染病科、皮肤病科、候诊室、诊断中心、药房、重症监护病房、普通病房、X 线检查、超声系统、检验室和医药用品商店等。船上还有 2 个健身房、2 个游泳池、排球场和篮球场、乒乓球桌和自行车练习器等，一个可容纳 100 人的影剧院和拥有 3 000 多册图书的图书馆。该医院船除可用于伤病员救治外，还可为海上训练提供医疗保障，并可用于官兵的保健性疗养。

（六）德国海军

1. 海军概况

（1）组织构架　德国海军由德国国防部下属的德国海军总参谋长指挥，指挥所位于波恩。主要的指挥部包括位于格吕克斯堡的舰队指挥部和位于罗斯托克的海军办公室。所有的作战部队均由舰队总司令指挥，而其他单位，如海军学校、海军基地和试验设施等则由海军办公室控制。21 世纪初，约有 19 000 名官兵在德国海军中服役，此外还有约 6 000 名海军人员在联邦国防军的各个核心部门工作。

（2）兵力构成　现德国海军总兵力约 16 000 人。

（3）武器装备　辖 84 艘各类舰艇，总吨位近 40 万，包括护卫舰 15 艘，轻型护卫舰 5 艘，攻击快艇 10 艘，扫雷舰 20 艘，1 艘障碍清除支援舰，18 具遥控潜水器，潜艇 11 艘，还装备 50 余架海航飞机。

2. 军队卫勤体系

（1）组织体系

1）领导体制：在德军编制体制中，卫勤系统自成体系，与陆军、海军、空军和联合支援部队一样平行单列。德军实施联勤保障，卫勤部队共 1.5 万名现役军人和 3 500 名文职人员。各军种只保留少数卫生人员，开展一些特勤保障，如航海医学研究所和空军医学研究所分别开展对潜水员和飞行员的医学保障。陆、海、空共约 2 000 名独立卫生人员，其中陆军约 550 人，空军约 1 000 人，海军约 450 人。

2012 年，德军在西部科布伦茨基地设立卫勤司令部，由 1 名中将军医总监、1 名副总监和 1 名参谋长实施指挥。卫勤司令部又下设联合卫勤司令部和卫生局，与战区卫勤司令部一起，构成 3 级卫勤组织指挥体系。联合卫勤司令部负责作战部队卫勤管理，卫生局负责教学、科研和训练机构。

2）卫生机构：德军卫勤单位主要有 4 个卫生团、1 个快速反应卫勤部队、5 所联邦国防军医院、13 个医疗保障中心（各含 1 个卫勤分队）、1 个体育医学中心、3 个药材供给和维持中心、3 个中央卫勤研究所、1 个放射医学研究所、1 个微生物学研究所、1 个药物毒物研究所、1 个环境医学研究所、1 个医学统计和数据处理研究所、1 个运动医学研究所、1 个军医学院、1 个卫生教导团、1 个作训中心（表 2-6）。

（2）医疗保障

1）医院：德军拥有 5 所全科医院，专业类别齐全，分别负责本地区三军部队的卫勤保障，并对地方患者开放。根据德军军事任务需求，卫勤司令部视情向各医院下达参战任务，军医院随时派员参与卫勤保障行动。平时根据预案培训相关医护人员。

2）医学教育和训练：德军没有培养医学专业学员的医学院，这类教育主要依托国民教育。军队只有从事继续教育、军事训练、技能培训的卫生学院和训练机构。德军军医学院是一所军事医学培训学院，主要负责培训卫生军官、卫生士官和军队非卫生人员卫生业务的培训，一般学制为 3～6 个月。学院共有 200 多名工作人员，每年培训学员 5 000 多人次。卫生教导团成立于 2013 年，主要负责卫生人员的基础性军事及卫勤科目训练。作训中心负责卫生部队执行任务前的针对性强化训练或演习。

（3）医学科研　德军的科研机构较多，3 个中央卫勤研究所、1 个放射医学研究所、1 个微生物学研究所、1 个药物毒物研究所、1 个环境医学研究所、1 个医学统计和数据处理研究所、1 个运动医学研究所，这些研究机构的科研都具有很强的军事特色，科研课题密切结合部队需求，对外学术交流与合作十分活跃。

表 2-6　联邦德国军队卫生机构

机构性质	卫生机构	数量（个）	说明
医疗	医院	5	科布伦茨总医院、柏林军医院、汉堡军医院、韦斯特施泰德军医院、乌尔姆军医院
	医疗保障中心	13	
	体育医学中心	1	
药材保障	药材供给和维持中心	3	
医学研究	研究机构		3 个中央卫勤研究所、1 个放射医学研究所、1 个微生物学研究所、1 个药物毒物研究所、1 个环境医学研究所、1 个医学统计和数据处理研究所、1 个运动医学研究所、航海医学研究所
医学教育和训练	学院	1	军医学院
	训练机构	2	1 个卫生教导团，1 个作训中心

（4）海军卫勤体系　经过德军中央卫勤体制的改革，自 2002 年 1 月起，海军岸上卫勤单位编入中央卫勤单位，执行联勤保障。海军卫勤部门仍保留水面部

队卫勤组织和海军航海医学研究所。海军军医主任负责领导舰队卫勤工作和海军航海医学研究所。

1）水面部队卫勤组织：舰队司令部设卫勤处，下设计划与评估科、行动指挥科和军事药学科。舰艇支队参谋部设 1 名卫勤军官，负责本支队的卫勤工作，并管理舰队军医和舰上军医。

2）海军航海医学研究所：隶属于舰队司令部，位于基尔近郊的克龙哈根。该所成立于 1961 年，原名“海军潜艇和潜水生理研究所”。在德国卫勤体制改革后，所有与海军医学保障有关的职能都由航海医学研究所承担，包括医学科研、专业医疗保障、预防医学、医学培训等。该所编制 77 名员工，包括军官、士兵和文职人员，研究方向包括舰艇职业和环境医学、潜水医学与高气压医学、人机功效学、心理学、海洋医药等。它还开展评估、治疗、测试和应急保障等工作。研究所一直从事航海医学培训，不仅面向海军军医开展职业资质培训，也面向地方卫生人员。目前，该研究所下设三大部，即航海医学部、潜水与高压氧医学部、研究与培训部，并拥有 1 支保障部队。该所拥有欧洲先进的压力舱——“HYDRA 2000”。

3. 海上医疗救治平台

（1）“柏林”级战斗支援舰　德国海军的“柏林”级战斗支援舰，为德国海军装备的重要的卫生船舶，能够为德国海军作战部队提供有效的海上卫勤保障。目前，“柏林”级战斗支援舰共有 3 艘，即“柏林”号、“法兰克福”号、“波恩”号。该舰长 173 m，宽 24 m，吃水深度 7.6 m，满载排水量 20 240 t，最大航行速度为 20 节。其主要任务是为德国海军提供海上后勤保障，包括水、食物、武器弹药、燃油的补给。“柏林”级战斗支援舰作为德国海军二级医疗救治机构，拥有先进的医疗设备。除舰上原有的医疗设施外，在其甲板上还设有 26 个集装箱式医疗方舱。内置多种诊疗设施。上层集装箱包含灭菌设备、临床化学和微生物学实验室、药房及一些医疗设备。下层集装箱设备主要用于治疗，包括牙科诊室、X 线室、两个手术室和消毒设备及术前术后的休息空间。它还有单独制氧和压缩空气制造设备。医疗系统可提供基本的外科急救，可容纳 3 个手术小组，最多可同时为 43 名伤员进行治疗。此外，舰上还配备有 2 架海王救护直升机。

（七）西班牙海军

1. 海军概况

西班牙武装力量由正规军和准军事力量（国家安全部队）组成，国王为最高统帅。国防委员会是国防最高决策机构，国王任主席，政府首相主持工作。成员有副首相、国防、外交、内政大臣、国防参谋长、三军参谋长。国防部负责制定防务政策并领导国防工业。三军参谋长联席会议是首相和国防大臣的军事顾问机构。西班牙已取消义务兵役制，实现军队职业化。现役军人为 124 000 人，其中陆军 70 000 人、海军 31 000 人、空军 23 000 人。

截至 2016 年 12 月，海军服役的舰船有 77 艘，包括 1 艘两栖攻击舰、2 艘船坞登陆舰、11 艘护卫舰、3 艘潜艇、6 艘扫雷舰、23 艘巡逻艇和许多辅助舰船。西班牙海军舰船总排水量约为 220 000 t。西班牙海军曾经拥有一艘航母“阿斯图里亚斯王子”号，但已于 2013 年退役。退役后，“胡安·卡洛斯一世”号战略武力投送舰成为西班牙海军的新旗舰。西班牙海军还拥有 F100 级护卫舰和神盾战斗系统、F-80 级护卫舰、扫雷舰和新型 S-80 级潜艇，还有两栖舰及其他各种船舶。海军航空兵拥有 UH-1N 直升机 8 架、赛斯纳Ⅱ型 4 架、MD500 防卫者直升机 6 架、SH-3 海王直升机 9 架、SH-60 海鹰直升机 10 架、HV8 猎鹰Ⅱ式攻击机 13 架。

2. 军队卫勤体系

（1）组织体系

1）领导体制：军队卫生系统的主要任务是保障、保护、维护西班牙军队人员的健康。医疗总监是西班牙军队卫生系统的最高领导。军队医疗总监归国防部副部长领导。陆军、海军和空军分别设有卫生部，归医疗总监领导。

2）卫生机构：西班牙军队的卫生机构见表 2-7。

表 2-7　西班牙军队卫生机构

机构性质	卫生机构	数量（个）	说明
医疗	医院	3	戈麦斯乌拉军队总医院（700 床位）、萨拉戈萨总医院（300 床位）、圣费尔南多总医院（300 床位）
	诊所	5	分别位于体达、梅利利亚、巴伦西亚、埃尔费罗尔、卡塔赫纳
医学研究	研究机构	4	分别位于马德里的军队航空医学中心，卡塔赫纳的潜水和航海医学研究所，马德里的预防医学研究所，马德里的输血中心
医学教育和训练	学院	1	位于马德里的军事医学院
药材保障	药材处及军队药材中心	1	
兽医	兽医处及兽医中心	1	

3）卫生人员：西班牙军队共有军医 1 185 人。军队有医生 816 人，牙医 31 人，药师 140 人，兽医 120 人，心理医师 198 人，护理或助理人员 716 人（2014 年数据）。

3. 海上医疗救治平台

（1）“加利西亚”级两栖船坞运输舰　“加利西亚”级两栖船坞登陆舰是由西班牙和荷兰联合设计，舰长 160 m，舰宽 25 m，吃水深度 5.9 m，满载排水量 13 900 t，1998 年 4 月 30 日服役。“加利西亚”级两栖船坞登陆舰在设计之初就考虑其执行非军事行动任务需求，如执行紧急情况下人员转移及开展人道主义医疗服务及灾难救援等任务。“加利西亚”级两栖船坞登陆舰上编制舰员 184 人，另可搭载部队 615 人。

舰上医疗设施完善，具体设置如下：检伤分类室内有 6 张带供氧和真空吸引系统的病床；术前室内有 3 张重症监护病床；2 间设备齐全的手术室，可开展普通外科和创伤外科手术；病房/设备齐全的重症监护区共配有 8 张带供氧和真空吸引系统的病床。另外，还有 1 间传染病隔离室，设有 4 张病床；放射检查室为铅壁舱室，能够防辐射，配备有固定式 X 线检查设备、影像设备和数字处理器；舰上还有化验室、牙科室、消毒室、诊疗室/办公室、药房、储藏室和氧气站等。

（2）“胡安·卡洛斯一世”号战略武力投送舰　“胡安·卡洛斯一世”号战略武力投送舰（Juan Carlos Ⅰ strategic projection ship）是西班牙海军的一艘融合了轻型航空母舰与两栖攻击舰功能的多用途军舰，舰长 230.82 m，舰宽 32 m，吃水深度 7.07 m，满载排水量 24 660 t。澳大利亚海军最新的“堪培拉”级两栖攻击舰是其同型外销的姊妹舰。西班牙海军赋予了“胡安·卡洛斯一世”号战略武力投送舰参与人道主义救援的任务。在发生严重灾害地区，该舰能凭借全面的运输能力和舰上完善的医疗保障设施，提供高质量的医疗保障服务和人员物资运输。在参与人道主义救援行动中，可通过集装箱（至多 144 个）、托盘等运输各类物资、装备及人员，在无港口设施的情况下，仍可利用直升机及两栖舰运送人员、物资上岸开展救援。

“胡安·卡洛斯一世”号战略武力投送舰舰体分为 4 层，第 3 层为居住及医疗设施层，可担负二级及以上医疗救治。舰上有 1 个检伤分类区、2 间手术室、1 间带有 8 张病床的重症监护室、1 间带有 14 张病床的病房、带有 4 张病床的隔离病房、牙科诊疗室、X 线检查室、药房、化验室和 1 间检查室。可在舰上开展诊断、手术治疗及收治多达 18 名伤病员。各层都设有电梯，可快速转运伤员。医疗系统还具有相当的灵活性和机动性，可根据任务需要运行不同规模的医疗设施。在发生大批量伤员时，搭载部队的居住区域及车库可扩展成临时住院区。“胡安·卡洛斯一世”号战略武力投送舰所有医疗设施都整合至一套先进的远程医疗系统内，这也就意味着任何手术中、重症监护室中的患者，都能接受位于马德里戈麦斯乌拉军队总医院（de la defense Gomez ULLa）实时医疗评估和远程医疗服务。

（3）“阿斯图里亚斯王子”号航母　已退役的海军“阿斯图里亚斯王子”号航母上设有一个配备完全的医务室，装备有X线设备、药房、牙科诊疗室、病理切片室与生化检验室、住院病房等。它可开展急救治疗、实施一般外科手术。

（八）意大利海军

1. 海军概况

意大利总统为武装部队最高统帅，总理对国防政策及军队建设负责。国防部是最高军事行政机关，负责武装力量的建设和管理，实行以国防部长（文官）为首、国防参谋长和国防秘书长分别主管军事和后勤管理的双轨制。国防参谋部是最高军事指挥机构，下辖陆军、海军、空军参谋部和宪兵总部。国防参谋长是最高军事长官，通过国防参谋部、国防秘书厅和军种参谋部对三军实施行政管理，通过三军作战司令部、舰队司令部、空军作战司令部指挥部队的作战和演习。意大利从 2005 年开始实施军队职业化，目前是志愿兵与职业军人相结合的兵役制度。意大利从 1997 年起开始逐步裁军，2014 年国防预算 202.66 亿欧元，同比下降 2.3%。

意大利海军的兵力总人数约为 36 000 名，其中应征义务兵员 3 500 名，另有文职雇员为 14 000 名。意大利海军由舰队、海军航空兵和海军陆战队 3 个兵种构成。海军总参谋长对其实施作战指挥，实际上履行海军司令的职责。意大利海军是一支现代化海军，拥有约 184 艘舰船，70 架飞机。截至 2016 年，有 2 艘航母、3 艘两栖攻击舰、4 艘驱逐舰、14 艘护卫舰和 7 艘攻击型核潜艇。其他舰只还包括 10 艘巡逻舰、4 艘小型护卫舰、10 艘扫雷舰、4 艘海岸巡逻艇和多种辅助舰。此外，海军航空兵还拥有固定翼飞机、旋转翼飞机和无人机。海军的旗舰为“加富尔”号航母。

2. 军队卫勤体系

（1）组织体系

1）领导体制：意大利卫生系统的主要任务是进行入伍人员体检，军队特种岗位人员入伍体检，军队人员医疗，在平战时或国际危机时部队的卫勤保障。意大利卫生系统最高领导为医疗总监，陆军、海军、空军、宪兵各军种有自己的卫生部和卫生力量。近期，意大利卫生系统正在进行机构重组。

2）卫生机构：意大利军队卫生机构见表 2-8。

表 2-8　意大利军队卫生机构

机构性质	卫生机构	数量（个）	说明
医疗	医院	3	诊治及住院，陆军医院分别于罗马和米兰，海军位于塔兰托
	诊所	300	基层医疗单位
法医	法医处	13	
选拔	医学选拔中心	13	
医学研究	研究机构	4	陆军研究中心、航空医学部
			2 个空军法医研究所，开展飞行员的健康鉴定
医学教育和训练	训练中心	4	每个军种有自己的训练中心为医务人员提供初级和基础培训

3）卫生人员：意大利军队共有军医约 1 566 名。陆军有医生 965 名，护士 723 名。海军有医生 197 名，护士 564 名。空军有医生 284 名，护士 605 名。宪兵有医生 120 名，护士 103 名。

3. 海上医疗救治平台

（1）意大利“加富尔”号航空母舰　意大利“加富尔”号航空母舰（Italian aircraft carrier cavour）是意大利 21 世纪的第一艘新航母，2001 年开工建造，2004 年 07 月在热那亚下水，2008 年正式服役。舰长 235.6 m、舰宽 39 m、吃水深度 7.5 m、满载排水量满载 27 100 t、舰员 450 人、司令部加航空人员 356 人，另可搭载 360～465 名两栖陆战队员。

为支援两栖作战以及开展人道主义救助和灾难救援，“加富尔”号航空母舰上有一个面积为 430 m^2 的舰上医院，包括 3 间病房（20 张病床）、1 间重症监护室（8 张病床）、1 间复苏室（4 张病床）、2 间手术室、核磁共振室和 X 线检查室、1 间牙科诊疗室、1 间药房和多间检验室。此外，在舰上医院内还配备有意大利海军远程医疗系统，在海上航行时可进行远程诊断（图 2-29，图 2-30）。

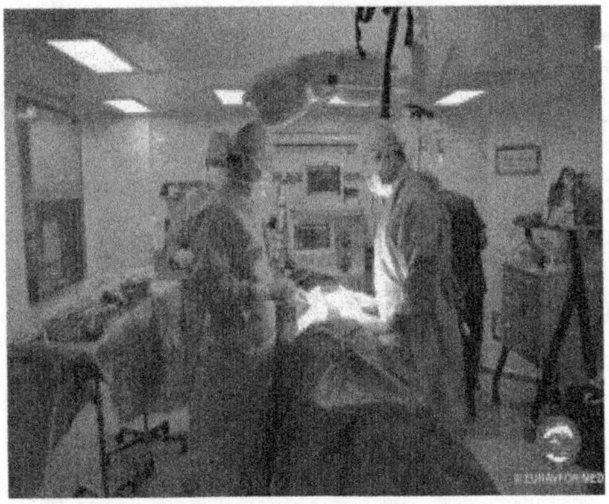

图 2-29 “加富尔”号航空母舰手术室

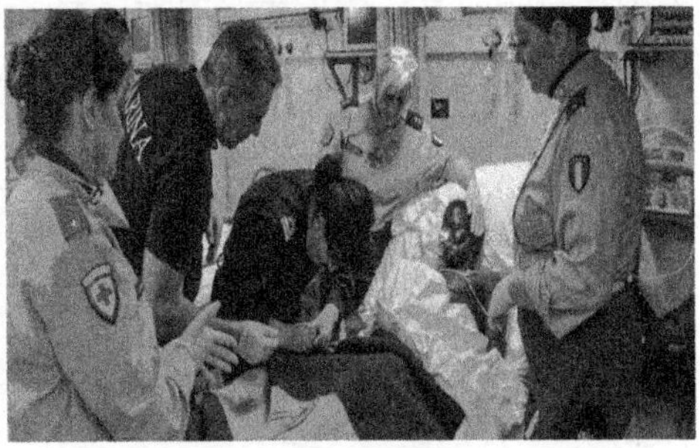
图 2-30 “加富尔”号航空母舰病房

（九）法国海军

1. 海军概况

（1）组织构架　法国海军参谋部是法国海军的最高行政管理和作战指挥机关，海军参谋长在国防部长的领导下，负责海军的日常训练、后勤及行政管理。参谋部及其各局，即干部局、通信和信息系统局、军需局、基础设施局、保障勤务局，确定舰队和海军航空兵的基本发展方向，对战备状况负责，并拨出必要的兵力和兵器在前沿地区部署或参加军事行动。海军参谋长（实际是海军司令）是海军最高首长，通过参谋部和各中央局对海军进行总领导。战时，海军参谋长兼任副总参谋长。海军参谋部下辖大西洋舰队、地中海舰队、反潜作战部队、海上作战部队、驻波利尼西亚海军部队、印度洋海军部队、战略潜艇部队、海军航空兵部队、水雷作战部队和陆战队等，其相应司令部的参谋部负责本兵种部队战备工作（图 2-31）。

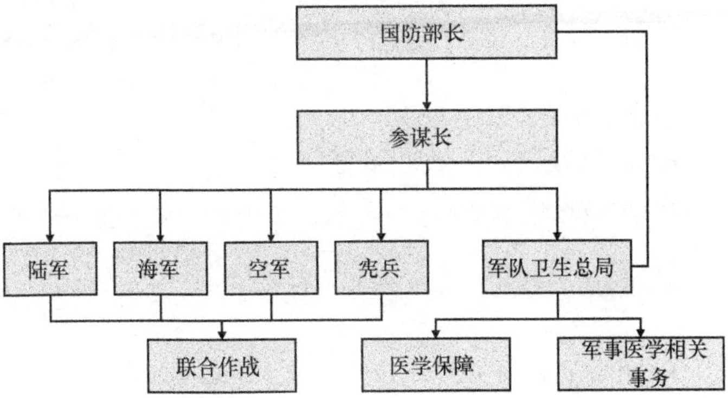

图 2-31　法国军队构架及卫生总局隶属关系

（2）兵力构成　法国海军现有兵力3.97万，其中现役军人3.68万，文职人员为2 909。按性质不同，作战部队由舰艇部队、航空兵部队和陆战队三部分构成。海军舰艇部队是法国海军的骨干力量，其主要作战舰艇按职能编为水面作战集群、水下和反潜作战集群、扫雷作战集群三大部分。海军陆战队是法国海军的精锐部队，现有2个团，近3 000名官兵，主要执行两栖作战任务。海军航空兵部队现有兵力约7 000人，下设舰载航空兵司令部和海上及空中司令部。

此外，由宪兵司令部领导的海上宪兵队为法国海军的一支准海军部队，编制上有数艘海岸巡逻艇和多艘港口巡逻艇，其职责是保卫海军基地和岸上设施。

（3）武器装备　截至2012年，法国海军约有130艘舰艇，其中包括：1艘航空母舰、10艘潜艇、12艘导弹驱逐舰、21艘导弹护卫舰、13艘登陆舰（3艘通用登陆舰、1艘直升机船坞登陆舰、9艘登陆舰）、18艘扫雷舰艇（11艘猎雷艇、3艘基地扫雷舰、4艘反水雷蛙人母船）、12艘巡逻艇、30艘艇（17艘登陆艇，其余为小型巡逻艇等）。超过50艘辅助船，其中包括：4艘油船、1艘勘测船、4艘补给母船、15艘训练船、12艘科学考察船、12艘拖船等。海军航空兵约有206架作战飞机和直升机、28架辅助飞机。

2. 军队卫勤体系

（1）组织体系

1）领导机制：法国军队卫勤保障实行多军种联勤，法国军队卫生系统由军队卫生总局局长指挥，直接接受军队总参谋长领导，并对国防部长负责。军队卫生系统的领导机构包括军队卫生总局以及法国境内的6个军区卫生局和8个境外分局。

2）卫生机构：法国军队的卫生机构见表2-9。

表2-9　法国军队卫生机构

机构性质	卫生机构	数量（个）	说明
医疗	军队医院	9	分别位于波尔多、布雷斯特、克拉乌尔、里昂、马赛、梅茨、巴黎、圣芒代、土伦
	军队医疗中心	46	
	烧伤治疗中心	2	
医学研究	海空勤人员医学专业中心	3	特勤人员医学中心、海空勤人员医学专业中心、高压氧医学和潜水医学专业中心
	军队生物医学研究院	1	
医学教育和训练	学校	3	
	海空勤人员医学专业中心	3	特勤人员医学中心、海空勤人员医学专业中心、高压氧医学和潜水医学专业中心

续表

机构性质	卫生机构	数量（个）	说明
公共卫生	军队辐射防护部	1	
	流行病和公共卫生中心	1	
医学后勤保障	输血中心	1	
	药物和医疗物资供给处	5	

3）卫生人员：军队卫生系统编制为 1.87 万人，预算为 1.5 亿欧元。人员包括现役军人、文职人员以及预备役人员（表 2-10）。

表 2-10　法国军队卫生系统人员情况（2014 年数据）

人员类别	人数（人）	岗位	人数（人）
现级军人	10 800	卫生技术人员	6 800
		医生	1 800
		药师	170
		兽医	70
文职人员	5 000	外科医生及牙医	45
		技术和管理人员	5 300
预备役	2 900	军官	1 800
		士官	1 050
		士兵	50

（2）医学科研

1）军队医学研究：法国军队生物医学研究院是法军最大的专业军事医学研究机构，位于巴黎附近的布雷蒂尼，担负着为军为民双重服务的研究使命。它于 2009 年 3 月 1 日由法军原来的军队航空航天医学研究所、军队医学研究中心、军队热带病研究所和海军医学研究所 4 个研究所合并而成。研究领域包括战场卫勤保障、预防医学、作战人员防护和卫生保健。目前，从事的研究项目有 150 项，研究人员有 550 名（包括军人和文职人员），包括研究人员、医生、技师和管理保障人员。

研究院包括 4 个中心，即生物风险中心、核化放风险中心、人因素中心、作业医学研究中心。其主要开展对进攻性生物武器的防护和诊治研究，核武器、化学武器及电磁辐射相关研究、作业环境应激源研究、人机综合系统中人因素研究及战伤救治技术、装备的研究。同时，研究院也为世界卫生组织和联合国等国际组织服务。

此外，研究院还开展对法国军队医务人员的培训。一些实验室还接受并培训地方学生，并为地方大学培养硕士和博士研究生。研究院的研究人员和专家开设大量培训课程，包括核生化防护、热带医学、航空航海医学等。所有培训课程对外国受训者和研究人员开放。

2）海军医学研究：法国海军原先在土伦有专门的海军医学研究所，承担海军医学研究任务。2009 年，法军原来的军队航空航天医学研究所、军队医学研究中心、军队热带病研究所和海军医学研究所 4 个研究所合并，成立法国军队生物医学研究院。之后，军队生物医学研究院继续开展海军医学方面研究，并在土伦原有的潜水医学研究机构基础上，成立了法国水下治疗和作业研究小组。

法国水下治疗和作业研究小组的任务是保护法国海军潜水员、水下作战人员、潜艇人员免除职业危害，目的是通过开展研究来提高法国海军潜水作业和水下活动能力。该小组主要研究减压病、氧气和惰性气体效应及长时间浸泡的生理效应。小组研究人员专业包括潜水医学、神经科学、运动生理、热生理、动物生理和神经化学等。

（3）医学教育训练

1）海军核潜艇医务人员培训

A. 核潜艇军医：一般来自 2 个渠道，一是巴黎圣宠谷大学毕业学员在结束专业实习后直接接受培训担任潜艇军医；二是从已工作两年的水面舰艇军医中公开选拔，接受培训后在核潜艇上任职。

核潜艇军医培训分为 6 个阶段，为期 18 个月。第一阶段培训是在布雷斯特或土伦海军基地内接受为期 3～4 个月的潜艇医学基础培训，内容包括核潜艇常识、艇员医学监测、潜艇大气监测、潜艇脱险医学保障等。培训结束后，学员将获得核潜艇医疗资格证书。第二阶段培训是在法国原子能军事学校接受为期 4 个月的核辐射职业健康和防护培训，包括核辐射医疗作业必要的数学、生物学及核物理知识学习。第三阶段培训是在克拉珀玛的军队辐射防护部接受核辐射卫生培训，进一步学习辐射生物学和辐射防护、受辐射性污染伤员救治及与核辐射事故处理相关的知识。第四阶段培训是在卡达拉舍原子能委员会新一代核反应堆中心内见习。在核反应堆中心内的见习有助于学员了解核潜艇上反应堆运行的情况和事故应急处理方案。第五阶段培训是在布雷斯特基地内的弹道导弹核潜艇上进行辐射损伤防护和辐射监测的实操训练。完成以上 5 个阶段的培训后，即结束了初级训练。之后学员将在法国军队医院接受第六阶段、为期 11 个月的医疗专业技能训练。该阶段主要是磨炼和提高核潜艇军医的医疗水平和实际操作技巧，以保证在核潜艇巡航期间，无法及时获得外界支持时，核潜艇军医具备独立应对重大紧急外科手术的能力，包括基本胃肠道手术、口腔与牙科手术、麻醉与复苏、心理保障等。完成以上 6 个阶段的培训后，学员将被授予核潜艇医学岗位从业资格证书，正式成为核潜艇军医，随艇执行医学保障任务。

B. 核潜艇护士：土伦军队卫生技术学校护士专业学员毕业后，可提交申请加入核潜艇部队担任攻击型核潜艇护士。获得批准后需接受为期 10 周的基本培训，培训内容与前文所述的核潜艇军医培训类似，包括核潜艇基础知识、潜艇医学、大气监测与控制、辐射剂量学、医学急救和手术技巧等。培训合格后，分配至攻击型核潜艇上服役。若想成为弹道导弹核潜艇上的护士，学员还需获得国家麻醉师资格证书及接受输血、医学影像及手术室仪器培训。当潜艇不执行海上任务时，核潜艇上的护士会前往各军队医院代职锻炼，如急诊室、手术室及门诊。此外，他们还需定期接受专业培训，以确保具备相应的医疗水平和应急处理能力。

3. 海上医疗救治平台

（1）“西北风”级两栖攻击舰　“西北风”级两栖攻击舰是一种整体性能优良的新型多功能两栖攻击舰，它既可随行两栖作战任务，也可担当多国部队联合作战指挥舰任务，还能承担各种支援任务。特别是它可拓展成医院船，充当流动医院，具有较强的医疗救护能力。该舰既可执行二级救治任务，也可在编配大型医疗队时执行三级救治任务（图 2-32）。

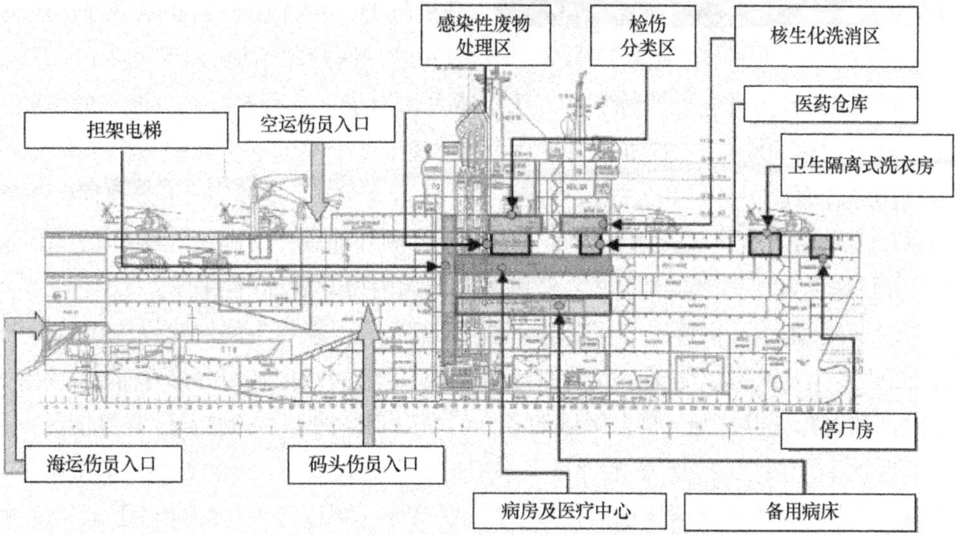

图 2-32　“西北风”级两栖攻击舰上医疗舱室分布情况

舰上医疗中心面积为 900 m^2，位于第 4 和第 6 层甲板，设有 69 张病床（其中包括专用病床 21 张和两用床位 48 张），1 个伤员分类复苏室、2 个手术室、1 个 X 线室、1 个远程医学室、1 个牙科室、1 个检验室、1 个洗涤间、1 个医疗废物处理间、1 个氧气间、1 个真空负压制造间等。远程医疗室有互联网装置、多媒体和多种影像设备、移动扫描器，且手术室无影灯具有录像功能和对话功能。利用该系统可进行远程医学技术支持下的外科手术。

正常情况下，舰上配备有 1 个医生，2 个护士，平时可提供牙科、内外科等多种医疗服务，还可提供卫生和心理保障，战时依托本舰医疗设施可执行北大西洋公约组织（简称“北约”）规定的二级医疗阶梯救治任务。如因任务需求需要增加伤员收容能力，可在机库内增设医疗模块，加强一个包括 12 名外科医生的 95 人的医疗队，作为医院船以执行北约规定的三级医疗阶梯救治任务。通过拓展，舰上病床总数可达 120 张，能同时展开 6 台手术。

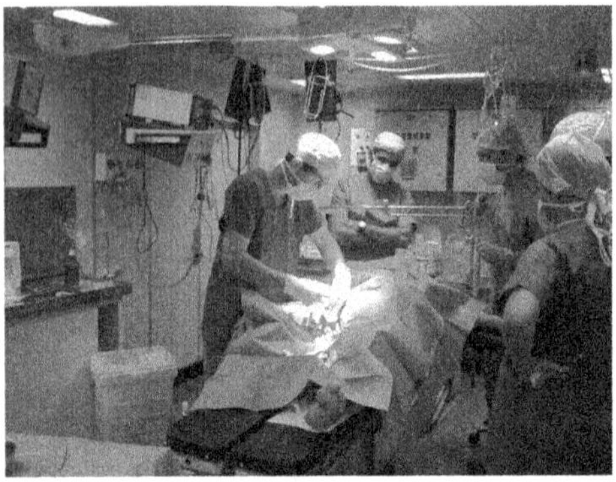

图 2-33　“福德”号船坞登陆舰

（2）“福德”号（Fourdre）船坞登陆舰　法国海军的“福德”号船坞登陆舰长 168 m，宽 22 m，最大航速 21 节。舰员包括 17 名军官和 205 名士官及海员（20%为女性）。另外，它可搭载 470 名乘客，35 名军官。它不仅是一艘两栖作战母舰，更是一艘作战运输舰、攻击直升机母舰、指挥舰、后勤保障舰，还具有很强的医疗救治能力（图 2-33）。该舰每天可对 12 名伤员进行外科手术，医疗能力相当于一个有 6 万人口城市的医院。医院总面积达 500 m^2，47 张病床，2 个手术室，2 个复苏室（其中一个是专为严重烧伤患者而设），1 个 X 线检查室、1 个牙科室、1 个检验室、1 个血库，1 个消毒室（采用 1 台高压灭菌器消毒）。舰上可额外加载一个高级外科单元，配备 2 名外科医生和 1 名麻醉师，2 名外科医生 5 天内可开展 30 台手术。

（3）“戴高乐”号航母　法国海军“戴高乐”号航母上的医疗设施担负着全舰 2000 多人及航母编队千余人的医疗保障。航母上的医疗区域分诊疗部、手术室、住院部和医疗公共区域，整个区域约 620m^2。医疗区平时设 30 张床，紧急情况下，可加增到 80 张床，包括 2 个外科手术室、1 个更衣室、1 个急救室（4 张床）4 个重症监护室、3 个重度烧伤监护室、2 个护理室（可以开展小型外科手术和接种疫苗）、1 个牙科室、1 个候诊室、1 个检验室、1 个放射室、1 个隔离室（6 张床）、

1 个三防中心和 1 个药房。手术室和急救室也配有 X 线机。

（十）芬兰海军

1. 海军概况

（1）组织构架　芬兰海军组织构架图见图 2-34。

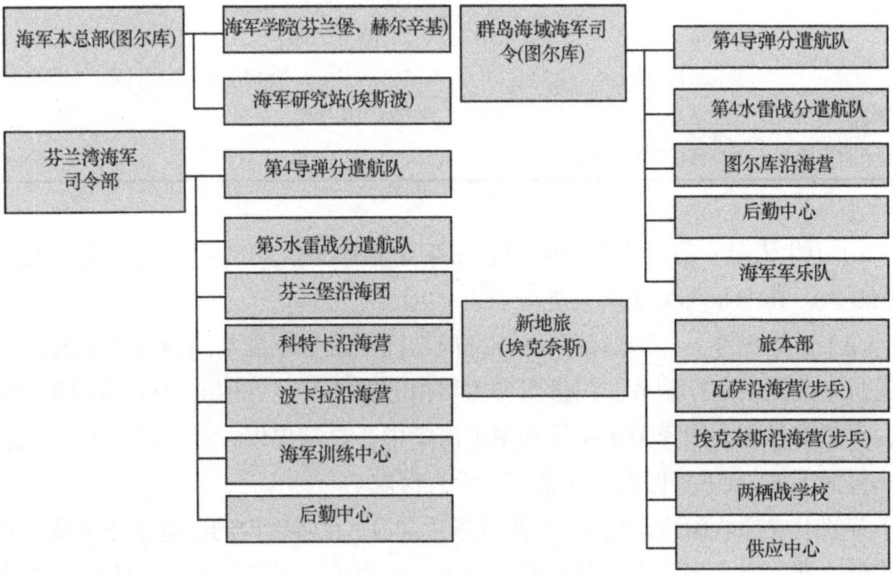

图 2-34　芬兰海军组织构架图

（2）兵力构成　总兵力约 3 000 人。海军除了海军本部以外，分 2 个海军司令部（芬兰湾和群岛海域司令部）。编有 2 个导弹艇中队、2 个水雷艇中队、2 个海勤营、4 个岸炮营和 1 个步兵营。导弹快艇和扫布雷艇是主力。另外有海岸防卫部队所属的舰艇和船只。海军陆战队的新地（Uusimaa）旅被编入，新地旅是该国唯一使用瑞典语的部队。

（3）武器装备　拥有轻型护卫舰 1 艘，导弹攻击快艇 9 艘，布雷舰 6 艘，扫雷舰 7 艘，布雷艇 4 艘，扫雷艇 6 艘，登陆运输船 6 艘。

2. 军队卫勤体系

（1）组织体系

1）领导体制：芬兰国防卫生体制正在经历变革。2015 年以前，芬兰国防卫生工作由医疗部负责，医疗部直接隶属于国防部队总司令。自 2015 年 1 月 1 日起，芬兰国防卫生工作由芬兰军事医学中心负责，该中心隶属于芬兰国防后勤部，为陆、海、空三军提供联勤卫生保障，卫生事务最高领导为医学中心指挥官。目前，该中心下设初级医疗保障部、研究和发展部、卫生学校、军队药材与医疗仓库4个部门。

2）卫生机构：芬兰国防部队卫生机构见表2-11。

表2-11 芬兰国防部队卫生机构

机构性质	机构	数量（个）	说明
医疗	医学中心	1	
	门诊部	18	分布在芬兰全境
医学研究	研究机构	3	航空医学中心、潜水和海军医学中心、国防研究局
医学教育和训练	卫生学校	1	军队卫生学校
医学后勤保障	军队药材与医疗仓库	1	

3）卫生人员：芬兰军事医学中心在芬兰全境设有20个办公室，工作人员约为380人，其中80%为文职人员。

（2）医疗保障　国防部队医疗部门与国家卫生系统共同为芬兰军人、军属和退伍老兵提供医疗服务。门诊服务主要由分布在芬兰各地的卫戍部队门诊部提供，住院服务则由国家卫生系统和军事医学中心总部提供。芬兰国家卫生体系发达，包括了17家中央医院和5家高级综合医院。

芬兰卫戍部队门诊部由18个覆盖芬兰全境、在营区内的保健中心组成。卫戍部队门诊部主要为部队人员及其家属提供全科服务，无论在军营内还是野外训练时，都能获得来自卫戍部队门诊部的健康保健服务。

（3）医学科研　未改革前，芬兰国防部队医学研究组织由上述提到的医疗部总部下属的研究和发展部进行，并与地方科研单位，如赫尔辛基大学等紧密合作，主要研究方向包括核生化防护、航空医学和潜水医学。改革后，军事医学中心下属2个研究机构，即航空医学中心、潜水和海军医学中心。另设有化生放核（化学、生物、放射和核辐射）防护专家小组。国防后勤部下属的国防研究局也参与部分军事医学研究。

1）核生化防护：目前，核生化防护由芬兰国防部后勤部下属的国防研究局负责。该局下设理论部、能量及核生化技术部、作业能力部、信息技术部、武器技术部。其中，能量及核生化技术部主要开展有关化学、生物、放射及核辐射危险及损伤的防护研究，并有符合北约标准的流动野战实验室，可为部队提供战场保障。

2）航空医学中心：总部位于赫尔辛基，主要开展军事航空医学研究和军队飞行员体检，同时有资格培养、鉴定、认证军队和地方航空医生。该中心内装备有现代化大型模拟仪器，还拥有人因素研究的技术设备。

3）潜水和海军医学中心：总部位于基尔科努米。该中心除了研究工作和潜水员的体检外，还进行减压病的治疗及听觉受损后的医疗康复。该中心是水下技术欧洲委员会成员。

（4）医学教育和训练　芬兰军队军医官的医学教育在地方大学完成。毕业学员应征入伍后，首先完成 8 周的青年士兵课程，之后若担任军医官还需要参加军事医学初级课程（9 周）和实战训练（9 周）。军队卫生学校承担军队卫生人员的培训。军事医学课程内容包括平时和战时卫勤、应征入伍者体检、极端条件下的传染疾病、应急状态下的心理问题、在特殊条件下保持个体和集体健康环境的医学意义、战伤的特点、应急医学救援、生化危险及防护、灾难医学救援等。

3. 海上医疗救治平台

（1）多用途攻击艇　芬兰海军 U 700“Jehu”级快速多用途攻击艇可完成多种任务，包括部队运输、医疗后送、登陆作业、护航等。该级舰艇装备有导弹和核生化防护系统。舰长 19.9 m，舰宽 4.3 m，吃水深度 1.1 m，满载排水量 32 t，乘员 25 人。

（十一）澳大利亚皇家海军

1. 海军概况

（1）组织构架　澳大利亚皇家海军总部驻地在堪培拉，是澳大利亚皇家海军的最高指挥机关，其职责是根据国防部命令，全权负责海军的指挥和行政管理。海军参谋长下设 1 名副参谋长和 3 名参谋长助理。在海军总部机关内，还编有作战需求、计划、人事、技术服务和物资等 5 个局。澳大利亚皇家海军主要分为三大部分：海军总部、海上司令部和系统司令部，这 3 个总部各司其职。所有作战兵力全部划归作战部队大队统一管理。

（2）兵力组成　目前，澳大利亚皇家海军总兵力约 1.3 万人，预备役人员 1 500 人。其兵力主要分为水面作战大队，海军航空兵大队（下辖 4 个中队，约 990 人），巡逻艇大队，潜艇大队，澳大利亚两栖及海上支援大队，水雷作战及水下爆破大队（下辖 2 支水下爆破小队）和海上巡逻大队。

（3）武器装备　澳大利亚皇家海军主要舰艇包括 15 艘护卫舰、2 艘驱逐舰、6 艘潜艇、2 艘两栖攻击舰、2 艘坦克登陆舰、9 艘支援及勤务舰艇。海军航空兵编有 1 个反潜直升机中队、2 个运输/救援中队，装备有武装直升机 16 架、运输/

救援机 18 架。

2. 海军卫勤体系

（1）卫生组织体制

1）领导体制：澳大利亚国防部联合卫生司令部统管三军卫生服务工作，并对各军种的卫生服务队提供技术指导和支持。各军种的卫生服务队（包括心理保障服务队）隶属于军种司令部，由各军种自行负责。澳大利亚皇家海军卫生服务队隶属于澳大利亚皇家海军战略司令部下的海军能力部，由澳大利亚皇家海军卫生部总监和海军卫生预备役人员总监共同负责。

2）卫生机构：澳大利亚皇家海军卫生机构见表 2-12。

表 2-12　澳大利亚皇家海军卫生机构

机构性质	卫生机构	数量（个）	说明
医疗	医院	1	巴莫洛海军医院
医学研究	研究机构	1	潜艇和水下医学队
医学教育和训练	培训基地	1	皇家海军企鹅基地

3）卫生人员：澳大利亚皇家海军卫生服务人员分为现役军人和预备役人员、文职人员和合同制人员，包括医生、牙医助理/牙科技师、卫生保健人员、医助、护士和心理学家等。

（2）医疗保障　澳大利亚皇家海军主要由巴莫洛海军医院、基地诊所和舰艇医务室提供初级医疗保健、急诊和住院护理等服务。

根据任务需要，澳大利亚皇家海军可快速动员组建海上作业卫生队。海上作业卫生队是澳大利亚皇家海军根据舰种和任务，开展医疗指挥和控制、初级伤员治疗、高级心肺复苏、外科手术、化验和配药等服务的卫勤保障服务的部队。

（3）医学科研　澳大利亚皇家海军潜艇和水下医学队是澳大利亚皇家海军主要的科研机构，其职责是为澳大利亚国防部队人员提供潜水医学和潜艇医学专业建议和意见；为澳大利亚国防部队所有潜水员提供保健服务，包括为潜水事故伤员提供紧急减压治疗；监控和维护国防部队潜水员和潜艇人员的健康状态；开展潜水医学相关研究；为军队及地方人员（经许可后）提供水下医学培训；为潜艇事故提供紧急医疗保障；为罹患减压病的地方人员提供紧急治疗和专业意见。

目前，澳大利亚皇家海军潜艇和水下医学队研究领域包括减压表（方案）的制订、减压病的治疗、潜艇艇员救生装具的研制和测试、潜艇中人因素的研究、潜艇大气成分的监测等。

（4）医学教育和训练　澳大利亚皇家海军企鹅基地是澳大利亚皇家海军主要的医疗机构集中地，也是澳大利亚皇家海军医务人员的培训基地。基地内有多所培训机构，包括海军潜水学校、海军水道测绘学校和卫生学校。澳大利亚皇家海军卫生学校负责海军卫生人员的在职培训、年度轮训等。

3. 海上医疗救治平台

（1）多用途两栖攻击舰　澳大利亚国防部于 2014 年和 2015 年引入了 2 艘新的“堪培拉”级多用途两栖攻击舰。“堪培拉”级多用途两栖攻击舰舰长 230 m，舰宽 32 m，满载排水量 25 790 t，可搭载 1 500 名人员。

多用途两栖攻击舰是澳大利亚皇家海军有史以来建造的最大舰船，其主要使命包括两栖作业、人道主义救援和灾害响应及维和行动、海上运输，对提升澳大利海军两栖能力发挥了关键作用。多用途两栖攻击舰的初级伤员收治设施可将海上救治能力提升至二级救治能力，即检伤分类、复苏、治疗、留治、急救手术和术后护理等。初级伤员接收设施包括 2 个手术室、1 个病理学单元、1 个 X 线室、移动 X 线、消毒室、复苏区域（6 张床位）、重症监护单元、普通病房、牙科室。初级伤员接收设施附近的舱室也可用于患者住宿。此外，初级伤员接收设施还包括血库、药品冰箱和储藏室。该设施还有 1 个初级卫生保健区、1 间医生办公室和 1 间药房。

该舰吨位大，编制有 400 人。卫生人员编制很少，1 名军医、1 名护理军官、2 名看护兵和 1 名药师。这些人可提供一级卫勤保障能力，包括初级医疗以及在其他急救人员的帮助下开展全船的急救响应。如果空运医疗后送通畅，医务人员可在海上对伤员持续救治达 72 h。当该舰上医务人员结构不能满足外科手术能力时，医务人员可从海上作业卫生队（MOHU）抽调。海上作业卫生队是保障澳大利亚海军两栖作战、人道主义救援、灾害救助的重要力量，之前被称为初级伤员接收设施（PCRF）医疗服务队或海上二级医疗阶梯加强服务队，是澳大利亚皇家海军根据舰种和任务，开展医疗指挥和控制（C2）、初级伤员治疗、高级心肺复苏、外科手术、化验和配药等服务的医疗保障部队。

（十二）新西兰皇家海军

1. 海军概况

（1）兵力构成　截至 2013 年 6 月，新西兰皇家海军有 2 378 人。

（2）武器装备　新西兰皇家海军目前有 11 艘军舰和 5 架舰载直升机。

2. 海军卫勤体系

（1）组织体系

1）卫生机构：新西兰皇家海军卫生机构见表 2-13。

表 2-13　新西兰海军卫生机构

机构性质	卫生机构	数量（个）	说明
医疗	医院	1	新西兰皇家海军医院
医学教育和训练	培训机构	1	海上医疗发展中心

2）卫生人员：新西兰皇家海军的医疗保障主要由新西兰皇家海军卫生服务队负责。

（2）医疗保障　新西兰皇家海军医院位于奥克兰的德文波特海军基地。它既为军队人员提供诊疗服务，也向地方人员开放。住院部共有 25 张病床。该院在潜水和高压氧医学专业技术和训练方面处于新西兰领先水平，而且具有北岛唯一的潜水应急救治设施。医院内的“Slark”高压氧舱可用于潜水应急救治和非紧急情况下的高压氧治疗（HBOT）。

（3）医学教育训练　新西兰海军海上医疗发展中心在新西兰皇家海军医院内，主要为所有军队服役人员提供急救和军事医学培训，从而帮助他们应对多种情况下的伤员处理，包括救治工作中受伤和在战场上受伤的人员。所有急救训练由获得新西兰复苏委员会资格认证的海军教员开展。

（十三）古巴海军

1. 海军概况

（1）兵力构成　古巴海军约 3 000 人（含陆战队），陆战队 550 人。其编有 4 个分舰队 2 个两栖突击营。

（2）武器装备　海军拥有小型护卫舰 1 艘，导弹攻击快艇 4 艘，扫雷艇 2 艘，猎雷艇 4 艘，测量船 1 艘，巡逻快艇 3 艘，巡逻艇 18 艘。

2. 军队卫勤体系

（1）组织体系

1）领导体制：古巴革命武装力量医疗服务由国防卫生服务部队负责，为三军现役军人、文职人员及地方人员提供医疗及牙科保健服务。

2）卫生机构：古巴革命武装力量卫生机构见表 2-14。

表 2-14 古巴革命武装力量卫生机构

机构性质	卫生机构	数量	说明
医疗	中央医院	2	胡安·卡洛斯·芬莱中央医院、路易斯·迪亚兹·肖中央医院
	陆军医院	5	马里奥·穆尼奥斯·蒙罗伊陆军医院、曼努埃尔·法（Manuel Fajardo Rivero）陆军医院、奥克塔维奥（Octaviol）陆军医院、霍尔金（Holguin）陆军医院、华金·卡斯蒂略·安尼（Joaquin Castillo Duany）陆军医院
	卫生站、保健中心、医疗诊所	多个	
医学教育和训练	培训机构	1	古巴革命武装力量卫生学校

（2）医疗保障　古巴革命武装力量医疗服务由国防卫生服务部负责，为三军现役军人（占接诊人数的 15%～20%）、文职人员及纳入军事医学体制的地方人员（占 85%）提供医疗及牙科保健服务，分为初级保健服务和二级诊疗服务。初级保健指的是卫生站、保健中心、医疗诊所和部队医院提供的一般性护理、医疗和牙科服务。二级诊疗服务指的是中央医院和陆军医院内提供的专科医疗和牙科诊治。军队医院的职责除了为国防部人员及其家属、地方人员提供高质量的二级医疗服务外，还参与部队卫生和流行病学调查研究、开展临床科研、医疗战备等。

古巴革命武装力量国防卫生服务部下属有 7 家医院，其中 2 家为中央医院，5 家为陆军医院。

1）胡安·卡洛斯·芬莱中央医院（Carlos Juan Finlay 中央医院）：位于哈瓦那，成立于 1943 年，占地 19000 m^2，最初设计拥有床位 400 张，目前扩展到 600 张。该中央医院设备与科室齐全，尤以外科手术见长。

2）路易斯迪亚兹·肖中央医院（Luis Díaz Soto 中央医院）：原为海军医院，后于 1962 年更名为中央医院。

3）马里奥·穆尼奥斯·蒙罗伊陆军医院（Mario Muñoz Monroy 陆军医院）：共有 28 张床位、7 名医生、25 名护士、4 名技师。

（十四）智利海军

1. 海军概况

（1）组织构架　智利海军设有 5 个海军战区，即第一、第二、第三、第四、第五海军战区。

（2）兵力构成　智利海军现有兵力 2.5 万人，其中海军陆战队 2 500 人（编为 4 个大队和 1 个两栖营）、海军航空兵 600 人、海岸警卫队 2 000 人。

（3）武器装备　智利海军拥有各类舰艇 86 艘，飞机 40 架，其中 8 艘护卫舰、1 艘供油船、1 艘两栖登陆舰、4 艘柴电潜艇。海军陆战队装备“蝎式”坦克 30 辆、装甲输送车 40 辆、牵引炮 44 门、迫击炮 50 门、无坐力炮 30 门、地对空导弹若干枚。海军航空兵装备武装直升机 20 架、空舰导弹“飞鱼”AM-39 型若干枚。

2. 海军卫勤体系

（1）组织体制

1）领导体制：智利海军卫生部负责智利海军卫勤保障服务，隶属于海军人事局。海军卫生部分为临床医学处、预防医学处和作业医学处。其中，作业医学处包括水下及高气压医学组、航空医学组和作战医学组。各海军战区分设战区卫生部，战区卫生部司令部设在海军医院内。

2）卫生机构：见表 2-15。

表 2-15　智利海军卫生机构

机构性质	卫生机构	数量（个）	说明
医疗	医院	3	内夫将军海军医院 阿德里卢拉（Adriazola）将军海军医院 威廉姆斯港海军医院
	初级保健中心	3	维尼亚尔德马初级保健中心 瓦尔帕莱索初级保健中心 阿莱马纳初级保健中心
	综合诊所	3	圣地亚哥综合诊所 伊基克综合诊所 蒙特港综合诊所
牙科保健	牙科中心	3	瓦尔帕莱索牙科中心 塔尔卡瓦诺牙科中心 麦哲伦牙科中心
公共卫生	预防医学服务中心	5	在五个海军战区各设有 1 个海军战区预防医学服务中心
医学教育和训练	卫生学校	1	内夫将军海军医院

3）卫生人员：智利海军卫生系统内既有专职军医官，也有根据医院和诊所任务需要聘用的文职人员或其他部门海军军官，每周工作时间不超过 54 h。

（2）医疗保障　智利海军在各海军战区内都设有医院、初级保健中心、综合诊所、牙科中心、预防医学服务中心，为智利海军人员提供完善的医疗保健服务，具体情况见表 2-16。

表 2-16　智利海军各战区医疗机构设置

单位	所在城市	区域
第一海军战区		
海军卫生部	维尼亚尔德马	
内夫将军海军医院		
维尼亚尔德马初级保健中心		V
瓦尔帕莱索初级保健中心	瓦尔帕莱索	
瓦尔帕莱索牙科中心		
第一海军战区预防医学服务中心		
阿莱马纳初级保健中心	阿莱马纳	
圣地亚哥综合诊所	圣地亚哥	首都地区
第二海军战区		
阿德里卢拉将军海军医院	塔尔卡瓦诺	
塔尔卡瓦诺牙科中心		Ⅷ
第二海军战区预防医学服务中心		
第三海军战区		
国防海军医院	彭塔阿雷纳斯	
麦哲伦牙科中心		Ⅻ
第三海军战区预防医学服务中心		
威廉姆斯港海军医院	威廉姆斯港	
第四海军战区		
伊基克综合诊所	伊基克	I
第四海军战区预防医学中心		
第五海军战区		
蒙特港综合诊所	蒙特港	X
第五海军战区预防医学中心		

（3）医学教育和训练　智利海军卫生学校成立于 1942 年，负责智利海军卫生人员的教育与培训。1990 年改革后，卫生学校与内夫（Nef）将军海军医院合

并。智利海军与4所高等院校（瓦尔帕莱索大学、安德烈斯贝略大学、美洲大学和圣地亚哥职业技术学院）合作培养医务人员。医务人员在智利海军学院接受军训和入职教育，随后在海军卫生系统内的医院、诊所进行实训，并开展有关作战医学的教育训练。培训合格后，授予卫生军医官军衔。

（十五）巴西海军

1. 海军概况

（1）组织构架　巴西海军由海军作战司令部、海面舰队司令部、潜艇舰队司令部、海军航空兵司令部、第一舰队司令部、第二舰队司令部和海军陆战队总指挥部组成，管辖海军部队、海军航空兵部队和海军陆战队。其下辖9个海军战区，分别是第一至第九海军战区。

（2）兵力构成　巴西武装力量由正规军和准军事部队组成。正规军由陆、海、空三军组成。巴西军队为拉丁美洲人数最大的一支部队。所有军种皆受巴西国防部的管辖，现役部队约28.76万人，预备役部队134万人，准军事部队38.56万人。其中，陆军18.9万人，海军4.86万人，海军陆战队1.5万人，空军5万人。在所有军种中，巴西海军的成立时间最早，与其他拉美国家相比，巴西海军规模最大。

巴西实行义务兵和志愿兵相结合的兵役制度。陆、海、空军服役期均为1年，特种兵服役期为1年半。服役期满后，可以自愿与军队签约延长服役期。海军舰艇和陆军伞兵部队的士兵全部为志愿兵。

（3）武器装备　巴西海军拥有船只超过100艘，飞机80余架，其中包括1艘“克里蒙梭”级航空母舰“圣保罗”号（原法国海军“福煦”号）、4艘“Tupi”级和1艘“Tikuna”级的209型潜艇、A-4天鹰式攻击机、SH-3海王直升机等。

2. 海军卫勤体系

（1）组织体制

1）领导体制：巴西国防部组织结构包括四大机构，即武装部队联合参谋部、负责国防产品的部长办公室、负责人事教育卫生体育的部长办公室、负责组织机构协调的部长办公室。国防部在负责人事教育卫生体育的部长办公室下设有卫生与社会援助局，并与陆军卫生局、海军卫生局、空军卫生局联合委员会共同领导军队卫生工作。负责人事教育卫生体育的部长办公室还直接管辖武装部队总医院。

巴西海军设有海军卫生局，卫生局直属单位有马西利-迪亚士海军医院、海军医助中心、海军医学技术中心、海军作业医学中心和海军制药实验室。组织构架如图 2-35。各战区还有其他海军医院、初级保健单位，分别属于军队医院（OMH）和军队医疗设施（OMFH），由各战区管理。这些军队医院和军队医疗设施分布在各海军战区内提供各类医疗保健服务，主要卫生机构集中在第一海军战区内。

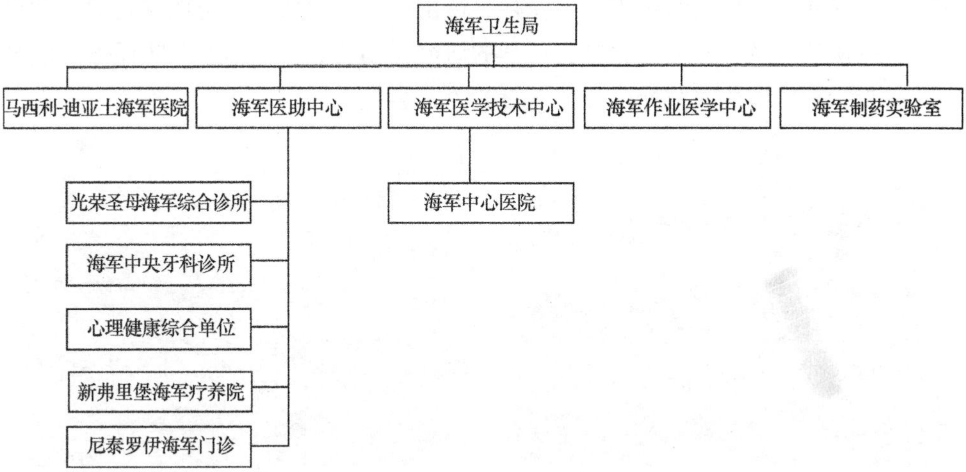

图 2-35　巴西海军卫生局组织构架

2）卫生机构：巴西海军卫生机构包括马西利-迪亚士海军医院等 7 个海军医院、3 个海军综合诊所、27 个初级保健单位、1 个疗养院、1 个牙科中心、1 个心理保障中心、1 个药剂服务部门、4 个中心（表 2-17）。

表 2-17　巴西海军卫生机构

机构性质	卫生机构	数量（个）	说明
医疗	医院	7	马西利-迪亚士海军医院、海军中心医院、萨尔瓦多海军医院、纳塔尔海军医院、贝伦海军医院、拉达里奥海军医院、巴西利亚海军医院
	综合诊所	3	光荣圣母海军综合诊所、圣佩德罗-达阿尔德亚海军综合诊所、玛瑙斯海军综合诊所
	初级保健单位	27	海军门诊部或其他军队医疗设施
	疗养服务	1	新弗里堡海军疗养院
	牙科中心	1	海军中央牙科诊所
	心理保障中心	1	心理健康综合单位
药材保障	药剂服务	1	海军制药实验室
医学研究	中心	2	海军医学技术中心、海军作业医学中心
医学教育和训练	中心	1	海军医助中心

A. 马西利-迪亚士海军医院：是巴西海军唯一一所能提供高级诊疗服务的综合性医院，成立于1926年。目前拥有床位530张、办公室80间、各类科室及诊疗室54间（图2-36）。

B. 海军制药实验室：主要负责生产、分配药用产品，为巴西海军及其他巴西海军卫生局允许的机构组织生产、储存、进出口及运输药物，与地方大学、企业建立合作伙伴关系，开展有关制药科学的研究与创新。在不影响军队任务的情况下，可为非军事单位或国外单位提供服务（图2-37）。

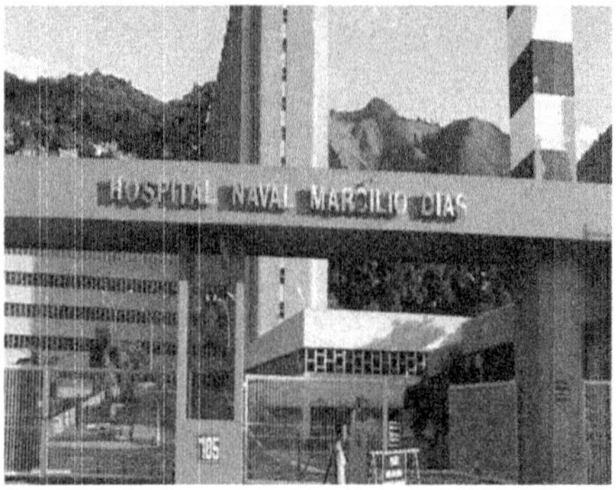

图2-36　马西利-迪亚士海军医院

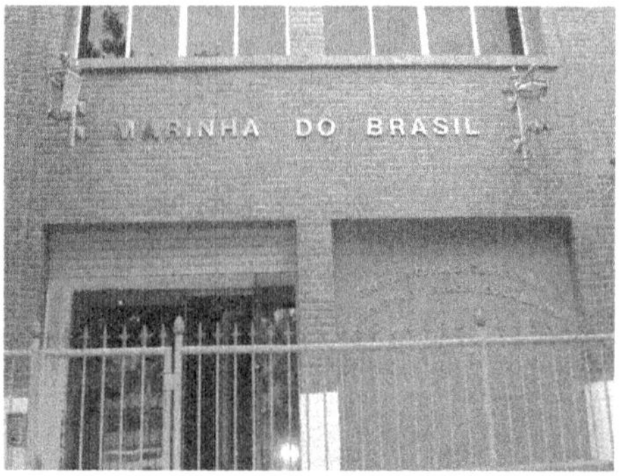

图2-37　海军制药实验室

C. 心理健康综合单位：旨在为巴西海军及里约热内卢地区提供精神卫生门诊和住院诊疗、心理健康服务及精神卫生/心理保健医学及护理人员实习等，从而全面促进和提高巴西海军人员心理健康。

D. 海军作业医学中心：主要开展一些与作业医学有关的研究，如空中后送、海上救援等，并组织开展一些与海军作业医学相关的培训。

E. 海军中央牙科诊所：可为巴西海军军人及其家属提供正畸、牙齿美容、口腔医学、植牙、老年口腔健康护理等多种服务。中央牙科诊所在光荣圣母海军综合诊所内有其分部。

（2）医疗保障　海军医院负责所属海军战区内的医疗和住院服务，若当地没有海军医院，可使用陆军或空军医院，在紧急情况下，还可以使用地方的公立和私立医院，但必须向海军卫生局报告。

巴西海军医疗服务分为初级医疗保健和专科诊疗（之前被称为二、三级医疗服务）。初级医疗保健服务一般解决较为常见的问题，主要由各战区海军诊所负责（表2-18）。专科诊疗主要负责一些较难救治的疾病，主要由海军医院、中央牙科诊所和心理健康综合单位负责。

表 2-18　巴西海军各战区医疗机构设置

单位	医疗服务能力	所在地区
第一海军战区		
尼泰罗伊海军门诊	初级医疗保健	尼泰罗伊
佩尼亚海军门诊		里约热内卢
格兰德营海军门诊		里约热内卢
海军中心医院	专科诊疗（中级）	里约热内卢
光荣圣母海军综合诊所		里约热内卢
圣佩德罗-达阿尔德亚海军综合诊所		圣佩德罗-达阿尔德亚
海军中央牙科诊所		里约热内卢
马西利-迪亚士海军医院	专科诊疗（高级）	里约热内卢
心理健康综合单位		里约热内卢
新弗里堡海军疗养院	疗养服务	新弗里堡
海军制药实验室	药剂	
新弗里堡海军学院	初级医疗保健	安哥拉杜斯蕾斯
圣灵州水手学校		圣灵州
第二海军战区		
萨尔瓦多海军医院	专科诊疗（中级）	萨尔瓦多
塞尔希培州港务局	初级医疗保健	阿拉卡茹
圣弗朗西斯科河流管理处		皮拉波拉
第三海军战区		
纳塔尔海军医院	专科诊疗（中级）	纳塔尔
塞阿拉州水兵学校	初级医疗保健	奥塔莱萨
帕拉伊巴港务局		若昂佩索亚
阿拉戈斯港务局		马塞约
第四海军战区		
贝伦海军医院	专科诊疗（中级）	贝伦
桑塔纳港务局管理处	初级医疗保健	桑塔纳
皮奥伊港务局		巴纳伊巴
圣塔伦河流管理处		圣塔伦
马拉尼昂州港务局		圣路易斯
第五海军战区		
第五海军战区司令部门诊	初级医疗保健	里奥格兰
圣卡琳娜州水兵学校		弗洛里亚诺波利斯
巴拉那河流管理处		伊瓜苏

续表

单位	医疗服务能力	所在地区
伊达贾伊港务局管理处	初级医疗保健	伊达贾伊
巴拉那州港务局		巴拉那瓜
阿雷格里港港务局管理处		阿雷格里港
南圣弗朗西斯科港务局管理处		南圣弗朗西斯科
乌鲁瓜亚纳河流管理处		乌鲁瓜亚纳
	第六海军战区	
拉达里奥海军医院	专科诊疗（中级）	拉达里奥
	第七海军战区	
巴西利亚海军医院	专科诊疗（中级）	巴西利亚
	第八海军战区	
海军第八战区司令部门诊	初级医疗保健	圣保罗
巴拉那河流管理处		伯尼塔
圣保罗海洋技术中心		伊佩罗
埃皮塔西奥总统城河流管理处		埃皮塔西奥总统城
圣保罗港务局		桑托斯
圣塞巴斯蒂安港务局管理处		圣塞巴斯蒂安
	第九海军战区	
玛瑙斯海军综合诊所	专科诊疗（中级）	玛瑙斯

（十六）秘鲁海军

1. 海军概况

（1）组织构架　秘鲁海军总司令为秘鲁海军最高指挥官。海军总司令下设总参谋长和总监察长。作战部队分为3个司令部，分别是太平洋作战总司令部（包含水面舰艇部队、潜艇部队、海军航空兵、海军陆战队、特种作战部队）、亚马逊河司令部（负责内河巡逻任务）和海岸警卫队司令部。其设有3个海军管区（太平洋、的的喀喀湖、亚马逊河）。

（2）兵力构成　海军主要由舰艇部队、航空兵部队和海军陆战队三部分组成，海军总人数为2.7万人（含海军陆战队4 000人、海军航空兵800人、海岸警卫队1 000人），其中军官2 450人。陆战队为1个旅（其中包括团2个、两栖装甲营1个、侦察营1个、炮兵支队1个、特种战斗支队1个）。3个独立步兵营（包括丛林战斗营1个），1个步兵支队，1个突击队。海岸警卫队1 000人，编有 3 个炮兵连。

（3）武器装备　秘鲁海军拥有 6 艘潜艇、1 艘巡洋舰、4 艘护卫舰、6 艘导弹攻击快艇、4 艘巡逻艇。海军航空兵拥有各型飞机 40 架，其中作战飞机 9 架、武装直升机 9 架。陆战队拥有各类装备装甲侦察车、装甲输送车、迫击炮、无坐力炮、高炮。

2. 海军卫勤体系　秘鲁海军医疗机构主要包括 1 个海军医学中心、3 家海军医院和 134 个初级保健诊所及卫生服务设施，其中有 83 个医疗机构设在利马和卡亚俄。美国海军在秘鲁首都利马设有美国海军医学研究 6 队，开展有关流行病学研究（表 2-19）。

表 2-19　秘鲁海军卫生机构

机构性质	卫生机构	数量（个）	说明
医疗	医学中心	1	秘鲁海军医学中心
	医院	3	
	初级保健诊所及其他卫生服务设施	134	其中 83 个设在利马和卡亚俄
	医院船	1	
医学研究	研究机构	1	美国海军医学研究 6 队
医学教育和训练	学院	1	秘鲁海军护理学院

（十七）哥伦比亚海军

1. 海军概况

（1）组织构架　哥伦比亚海军司令部设在波哥大，海军司令为最高指挥官。海军作战部长领导海军委员会，直接对海军司令部负责。哥伦比亚海军下设 8 个司令部，分别是陆战队司令部、太平洋部队司令部、加勒比海部队司令部、南部部队司令部（内河）、东部部队司令部、海岸警卫队司令部、海军航空兵司令部和圣安德烈斯岛直属司令部。哥伦比亚海军主要海军基地包括圣安德鲁斯、巴兰基亚、卡塔赫纳、卡雷尼奥港、贝里奥港、布埃纳文图拉、图马科和莱蒂西亚。卡塔纳赫为最重要的海军基地，也是加勒比海部队司令部的驻地。

（2）兵力构成　哥伦比亚海军约有 3.5 万人（2013 年），包括海军陆战队 2.2 万人。哥伦比亚海军约有 2 000 名文职人员，主要从事专业技术及医疗工作。海军陆战队编有 1 个陆战师，下辖 3 个陆战旅，包括 1 个步兵旅（加勒比海地区防务）和 2 个河战步兵旅。

（3）武器装备　哥伦比亚海军装备有各型舰艇 27 艘（不含小艇），各型飞机 30 架。其中 4 艘导弹护卫舰、4 艘潜艇、1 艘登陆舰、3 艘特遣部队舰、2 艘补给舰、5 艘巡逻艇、1 艘训练舰和 7 艘其他辅助舰艇。

2. 海军卫勤体系

（1）组织体系

1）领导体制：哥伦比亚海军卫生局隶属于军队卫生总局。军队卫生总局管理三军卫生工作。海军卫生局位于波哥大，组织机构见图 2-38。

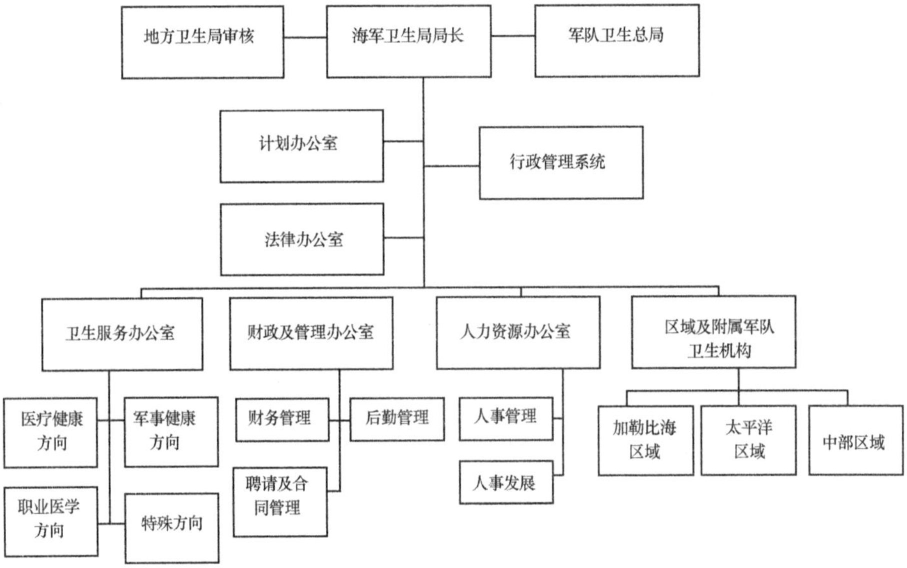

图 2-38　哥伦比亚海军卫生系统组织构架

2）卫生机构：哥伦比亚海军卫生机构见表 2-20。

表 2-20　哥伦比亚海军卫生机构

机构性质	卫生机构	数量（个）	说明
医疗	医学中心	1	哥伦比亚海军医学中心
	医院	3	卡塔赫纳海军医院、莱古伊萨莫海军医院、马拉加湾海军医院
	诊所	19	分布在海军基地、海岸警卫队、陆战营及海军学校内

（十八）阿根廷海军

1. 海军概况

阿根廷总统是武装部队总司令，国防部长则行使日常工作，联合参谋长负责军事指挥和领导。自 1995 年起，阿根廷由义务兵役制改为志愿兵役制，18～24 周岁公民可根据协议期限志愿服兵役，最高服役年龄至 28 周岁。武装力量由正规军和准军事部队组成，其中正规军由陆、海、空三军组成。现有三军总兵力 7.89 万人，准军事部队 3.7 万人，此外还有预备役部队 37.5 万人。阿根廷陆军约有 4.14 万人，海军约有 1.75 万人，空军约有 1.25 万人。阿根廷是南美地区军费开支最低的国家之一。2017 年国防预算为 940.32 亿比索，占全年预算支出的 4.0%。

阿根廷海军拥有海军陆战队和海军航空兵，分为 3 个军区，海军基地 9 处。陆战队 2 500 人，编有 2 个舰队陆战队司令部。海军航空兵 2 000 人，装备各型飞机 75 架。

2. 军队卫勤体系

军队卫生部门的主要职能包括促进和维护健康、预防医学、卫生和环境卫生、医疗服务与管理、部队卫生和康复治疗、退伍军人健康、军事医学教育培训、医学科学研究、卫生物资保障和维护和军地医疗合作管理等。阿根廷三军均设有卫生部，最高领导为医疗总监。军队有 10 所医院，包括 1 所中央军队医院，位于坎波斯（Campos），另有 9 所地区军队医院，分别位于坎波·德·梅（Campo de Mayo）、科尔多瓦（Córdoba）、门多萨（Mendoza）、巴拉那（Paraná），里瓦达维亚海军准将城（Comodoro Rivadavia）、萨尔塔省（Salta）、布兰卡港（Bahia Blanca）、库鲁·卡迪（Curuzú Cuatía）、里奥加耶戈新（Río Gallegos）。

（十九）日本海上自卫队

1. 海军概况

（1）组织构架　日本海上自卫队隶属于日本政府防卫省，相当于他国的海军，即日本的海上武装力量。现海上幕僚监部是海军的统帅机关，相当于海军参谋部（军令部）。海上幕僚监部下辖总务部、人事教育部、防卫部、指挥通信情报部、装备部、技术部、监察官、首席法务官、首席会计监查官、首席卫生官。海上自卫队下以自卫舰队（护卫舰群、航空集团、潜艇舰群、扫海舰群、情报业务群、海洋业务群、开发业务群、特别警卫队）和 5 个地方队（横须贺地方队、吴地方队、佐世保地方队、舞鹤地方队、大凑地方队）为主体，另编教育航空集团、训练舰队、组织通信队群、海上自卫队警务队、潜水医学实验队、补给队、东京业务队、东京音乐队。

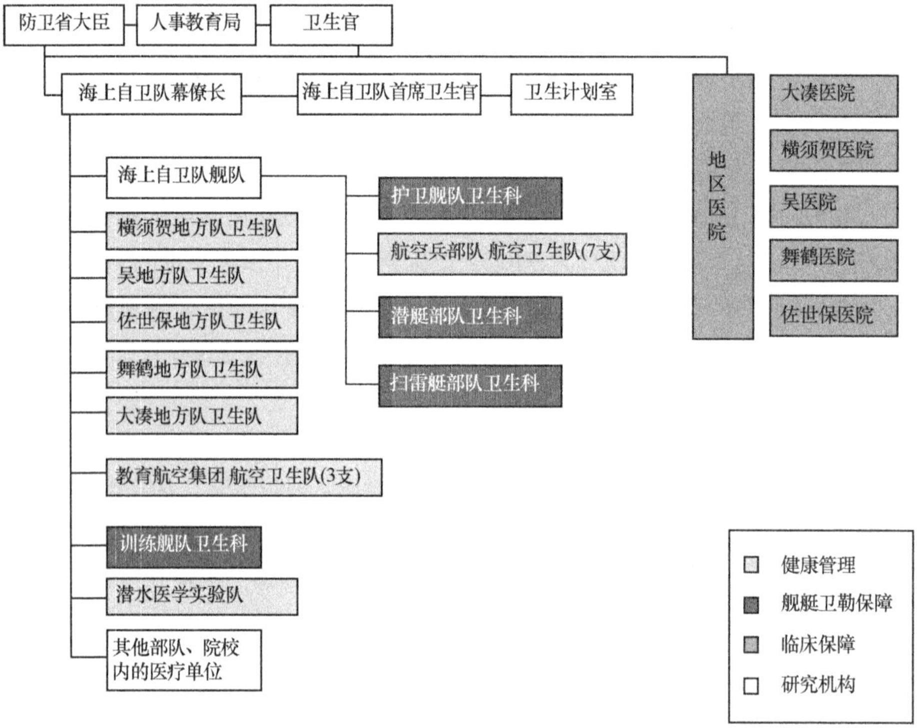

图 2-39　日本海上自卫队卫生系统组织构架

（2）兵力构成　日本海上自卫队兵力约为 4.5 万人。

（3）武器装备　海上自卫队现有 47 艘驱逐舰和护卫舰、16 艘潜艇、29 艘水雷舰艇、6 艘巡逻船、11 艘运输舰和 30 艘辅助舰艇。配属的空中力量包括 73 架 P-3C 巡逻机、43 架 SH-60J 与 42 架 SH-60K 直升机。此外，还有用于扫雷的 MH-53E 与 MCH-101 直升机。

2. 海军卫勤体系

（1）组织体系

1）领导体制：日本海上自卫队卫勤工作由防卫省人事教育局卫生官负责。卫生官下辖总务班、自卫队卫生班、生物化学卫生班和医务室，各班的工作由人事教育局局长确定，班长对卫生官负责。医务室设有医务室长，接受卫生官的领导。医务室设有医务管理专员 1 人，负责处理医务室管理及运营相关事务。卫生官配备防卫医疗调查分析官 1 人。防卫医疗调查分析官对卫生官负责，负责制订核生化武器相关政策的计划与方案，并从事专业调查研究。

日本海上自卫队参谋部设首席卫生官，负责海上自卫队的卫勤事务。首席卫生官领导卫生计划室和3名卫生官（医务、牙科及药务主管）（图2-39）。

2）卫生机构：日本海上自卫队卫生机构见表2-21。

表2-21　日本海上自卫队卫生机构

机构性质	卫生机构	数量（个）	说明
医疗	医院	5	自卫队大凑医院、自卫队横须贺医院、自卫队舞鹤医院、自卫队吴医院、自卫队佐世保医院
	诊所	165	自卫队诊所或舰上医务室
医学研究	实验队	1	海上自卫队潜水医学实验队

3）卫生人员：根据2011年日本厚生省白皮书，日本海上自卫队共有医生180名、护士180名、牙医40名、急救医务人员120名。医务人员中现役人员与文职人员比例约为2∶1。

（2）医疗保障　日本自卫队医院包括1家中央医院、15家地区医院及防卫医科大学。其中，陆上自卫队管理7家地区医院、海上自卫队管理5家地区医院、航空自卫队管理3家地区医院。此外，海上自卫队员还可在其他165个医疗诊所或舰上医疗室内获得医疗保健服务。海上自卫队管理的5家自卫队医院分别是：自卫队大凑医院（30张床位）、自卫队横须贺医院（100张床位）、自卫队舞鹤医院（50张床位）、自卫队吴医院（50张床位）、自卫队佐世保医院（50张床位）。

（3）医学科研　日本海上自卫队潜水医学实验队主要开展潜水医学相关研究及实验、潜水医学及饱和潜水相关的教育训练、潜水医学保障、潜艇人员及潜水员的卫生管理及潜艇环境卫生研究等。其下设计划室、管理部、实验一部、实验二部、实验三部和教育训练部。

（4）医学教育和训练　日本自卫队卫生人员学历教育主要由防卫医科大学承担，资格教育由防卫医科大学、各自卫队医院承担，职业培训主要由自卫队卫生学校承担。

3. 海上医疗救治平台

（1）“大隅”级登陆舰　“大隅”级登陆舰（Ōsumi-class landing ship）标准排水量8 900 t，满载排水量14 000 t，舰长178.0 m，舰宽25.8 m，吃水深度6.0 m，船员135名，另可搭乘其他人员330名。

“大隅”级登陆舰上有较强的医疗能力，仅次于“摩周”级补给舰，设有手术室、牙科诊疗室、重症监护室（2张床位）、病房（6张床位）。2004年苏门答腊地震时，日本海上自卫队派出了“国东”号（LST-4003）参与救援。2013 年 8 月，“下北”号再次搭载野战外科手术系统及灾难救援队（DMAT）开展大规模灾难救援应急演练，并获得成功。

（2）“摩周”级补给舰　“摩周”级补给舰（Masyuu-class fast combat support ship）是日本海上自卫队的大型高航速综合补给舰，美国海军将其划分为快速战斗支援舰（AOE）。其装载量高，动力系统强劲，航速远比一般的综合补给舰高，可以配合航空母舰战斗群和远洋海军编队作战。

“摩周”级上医疗设施位于第二甲板层，靠近电梯的位置，方便快速转运伤员。其上医疗设施是海上自卫队所有舰艇中配备最为完善的，布置了多个模块化医疗舱室，包括手术室、重症监护室、X 线检查室、牙科治疗室、病房，共有床位 46 张，最多可安置 100 名伤员接受治疗。舰桥处还留有一块空地，可在需要时放置标准医疗方舱。全舰设有海水喷淋系统，可用于核生化沾染洗消。

（3）“出云”级直升机驱逐舰　“出云”级直升机驱逐舰是日本海上自卫队正在建造的大型直升机驱逐舰。首舰“出云”号（DDH-22）于 2015 年 3 月 25 日正式服役。舰长 248 m，舰宽 38 m，吃水深度 7.5 m，标准排水量 19 500 t，可容纳 14 架直升机，同时起降 5 架，编制舰员 470 人，另还可搭载 450 人。

“出云”级直升机驱逐舰上医疗设施完备，有手术室、病房、牙科治疗室、传染病隔离室，共有床位 35 床，配备有最新的医疗设备，可在大规模灾难应急救援时作为“医院船”使用。

（4）“日向”级直升机驱逐舰　日本海上自卫队“日向”级直升机驱逐舰为大型直通甲板直升机驱逐舰。首舰为“日向”号，二号舰为“伊势”号（DDH-182）。“日向”级直升机驱逐舰标准排水量 13 950 t，满载排水量 17 000 t，舰长 197 m，舰宽 33 m，吃水深度 7 m，最多可搭载 11 架自卫队各型直升机。

“日向”级的舰体总共分为 7 层甲板，飞行甲板下方的第二甲板是综合功能区，设置了舰船战情控制中心、军官生活起居空间与医疗设施，此外还有 1 间多用途规划区（可容纳 100 多人），可在人道主义救援、撤侨等行动中作为行动指挥中心或难民收容场所。“日向”号及“伊势”号均参与了 2011 年 3 月 11 日东日本大地震与海啸的救援任务。“日向”级直升机驱逐舰内医疗设施包括 2 间病房（床位 8 张）、1 间重症监护室、1 间手术室、1 间牙科治疗室。在通道的墙壁上，到处都装配有应急呼吸装置。医务室舱口设有斜坡，方便担架推车进入。普通任务中，军医不伴随保障，其上医务人员提供日常医疗服务。若在航行中出现急症患者，无法处理时，可开启远程医疗系统及 NTT 电讯通信系统与世田谷区自卫队中央医院或横须贺自卫队横须贺医院连通，获得远程医疗支援。特殊任务中，军医驻舰保障，可提供与一般诊所大致相同的诊疗服务，具备医院船功能（图 2-40～图 2-43）。

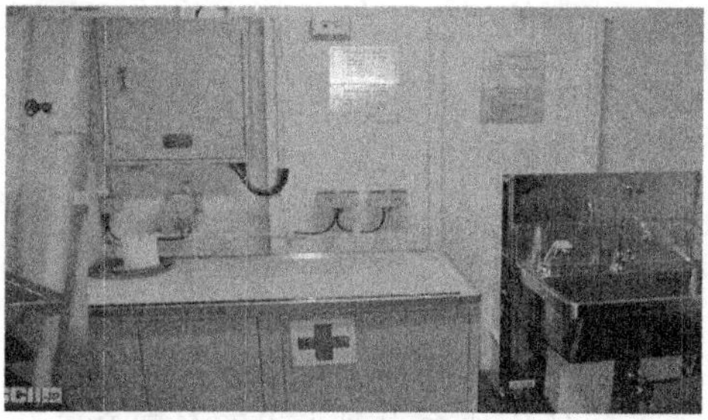

图 2-40 “伊势”号上医疗舱室

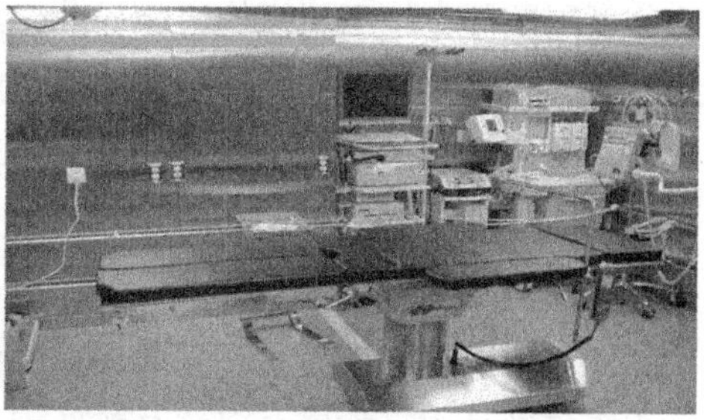

图 2-41 “伊势”号上手术室

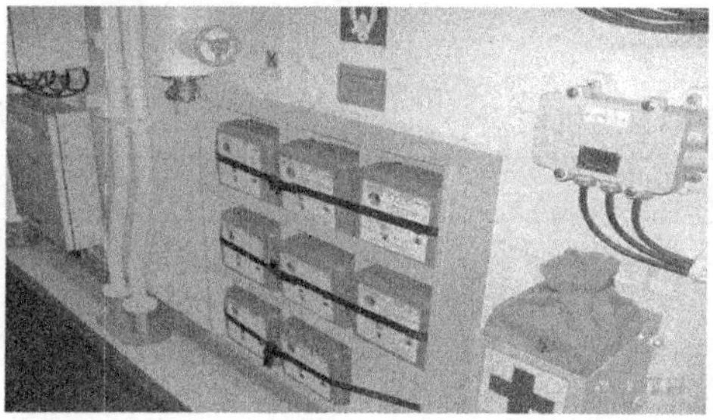

图 2-42 “伊势”号过道墙壁上的应急呼吸装置

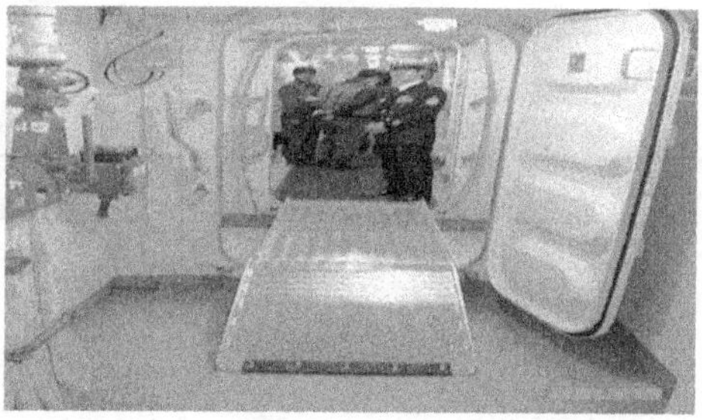

图 2-43 “伊势”号医疗舱室前斜坡

（二十）印度海军

1. 海军概况

（1）组织构架　印度海军编有东部、西部、南部 3 个地区司令部，东、西 2 支舰队（分别驻维沙卡帕特南和孟买）。另编有潜艇司令部（驻维沙卡帕特南）和海军航空兵司令部（驻果阿邦）。

（2）兵力组成　印度海军总兵力 5.5 万人，其中包括海军航空兵 5 000 人，海军突击队 2 000 人。

（3）武器装备　印度海军拥有各类船舰 155 艘，包括 2 艘航空母舰、2 艘船坞登陆舰、5 艘坦克登陆舰、11 艘驱逐舰、19 艘护卫舰、19 艘潜艇、其他战斗支援舰 20 艘及导弹艇、巡逻艇、扫雷艇、登陆艇等其他作战舰只。海军航空兵装备 37 架战斗机、72 架武装直升机、空空导弹和空地导弹若干枚。

2. 海军卫勤体系

（1）组织体系

1）领导体制：印度武装部队卫生力量最高领导机构为印度武装部队卫生部，为印度国防部直接下属机构，领导陆、海、空三军的卫生工作。印度武装部队卫生总监为中将，直接管理武装部队医学院、假肢中心、武装部队医疗康复单位和位于各地的武装部队卫生物资仓库。陆、海、空三军军医总监分别管理各自军种平战时的卫生机构，但不论是哪个军种医院、医疗机构和医疗设施都要为陆、海、空三军人员及其家属服务。

印度海军卫勤由设在海军参谋长下的人事局医务处领导。各地区司令部下属的人事行政处内设有医务科。各舰队司令部下属的作战参谋科内设医务股和防化股等。

2）卫生机构：印度海军卫生机构见表 2-22。

表 2-22　印度海军卫生机构

机构性质	卫生机构	数量（个）	说明
医疗	医院	9	艾斯维尼海军医院、德汉万催海军医院、尼瓦里尼海军医院、卡斯图里海军医院、吉万蒂海军医院、卡利亚尼海军医院、桑吉瓦尼海军医院、卡斯图里海军医院和帕坦伽利海军医院
医学研究	研究所	2	海军医学研究所 海军牙科研究所
医学教育和训练	医学学校	4	海军医学学校 海军医助学校 海军卫生学校 海军护理学校

（2）医疗保障

1）海军医院：印度海军平时诊疗服务主要由 9 家海军医院负责，分别是位于孟买的艾斯维尼海军医院（825 张床位）、安达曼-尼科巴群岛的德汉万催（Dhanvantri）海军医院（107 张床位）、吉尔卡的尼瓦里尼（Nivarini）海军医院（72 张床位）、马哈拉施特拉维邦的桑吉瓦尼（Kasturi）海军医院（54 张床位）、果阿邦的吉万蒂（Jeevanti）医院、维萨卡帕特南的卡利亚尼（Kalyani）海军医院（604 张床位）、科钦的桑吉瓦尼（Sanjivani）海军医院（313 张床位）、罗纳维拉的卡斯图里（Kasturi）海军医院和帕坦伽利（Patanjali）海军医院。这些医院均拥有现代化的医疗设备，设置有内科、外科、妇产科、眼科、耳鼻喉科、放射科、病理科、新生儿重症监护室、远程医疗中心，可为陆军、海军、空军、海岸警卫队及其家属提供各类诊疗服务。

（3）医学科研

1）海军医学研究所：位于孟买，是一个包含科研、教学和训练多学科结合的研究机构。该所目前共设有 8 个研究部门，即水下医学部、高气压医学部、海军航空医学部、航海卫生部、航海卫生实验室、运动医学部、核生化与放射医学部及调查分析局，主要开展潜水医学、高气压医学、高压氧临床及应用、潜艇脱险、潜水装具、航海卫生、人机工效学等方面的研究。

2）海军牙科研究所：位于孟买，由印度海军牙科顾问担任研究所所长。海军牙科研究所拥有许多先进的设备,包括曲面断层全颌摄影机和头颅定位 X 线片机。海军牙科研究所平均每天可接待 150～200 名患者进行治疗。除常规的牙科治疗外，海军牙科研究所可提供包括假牙修复、口腔颌面外科手术、畸齿矫正和口腔种植术等专业治疗。

（4）医学教育和训练　印度海军医学学校、海军医助学校、海军卫生学校和海军护理学校，开展印度海军医务人员的教育和培训。

（二十一）韩国海军

1. 海军概况

（1）组织构架　韩国海军由海军本部、作战司令部、陆战队司令部、军需司令部、教育司令部、填海基地舰队司令部、第一舰队、第二舰队、第三舰队组成。

（2）兵力构成　2010 年以后，韩国海军的人员规模大约为 6.7 万人，包含陆战队的 2.7 万人。

（3）武器装备　2011 年后使用的舰艇约有 170 艘，包括 1 艘两栖攻击舰、7 艘两栖登陆舰、12 艘驱逐舰、12 艘导弹护卫舰、23 艘轻型护卫舰、14 艘常规潜艇、75 艘巡逻艇、扫雷舰、辅助舰艇。海军第 6 航空战团（海军航空兵）拥有约 70 架军用飞机。

2. 海军卫勤体系

（1）组织体系

1）领导机制：为加强海军本部的医疗保健等医务功能，根据韩国总统令，在参谋总长下设医务室长。医务室属海军特别参谋部门，系海军本部直属机关，负责海军医疗卫生的领导、组织和管理工作。室长为海军上校。

2）卫生机构：韩国海军卫生机构见表 2-23。

表 2-23 韩国海军卫生机构

机构性质	卫生机构	数量（个）	说明
医疗	医院	2	海军海洋医疗院、海军浦项医院
	初级保健诊所	多个	各舰队、海军陆战队各师团，海军基地内设立医疗勤务大队
医学研究	研究所	1	海洋医学支援所（隶属于海洋医疗院）

（2）医疗保障　韩国军队的医疗体系基本属联勤体系。军队有 10 所国军医院，都由国防部医务室统一领导管理。各军种军人均可在这 10 所国军医院就医。海军、空军各有 2 所特色医院由海军和空军分别管理，海军特色医院为海军海洋医疗院和海军浦项医院。

1）海军海洋医疗院：该院于 2000 年由韩国国军镇海医院、海军镇海基地司令部医务队及海军医学适应训练院合并而成，位于昌源市镇海区，负责海军军人的医疗卫生保健，并开展海军医学研究及潜水疾病的治疗工作。院长为海军中校。

2）海军浦项医院：该院前身为 1949 年设立的仁川海军第二医院，主要负责浦项周边地区的海军军人医疗保健，并积极开展驻韩美国海军陆战队和第七舰队的医疗保健服务。院长为海军中校。

3）基层卫生医疗机构：海军在各舰队、海军陆战队各师团、海军基地等设立医疗勤务大队（相当于营级单位），在基层单位设医务室，负责基层医疗卫生工作。

（3）医学科研：海洋医学支援所原名为海洋医学适应训练院，隶属于海军作战司令部，主要进行潜水教育训练及各种潜水疾病的治疗。海洋医学适应训练院隶属于海洋医疗院后，于 2002 年升级为海洋医学支援所，专门开展海洋医学研究、潜水疾病的研究和治疗、培养海洋医学专门人才等工作。该所拥有双人高压氧舱、移动氧舱等先进设备，是韩国海洋医学权威医疗和科研机构。该所还开展对地方的支援工作，为地方潜水员提供治疗和疗养服务。

3. 海上医疗救治平台

（1）“独岛”号两栖攻击舰　“独岛”号（Dokdo amphibious assault ship）为“独岛”级两栖攻击舰的首舰，也是韩国海军第一艘全通甲板式两栖攻击舰，于 2005 年 7 月 12 日下水，2007 年 7 月 3 日服役，舰长 200 m，舰宽 30 m，吃水深度 7 m，满载排水量 19 000 t，船员 320 人，可搭载部队 600～830 人。在发生海啸之类的大规模灾难时，其还可作为搭载 1 100 多名灾民的灾难救助舰或医院船来使用。

“独岛”号的医院设施设在第二层甲板，划分为 13 个区域，设有 3 个手术室、X 线室、牙科手术室、临床化验室、药房、病房、隔离病房等医疗舱室，同时还配有生化沾染洗消设施、收容犯罪分子的监禁设施（禁闭室）和停尸房。舰上军医及医务兵约 10 人，其中配有 2 名大尉军衔的军医（普通内科及牙医）。韩国海军其他舰艇上一般只配备 1 名中尉军衔的军医（图 2-44，图 2-45）。

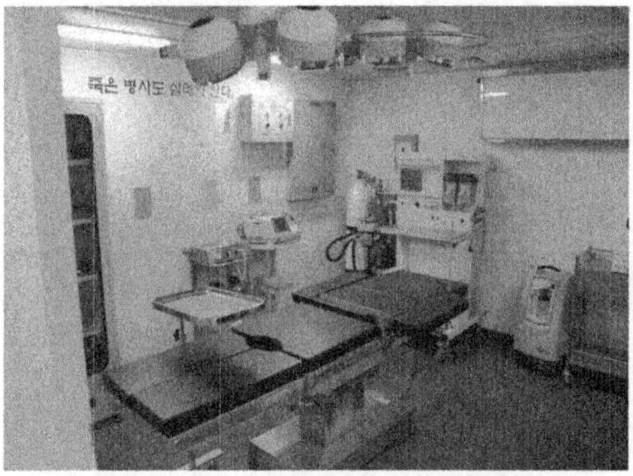

图 2-44 “独岛”号手术室

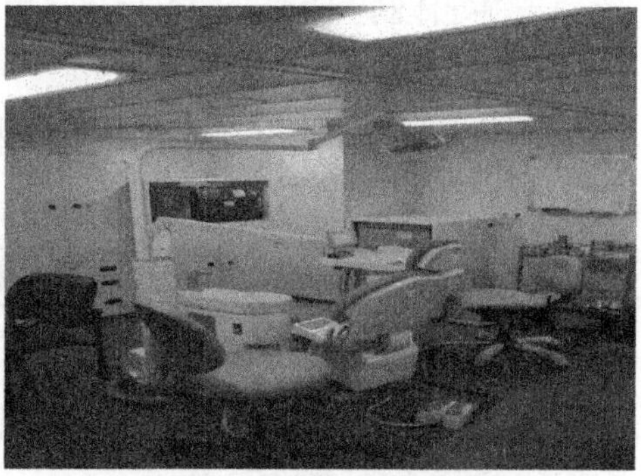

图 2-45 “独岛”号牙科手术室

（二十二）印尼海军

1. 海军概况

（1）组织构架　印尼海军由海军总部机关、勤务机构及海军部队 3 部分组成。印尼海军的任务是在国防安全部长兼武装部队司令的指挥下，负责海上防御。与大多数国家不同，印尼海军还明确承担着维护海上治安的职责。

印尼海军部队按性质分为机动部队和区域部队。机动部队即作战部队，主要由东、西部两大舰队和海军陆战队组成，东、西部舰队司令部是印尼海上作战兵力的指挥机关，主要负责各级舰艇部队的基础训练、作战指挥、行政管理等。从 2004 年开始，印尼海军在东、西部两大舰队之外，专门设立了一支“印尼海军作战机动待命部队”，兵力由东、西部舰队集中抽调。区域部队主要指勤务支援部队，包括海运部队和岸勤部队。勤务机构主要包括训练中心、海军基地、海军站及海军哨所等单位。

（2）兵力构成　印尼海军总兵力为 6.1 万人（含海军陆战队 1.5 万人、海军航空兵 1 000 人）。

（3）武器装备　经过近几年的装备换代，目前印尼海军拥有各型舰船 145 艘，其中 17 艘导弹护卫舰、16 艘护卫舰、4 艘潜艇、4 艘导弹艇、12 艘扫雷艇、28 艘巡逻艇、28 艘坦克登陆舰、3 艘登陆艇、5 艘两栖运输舰、28 艘其他辅助舰只。海军航空兵装备各型飞机 79 架，其中 14 架轻型运输机、36 架侦察巡逻机、24 架反潜与运输直升机及 5 架教练机。

2. 海军卫勤体系

（1）组织体系

1）领导体制：印尼三军卫生事务由国防部队军医总监负责。印尼海军卫生事务由海军军医局局长领导。

2）卫生机构：印尼海军卫生机构见表 2-24。

表 2-24　印尼海军卫生机构

机构性质	卫生机构	数量（个）	说明
医疗	医院	多个	拉梅兰海军医院、克庞海军医院、明托哈乔海军医院
牙科保健	牙科诊疗机构	1	玛尔塔迪纳塔海军牙科医院
医学研究	研究机构	2	泗水海军保健研究所 美国海军医学研究 2 队（驻雅加达）
医学教育和训练	学院	1	海军牙科学院
	研究所	1	泗水海军保健研究所

（2）医疗保障

1）拉梅兰（Dr Ramelan）海军医院：该院成立于 1950 年，位于印尼泗水，为 A 级医院，提供门诊、住院及急诊服务，下设 38 个部门（包括诊室及非医疗单位），共有床位 656 张。

2）克庞（Tj. Pang）海军医院和明托哈乔（Dr Mintohardjo）海军医院：这两家医院是印尼海军潜水疾病治疗的主要机构，都配备有高压氧舱。除这两家医院外，在泗水海军保健研究所、安汶也配备有高压氧舱。在“Rupat”号扫雷舰和“Leuser”号运输舰上安装有高压氧舱设备，可直接在海上开展减压治疗。

（3）医学科研　海军保健研究所（Naval Health Institute，LAKESLA）位于泗水，主要开展与潜水及高压氧医学有关的研究、教育和训练。其拥有动物实验舱、单人减压舱、高压氧舱、体能检测室、健身室、高压氧急救车等设备，配有医生 5 人、护理人员 26 人、技术人员 10 人。

（4）医学教育和训练　海军牙科学院成立于 1964 年 10 月 22 日，目前主要为印度海军和其他军种开展牙医培训，同时部分地方牙医也在此接受培训，以便能在必要时参加部队任务。

3. 海上医疗救治平台

印尼海军拥有 1 艘 “苏哈索博士”号（KRI Dr Soeharso）医院船，该船为韩国大宇重工建造“望加锡”（Makassar）级两栖登陆舰，2007 年正式更改舰名并重新划为医院船。该医院船标准排水量 11 300 t，满载排水量 16 000 t，长 122 m，宽 22 m，吃水深度 6.7 m，航速 15 节。其上可搭载 2 架“美洲豹”直升机和 2 艘 LCU-23M 型登陆艇及一艘气垫船，14 辆 8 t 重的卡车/装甲车辆，在紧急情况下可容纳 3 000 名乘员及 400 名士兵。医院船设有 2 间手术室、2 间病房、40 张病床、1 间急诊室、6 间诊疗室，配有海、陆、空三军医务人员 65 人，可接纳伤员 40 人。

（二十三）马来西亚皇家海军

1. 海军概况

（1）组织构架　马来西亚皇家海军最高指挥机关为海军参谋部，另有 4 个地区司令部和 1 个舰队作战司令部。主要基地：关丹（第 1 地区司令部）、拉布安（第 2 地区司令部）、卢穆特（第 3 地区司令部）、安杜河（第 4 地区司令部）。

（2）兵力构成　马来西亚皇家海军现主要由水面舰艇部队、海军陆战队及海军航空兵部队等组成，约有兵力 1.25 万人。马来西亚的海军特种部队直接由美国海豹突击队及英国皇家海军陆战队训练。

（3）武器装备　马来西亚共有 14 艘护卫舰、51 艘巡逻艇、4 艘扫雷艇、1 艘两栖登陆舰、2 艘常规潜艇。

2. 军队卫勤体系

（1）组织体系

1）领导体制：马来西亚实施三军联勤，由武装部队司令部下设的卫生处负责三军的所有医疗及牙科事务。卫生处设处长 1 名，另设军医主任、牙科主任和药科主任及其他行政后勤人员。卫生处管理全军 5 家军队医院、2 个研究所和 1 个训练学院。部队卫勤保障由部队卫生营负责。

2）卫生机构：马来西亚军队卫生机构见表 2-25。

表 2-25　马来西亚军队卫生机构

机构性质	卫生机构	数量（个）	说明
医疗	医院	5	马来西亚皇家军队医院（卢穆特海军基地）、特伦达国防部队医院、哥打基纳巴卢地区海军医院（沙巴地区）、陆军医院、坦库·米赞国防部队医院
医学研究	研究所	2	海军水下医学及高气压研究所 航空医学研究所
医学教育和训练	训练学院	1	军队卫生训练学院

（2）医疗保障　马来西亚军队拥有 5 家军队医院，每家医院有床位 150～200 张。5 家军队医院分别是：马来西亚皇家军队医院（基地）、特伦达（Terendak）国防部队医院、哥打基纳巴卢地区海军医院（沙巴地区）、陆军医院、坦库·米赞（Tuanku Mizan）国防部队医院。

马来西亚皇家军队医院在海军卢示穆特基地内，医院内设有海军水下及高气压医学研究所。研究所拥有 3 台减压舱，可为马来西亚所有潜水员提供临床高气压治疗服务。

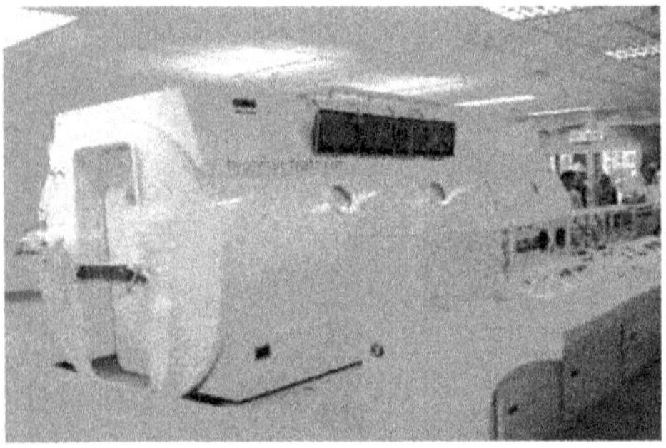

图 2-46　海军水下医学及高气压研究所的新高压氧舱

（3）医学科研　马来西亚海军水下医学及高气压研究所除开展临床高气压诊疗服务外，还开展一些高气压医学临床研究，并向马来西亚海军提供潜水卫生和安全相关事宜的咨询和建议（图 2-46）；马来西亚军队航空医学研究所开展有关航空医学研究。

（4）医学教育和训练　马来西亚军队设有军队卫生训练学院，负责马来西亚军队医务人员的培训。

（二十四）菲律宾海军

1. 海军概况

（1）组织构架　菲律宾海军最高指挥官为菲律宾海军总司令，下设舰队司令部、海军陆战队司令部和预备役部队司令部。除了军种司令部外，还设有保障部队及保障司令部，包括司令部保障组、海军情报及安全部队、海军通信、电子和情报中心、海军后勤保障中心、海军财务中心、海军医院、海洋系统司令部、海军教育与训练司令部、海军工兵旅、甲米地海军基地。舰队下设战备部队、巡逻部队、服务部队、舰队保障部队及特种部队、海军航空兵、海军特种作战部队和舰队训练部队。

（2）兵力构成　菲律宾海军现役总兵力约2.6万人，其中海军陆战队8 700人（4个陆战旅），海岸警卫队3 500人，另有预备役约1.7万人。

（3）武器装备　菲律宾海军装备有2艘巡逻舰（没安装炮弹设施）、11艘轻型巡逻舰、71艘小型巡逻艇、10艘登陆舰、1艘护卫舰、6艘后勤支援舰船、13架海军航空兵飞机（其中7架直升机）。陆战队装备有109辆装甲输送车、150门150mm火炮、若干门107mm迫击炮。

2. 海军卫勤体系

（1）组织体系

1）领导机制：菲律宾国防部队特殊参谋部设军医主任办公室、护理主任办公室和牙科主任办公室，负责领导菲律宾三军的医疗卫生工作。菲律宾军队卫生中心为国防部直属单位，设人事参谋、协调参谋、技术参谋和直属单位。中心下属单位包括司令部及司令部保障组、武·卢娜（V·Luna）总医院、军队医学院、第一前沿医疗队、国际人道主义救援组。

菲律宾海军卫生力量由海军参谋部中的军医主任、护理主任和牙科主任负责，他们属于海军参谋部中的特殊技术参谋。

2）卫生机构：菲律宾海军卫生机构见表2-26。

表2-26　菲律宾海军卫生机构

机构性质	卫生机构	数量（个）	说明
医疗	医院	2	马尼拉海军医院 甲米地海军医院
	初级保健诊所	多个	司令部保障组下设多个门诊所（包括牙科门诊）

3）卫生人员：菲律宾海军卫生人员包括军医、牙医和医务兵。菲律宾海军医务兵主要协助军医开展工作，一般从事岗位包括药师、医技人员、饮食保障人员、护师、医助或牙医助理、战地医护人员、放射检查技师等，工作领域涉及急救、小手术、患者转运、患者护理、开具处方、实验室检验、饮食保障等。

（2）医疗保障　菲律宾海军有2家海军医院，即马尼拉海军医院和甲米地海军医院。另在海军司令部保障组下设有多个门诊所（包括牙科门诊所）为菲律宾海军人员提供医疗及牙科服务。

（3）医学教育和训练　菲律宾军队卫生人员的训练由国防卫生中心下设的卫生学校负责。

（二十五）新加坡海军

1. 海军概况

（1）组织构架　新加坡海军部队是新加坡武装部队的一部分，负责保卫新加坡领海及航线，主要在新加坡海峡地区行动。新加坡海军部队由新加坡海军总长领导，海军总长向三军总长负责。新加坡海军共分为 5 个指挥部，分别是后勤指挥部、舰队指挥部、海岸防卫指挥部、蛙人部队指挥部和训练指挥部。

（2）兵力构成　海军现役总人数为 9 000 人，预备役人数约 3 600 人。

（3）武器装备　新加坡海军主要装备有 6 艘潜艇、6 艘巡防舰、6 艘护卫舰、4 艘船坞登陆舰、4 艘扫雷艇、11 艘巡逻艇、2 艘无人水面舰艇。

2. 海军卫勤体系

（1）卫生组织体制

1）领导体制：新加坡武装部队卫生部队司令部负责新加坡武装部队所有卫生事务，主要由 2 个核心功能，一是卫勤行动和保障；二是军队医疗能力拓展和卫生系统整合。下设陆、海、空三军卫生部队及军事医学院、武装部队医学训练学院和部队防护司令部。新加坡武装部队卫生部队司令部下设 5 个部门，分别是联合卫勤行动部，人力部，医疗后勤部，组织发展、安全和监察部及能力发展和系统整合办公室。

海军卫勤由海军卫生部队司令部负责，下设海军水下医学中心、海军卫勤行动中心、医学政策和训练部及作业效能部，另有大士（Tuas）海军医学中心和樟宜海军医学中心。海军水下医学中心主要负责海军职业疾病治疗和海军水下医学研究。海军卫勤行动中心、医疗政策和训练部主要负责新加坡海军医务人员的培训及海军卫勤行动的计划、组织、监察和保障。作业效能部主要开展有关海军舰艇卫生、人机工效学及作业效能的研究。

2）卫生机构：新加坡海军卫生机构见表 2-27。

表 2-27　新加坡海军卫生机构

机构性质	卫生机构	数量（个）	说明
医疗	医院	2	大士海军医学中心、樟宜海军医学中心
医学研究	医学中心	1	海军医学及高气压中心

3）卫生人员：海军卫生部队医务人员由现役、预备役、地方医务人员和研究人员组成，包括军医官、潜艇独立医务兵、水下作战医务兵和军事医学专家。

A. 潜艇独立医务兵：是新加坡潜艇上的唯一医务人员，负责艇上所有艇员任务期间的医疗问题，包括潜艇内的舱室卫生标准、个人卫生情况、急诊及初级保健及潜艇出航前所有医疗设备准备和药材补给。

B. 水下作战医务兵：负责为潜水员及潜艇艇员提供医疗保障，尤其是减压病的处理。水下作战医务兵需完成理论和实践课培训，并经过和潜水员选拔一样严格的体检和体能测试。培训课程内容包括潜水物理学和潜水生理学、潜水急救及在高压舱内救治患者等科目。同时，还要完成损管控制、舱内急救等课程。

（2）医疗保障

1）海军医学及高气压中心：该中心是新加坡境内仅有的三家可开展潜水与高气压医学研究及治疗的机构（其他两家为地方医院且高压氧舱非常小）。该中心下设门诊、水下医学部、海军高气压中心、人员作业能力部、放射及安全科。

2）大士海军医学中心：该中心位于大士海军基地内，设门诊部、纳尔科（Nalcom）医学部和舰队医学部。大士海军医学中心内有经过水下医学课程培训的军医官和医务兵。门诊部主要为大士海军基地内的人员提供初级保健服务，包括初级保健服务及诊疗、健康筛查、健康教育。中心有全套急救复苏设施，包括中暑后的全身冷却系统和听力测定仪器等。

3）樟宜海军医学中心：海军医学及高气压中心主要为在樟宜海军基地内的人员提供初级保健服务。医疗能力与大士海军医学中心相当。

（3）医学科研　该中心成立于20世纪80年代，最早为“新加坡海军医学研究中心”，主要开展基础医学研究，后经发展更名为“新加坡海军医学及高气压中心”，专注于水下医学及高气压医学研究。近年来，随着新加坡海军的不断发展，该中心研究内容也有所扩展。目前，除水下医学及高气压医学外，还开展潜水员作业能力研究。

除海军医学及高气压中心外，新加坡国防部科学技术组织也开展部队人员作业能力和特殊装备的研究。

（二十六）泰国皇家海军

1. 海军概况

（1）组织构架　泰国皇家海军主要由海军总部、水面舰艇部队、皇家海军陆战队、空中和海岸防务司令部组成。

（2）兵力构成　泰国皇家海军约有 7.96 万人，编有 3 个作战舰队、1 个海军航空兵联队。海军航空兵 1 700 人，海军陆战队 1.8 万人。

（3）武器装备　泰国皇家海军主要装备有 1 艘直升机航空母舰、8 艘护卫舰、5 艘小型护卫舰、1 艘 20 000 t 级综合补给舰、4 艘扫雷艇、3 艘快速攻击炮艇、6 艘导弹攻击快艇、6 艘大型巡逻艇、2 艘海岸巡逻艇、5 艘摩托扫雷艇、6 艘坦克登陆舰、2 艘中型登陆舰、1 艘步兵登陆艇、5 艘通用登陆艇、24 艘机械化登陆艇、12 艘车辆人员登陆艇、3 艘气垫船。海军航空兵部队配备 44 架作战飞机和 5 架武装直升机。

2. 海军卫勤体系

（1）组织体系

1）领导机制：泰国皇家海军卫生工作由海军卫生部负责，海军军医局长为卫生工作最高领导。

2）卫生机构：泰国皇家海军卫生机构见表 2-28。

表 2-28　泰国皇家海军卫生机构

机构性质	卫生机构	数量（个）	说明
医疗	海军医院	4	宋地弗拉平克芬医院、诗丽吉医院、曼谷海军医院、萨达希海军基地医院
医学研究	机构	1	水下和航空医学部
医学教育和训练	机构	1	医学教育部

3）卫生人员：泰国海军共有 2 111 名军医官，1 138 名医务兵。

（2）医疗保障　泰国海军舰艇上的卫勤保障由舰艇军医及医务兵负责，海军陆战队的卫勤保障由 6 个战地救护站、3 个卫生连和 1 个卫生营负责。航空和海岸防卫司令部的卫勤保障由医务兵、快速医疗应急队和 1 个卫生营负责。海军拥有 1 套前沿复苏手术集装箱和 4 辆救护车，具备前沿外科手术能力。海军部队的日常医疗服务由海军医院及基地医院提供。泰国海军共有 4 家医院，分别是宋地弗拉平克芬（Somdejphrapinklao）医院、诗丽吉（Somdejphranangchaosirikit）医院、曼谷海军医院、萨达希（Abhakornkiartiwong Sattahip）海军基地医院。

1）宋地弗拉平克芬医院：为综合型医院，科室齐全，共有床位 750 张。特色学科为妇产科。该医院属于海军二级及三级救治阶梯。

2）诗丽吉医院：为综合型医院，科室齐全，共有床位 420 张。该医院属于海军二级及三级救治阶梯。

3）曼谷海军医院：共有 4 个科室，专业方向为精神病学、药物滥用治疗和康复医学，共有床位 76 张。

4）萨达希海军基地医院：共设 12 个科室，床位 47 张，需要时床位可扩展至 108 张。其专业方向为心理学、水下医学和预防医学。该医院还有 1 个可充气帐篷和 4 套野战医疗帐篷。

（3）医学科研　泰国海军水下和航空医学部主要负责建立从事水下及航空作业人员医学标准、为水下及航空作业提供医学保障、在航空医疗后送中提供医学保障、向高压氧治疗中心转诊有关人员、开展水下及航空医学相关研究等工作。

（4）医学教育和训练　泰国海军医学教育和训练部负责为海军培训各学科的临床军医、潜水军医、心理医生和护士等。

（二十七）越南海军

1. 海军概况

（1）组织构架　越南海军隶属于越南国防部，海军机关包括海军司令部、海军政治局、海军后勤局、海军技术局、海军院校训练局。其在胡志明市设有海军前指，另辖东海海产开发公司等。越南海军包括舰队、海军航空兵、海军陆战队、守岛部队、岸防部队及雷达、通信、后勤等保障部队。越南海军共划分 4 个海区：第一海区为东京湾沿海；第三海区负责中部沿海地区，指挥部设在岘港；第四海区负责中南部沿海地区，指挥部设在金兰湾；第五海区为泰国湾的西南部沿海。

（2）兵力构成　越南海军现有 4.2 万人（含海军陆战队 2.7 万人），划分为 4 个海区。每个海区一般辖有 1～2 个舰艇支队、1～2 个守备团、1 个雷达营。舰艇支队由中型、小型舰艇混编而成。

（3）武器装备　海军装备有 2 艘潜艇、1 艘驱逐舰、5 艘护卫舰、5 艘小型护卫舰、巡逻艇和导弹艇、40 余艘鱼雷快艇、5 艘扫雷舰、8 艘扫雷艇、6 艘登陆舰及 30 余艘小型登陆艇等，总计 120 余艘舰艇。其中，90%以上购自俄罗斯、波兰等国，余下的多是越南在俄方技术援助下自主建造。

2. 海军卫勤体系

（1）越南教育与培训：越南军事医科大学（Vietnam Military Medical University）成立于 1949 年，最初名为军事医学学院。它的主要任务是教育培养不同层次（从初级培训到本科和研究生教育）的医学和药学军官，进行医学研究和临床治疗。

目前越南军事医科大学包括 2 个教学医院（103 军队医院和 Le Huu Trac 国家烧伤研究所），1 个军事护理学院，11 个职能部门，20 个基础医学、军事医学、一般科学、社会科学和人文科学等教研室，37 个临床医学科室和实验室，7 个中心以及 4 个学生团。截止到 2014 年，越南军事医科大学拥有 44 名教授、159 名副教授、45 名教师、165 名内科医生、10 名权威专家。

越南军事医科大学已培养学员约 9 万名，其中包括博士研究生 800 多名；硕士研究生，一级、二级专科医生和住院医师 8000 多名；军医和药剂师、4 年护理生、医技生、军事医学和药学预备役军官 5000 多名；以及医学和药学工作人员 55000 多名（包括为农村和山区培训的医务人员）。越南军事医科大学可为大量受伤和生病的士兵、退伍军人及来自全国各地的患者提供治疗，其年平均健康体检和住院的病例分别为 22 万例和 3 万例。越南军事医科大学主要在军事医学、基础医学及临床医学等方面开展研究，研究领域涉及军事医学领域、先进的现代医学领域以及二者的结合领域。重点研究领域包括组织移植、器官移植、药物生产研究、辅助受精技术等。越南军事医科大学已完成了从基础到国家层面的研究项目 900 多个，创新项目约有 200 个。

（2）海上医疗救治平台　“庆和 HQ561”（Khanh Hoa HQ561）是越南海军首艘海上医护舰艇，具备海军运输和医疗护理双重能力。满载排水量 2 200 t，最高时速为 16 节，2012 年 12 月 21 日服役。舰艇上配备现代化医疗设备，包括 X 线室、手术室、内视镜室、康复室等，并配有 12 名军医，定期为越南士兵和民众看诊治疗；配备足够补给，可以长期在海上执行任务。

（二十八）巴基斯坦海军

1. 海军概况

（1）组织构架　巴基斯坦海军行政上受国防部领导，军事上直属总统指挥。海军的最高行政长官为海军参谋长，海军部队编有舰队司令部、卡拉奇基地司令部、海军后勤部司令部、海军海岸部队司令部。

（2）兵力构成　巴基斯坦海军现役 2.2 万人，预备役 5 000 人。

（3）武器装备　巴基斯坦海军拥有 4 艘驱逐舰、8 艘护卫舰、18 艘巡逻艇、10 艘扫雷艇、13 艘辅助船只、8 艘潜艇，另有 15 架海上巡逻机和 17 架直升机。

2. 海军卫勤体系

（1）医疗保障

1）拉哈特（Rahat）海军医院：该医院成立于 1954 年，位于卡拉奇，拥有床位 100 张，主要为巴基斯坦军人（家属）、文职人员及经过批准的特殊人员提供门诊和住院治疗服务。

2）哈菲兹（Hafeez）海军保健中心：该中心成立于 1974 年 3 月，共有床位 197 张，主要为巴基斯坦军人（家属）、文职人员及经过批准的特殊人员提供门诊和住院治疗服务。

（2）医学教育和训练　巴基斯坦海军医学训练学校主要为军医官、护理大队军医官、海军医务部门士兵及同盟国军医官开设基础、在职和专业培训课程，同时可根据巴基斯坦地方当局授权，为地方医生开展培训及职业教育。学校主要训练课程包括军医官本科及研究生课程、水下医学在职培训、医护人员技术课程、基础生命支持及高级心血管生命支持、急救、化学武器医学防护及传染病防控等。

（二十九）南非海军

1. 海军概况

（1）组织构架　南非地处非洲大陆最南端，地跨两洋三面环海，海岸线长达 2 500 km，拥有众多的海洋权益。南非海军要巡防大西洋、印度洋的部分水域，同时还承担本国空/海联合救援及协助邻国打击海盗和恐怖分子的任务。南非海军司令部设在比勒陀利亚，编有潜艇、攻击、扫雷 3 支舰队。南非海军基地设在西蒙斯敦、德班。

（2）兵力构成　南非武装力量由正规军、预备役部队和准军事部队组成。正规军分陆、海、空三个军种和卫勤保障部队。总统通过国防部和国防军司令部对全国武装力量实施领导和指挥。现役部队 7.944 万人，其中海军约 8 000 人。

（3）武器装备　南非海军主要舰艇包括“阿玛托拉”级护卫舰 4 艘、“桂树神”级潜艇 3 艘、“雷谢夫”级导弹攻击快艇 6 艘、海岸巡逻艇 3 艘、扫雷艇 6 艘和支援及勤务舰船 8 艘。

2. 军队卫勤体系

（1）组织构架　南非军队卫勤保障部队是南非国防部下属的一支单列联勤部队，包括现役、预备役和文职人员。此外，大约还有 400 名聘用的医生和医学专家作为必要时的补充力量。

南非军队卫勤保障部队军医总监为中将，下设 6 个司令部，分别是地区军队卫勤司令部、直属军队卫生司令部、军队卫勤保障司令部、机动军队卫勤司令部、军队卫勤训练司令部和综合卫勤保障基地（图 2-47）。各司令部根据职能不同，分管医院、初级保健诊所、研究机构和教育训练机构，具体如下：南非地区军队卫勤司令部下设 9 个地区军事卫勤部队，主要分管所在区域的初级保健诊所、医务室、基地医院。9 个地区分别为西开普、东开普、北开普、西北地区、自由州、夸祖鲁-纳塔尔省、豪登省、姆普马兰加省、林波波省。除此之外，还分管 5 个地区职业卫生和保健中心。地区军队卫勤司令部部长为上校军衔。直属军队卫生司令部主要分管 3 所军队医院和 4 所军事医学研究所。3 所军队医院分别是位于比勒陀利亚的第一军队医院、位于开普敦的第二军队医院和位于布隆方丹的第三军队医院（图 2-48，图 2-49）。4 所研究所分别是航空医学研究所，主要开展航空医学研究；航海医学研究所，主要开展潜水和潜艇医学研究；军事心理研究所，主要开展心理策略、损伤心理、航空心理、特种选拔、团队心理的研究和心理行为训练；军事兽医研究所，主要开展动物疾病的预防和药物研究。机动军队卫勤司令部下设 5 个医疗营，其中 3 个为预备役部队。第 8 医疗营主要承担一般性医疗服务，第 7 医疗营除了一般性医疗服务外，还承担三防医疗，并组织人员进行三防医学演练。第 1、3、6 医疗营主要为平战时军事行动提供应急医疗。军队卫勤训练司令部下设 6 所学校，包括军队卫生训练学校、军事训练学校、护理学院、乐队、医学司令部战后训练中心和联合体能训练中心。

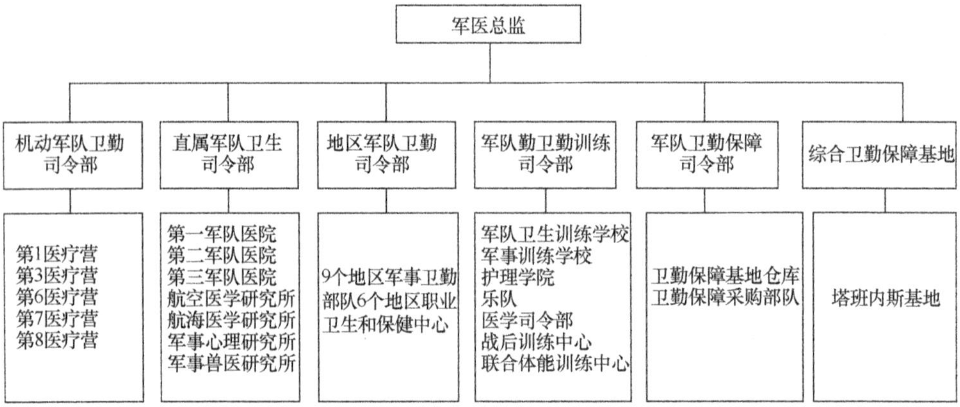

图 2-47　南非军队卫生系统组织构架图

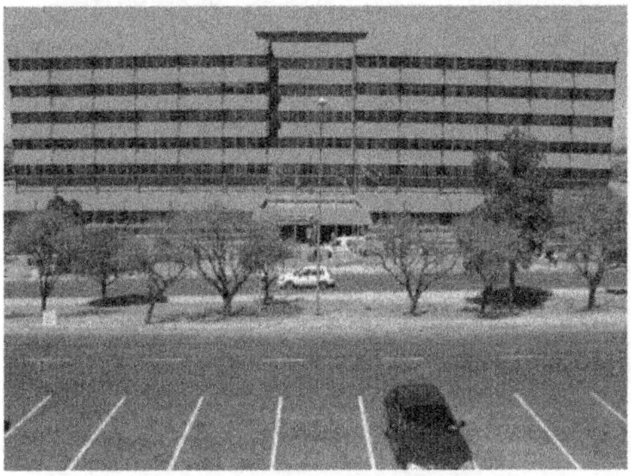

图 2-48 南非第一军队医院

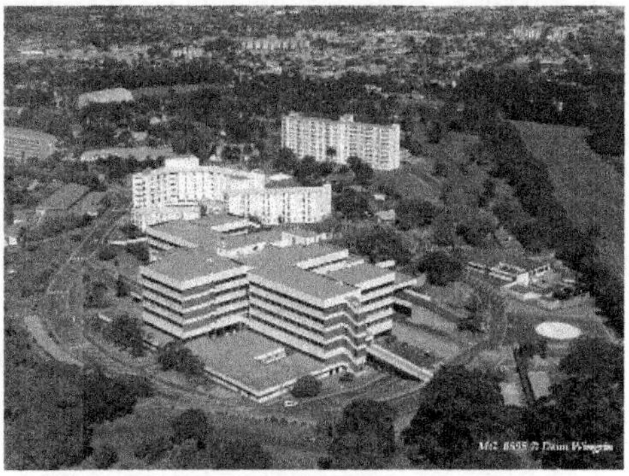

图 2-49 南非第二军队医院

（2）卫生机构 南非军队卫生机构情况见表 2-29。

表 2-29 南非军队卫生机构情况

机构性质	卫生机构	数量	说明
医疗	医院	3	第一、二、三军队医院
	基地医院	4	
	医务室	36	
	医疗诊所	42	
	卫生保健中心	28	
	机动卫勤力量	5	第 1、3、6、7、8 医疗营，其中第 1、3、6 医疗营为预备役部队
	职业健康和保健中心	5	
医学研究	研究所	4	航空医学研究所、航海医学研究所、军事心理研究所、军事兽医研究所
医学教育和训练	学校	2	军事卫生训练学校，护理学院
	训练中心	2	医学司令部战后训练中心 联合体能训练中心
卫勤保障	基地	1	塔班内斯综合性保障基地
	仓库	1	军队卫勤保障基地仓库
	部队		卫勤保障采购部队

（3）海军卫勤机构 南非海军卫勤保障机构主要包括海军基地内的医疗机构、舰艇医务室和航海医学研究所。航海医学研究所位于开普敦市，主要从事潜水和潜艇医学研究。早在 1972 年就已开设了潜水医学和高气压医学有关训练课程。1997 年开设了潜水和高气压医学人员培训课程。除了为南非海军部队、所

有涉及潜水专业的部队、地方潜水员提供培训和开展研究外，还为纳米比亚、塞浦路斯、巴林、泰国等国潜水和高气压医生开展培训。近年来，在潜艇艇员选拔、潜水员生理生物标志物、潜水及高气压医学方面开展了大量的研究。

二、国外海军卫勤发展趋势

（一）卫勤保障能力从岸基向海基转移

对于21世纪的海军，作战行动的范围和节奏要求减少对岸基后勤及指挥和控制系统的依托。海军联合作战理念、远海作战和增强的海基化网络强调以海洋为基础，加强海上医疗后送体系建设，建设机动、先进、适应性强的海上卫勤力量，逐步依靠海基医疗保障能力来满足海军远海行动保障需求，实现较大一部分海上卫勤保障能力从岸基向海基转移。为此，卫勤保障将分布于海上各个平台，以加大灵活性，从而提供快速、及时的医学保障。先进国家海军重视海上医疗救治平台建设，基本都建设了集伤员救治与后送功能于一体的海上医疗救治平台，如医院船、大型两栖舰艇、大型驱逐舰、综合补给舰、航母等舰船都可作为海上医疗救治平台。美国海军还探讨采用高速双体船和未来海上预置舰作为海上医疗救治平台。通过配备系统、完整、功能定位不同的海上医疗救治平台，提高海上整体卫勤保障能力。

（二）强调前沿救治能力建设

马尔维纳斯群岛战争以后，在海上没有爆发过正式的战争，美国海军从伊拉克战争、阿富汗战争及其他军事冲突中吸取经验，确定的战场伤员救护宗旨为“挽救生命、避免截肢，更早（在前线）地进行外科处置和迅速后送”。让伤员得到即时救治或早期处理，最大限度地降低阵亡率与伤死率就必须加强前沿救治能力建设。为此，美国海军确定了战场救护的第一反应人，即舰员和陆战队员本人、医院看护兵、牙科技师、医助、护士和医生，为战场救护的重要组成部分。第一反应人将在战伤发生的最初几分钟内进行生命和肢体急救。同时，加强了舰员自救互救训练及医务人员的前沿急救训练。美国等先进国家海军还加强了前沿急救外科力量，注重发展航母、两栖舰艇等作为二级医疗阶梯，并考虑将未来海上预置舰的医疗能力定位为二级医疗救治，研发了前沿复苏外科系统、远征外科复苏系统、远征医疗设施、机动舰载手术单元等医疗增援组织加强二级医疗救治。

（三）建立各种快速反应医疗增援组织

先进国家海军建设了类型、功能多样的快速反应医疗增援组织，既有包括装备和医务人员的模块化增援组织，也有以医务人员为主，利用舰上医疗设备的机动医疗队。近年来，根据海战的不确定性多、战场变化快等特点，美国海军尤其注意小型机动医学增援组织的建设。例如，鉴于以往的舰队医院模块化医疗增援组织包括 414 个标准集装箱、装配时间长达 10 天、需要占地面积大等问题，现逐步发展远征医疗机构、远征外科复苏系统、海上应急救治中心等小型机动化、模块化增援组织。远征医疗机构由 63 个医疗箱组成，2 天即可完成，占地小。其适用性更好，尤其适合小规模机动作战。远征外科复苏系统由包括人员和装备的四个机动小组组成，更加灵活、机动。海上应急救治中心包括 26 个医疗箱组，可与舰船结合，并将舰船转变成医院船。又如，美国海军建立了舰队外科小组，可在需要的时候，加强舰艇外科力量；制订了医疗增援的人员和设备配备原则，在战时可派遣医疗队至两栖舰艇，加强伤员救治能力。

（四）保持战场医疗救护的连续性

战场救护连续性要求伤员后送的任何阶段都能得到必要的救治，保持医疗救护的连续性。先进国家海军及海军陆战队注重战场的连续性，提供经过培训的医疗人员和医疗设备，以开展陆上、水面和空中的不间断的伤员护理。途中护理要保持后送前的救治水平，以防伤员伤情恶化。在使用固定翼和旋翼飞机后送伤员时，担负医疗使命的指定飞机配装便携式医疗设备，配备经过特殊培训的后送途中救护小组提供途中护理。小组可安全后送伤员，提供伤员在前接和后送过程中的护理，并在伤员出现危重情况时提供急救。

（五）多方面转变以适应多样化军事行动

海军使命任务多样，除了战争军事行动外，还包括防卫行动、保障和维和行动、人道主义救援、灾害救助等非战争军事行动。在这些行动中，既会出现军队伤员，也会出现地方伤员，伤情和伤类情况与战场情况都会有所不同。美国等海军卫勤保障强调在多方面进行转变以适应多样化军事行动。

（六）重视预防和防护

预防损伤和疾病是海军人员保持战斗力和减少卫勤保障需求的重要手段。先进国家海军重视在海军军事行动的各个阶段对海军部队受到的各种危害进行有效预防和防护。海军和海军陆战队的预防医学重点是预防传染性疾病、环境和职业损伤和疾病、作战应激及核生化威胁。在部署前、部署中和部署后3个阶段，通过风险信息和医学情报交流，实施综合性的预防医学措施、开展职业安全和健康保健，配备有效的防护手段，提供快速部署预防医学队等方法，提高海军人员预防损伤和疾病的水平。

（七）医疗卫生保障体制多样

各国海军医疗卫生保障方式不尽相同。三军联勤保障体制已越来越多被采用，并逐渐加大依托地方医疗机构保障。总体来说，海军医院数量不断减少。美国、俄罗斯、巴西、日本、印度等军队仍旧有海军医院，加拿大、德国、西班牙、意大利、法国等军队只有联勤军队医院，而英国采取“寓军于民”的方式，在地方医院中建立军队的“国防卫生单元”，保持军队医务人员的技术水平和满足战伤救治的需要，军队人员的日常医疗保障则由地方医院承担。

（八）整体提升医疗保障质量

先进国家海军注重提供优质、先进、方便、安全的医疗服务。美国海军自2008年开始，在初级医疗保健层面推行“以患者为中心”的“家庭式医疗港”，即建立医疗保健小组，每一位患者都由某一医疗保健小组负责。医疗保健小组为患者提供全面、综合、个性化的医疗保健服务。该模式使患者获取医疗服务更加便捷，医疗质量提高，患者满意度提升。美国海军还注重改善医疗条件，2015年9月，列尊营海军医院内新设诊所，该诊所可为患者提供世界一流的就医环境。为使在战场受伤士兵得到良好的康复治疗，美国海军分别在东部和西部海军医学中心建立了“爱国者勇士伤员宾馆”和“战伤伤员康复综合服务中心”，为受伤士兵提供宾馆式病房和居家陪护、康复治疗等服务。在首都地区华尔特里德国防医学中心，设立了“杰出勇士国家医疗中心”，专门为创伤性脑外伤和创伤后应激障碍伤员提供一流的医疗服务。

（九）推进卫勤信息化建设

信息技术在海军卫勤领域广泛应用，使海军卫勤保障能力成倍提高。先进国家海军实现了海上远程医疗救治。美国海军在航母、巡洋舰、驱逐舰、两栖攻击舰、医院船等舰船上安装了远程医学设备，实现实时视频传送、文件传输、远程控制、实时会诊和医学信息检索等功能。近年，美国海军还建设了虚拟海军医院，旨在使舰员足不出户就可通过虚拟访问形式获得医疗服务，并优先发展远程健康监测和全球远程会诊系统。建设了信息化医疗信息系统，自动化卫生信息管理系统已覆盖门诊、住院、药品、设备和财务管理各个方面。患者的个人健康状况和医疗信息实现数字化，建立了现代化的海军人员电子健康档案；模拟与仿真技术大量应用于卫勤决策、筹划和训练领域。美国海军保健研究中心研发了一系列卫勤模拟仿真技术和软件，能进行包括海战伤员发生、医疗后送、医疗救治的全过程模拟，开展减员预测、医疗资源预测、战场卫勤保障方案筹划。多种模拟训练系统被用于医学模拟训练，通过创造战场的真实虚拟环境，训练军队卫生人员的战场诊疗技能、救治和应变能力；此外，先进国家海军研制了新一代电子伤票、单兵远程监测系统、伤员电子分类系统、危重伤病员自动救护系统、MOVES™智能型担架等多种信息化卫生装备，进一步提高了卫生装备的智能化、信息化、数字化水平。

（十）注重海军人员的心理健康保障

国外海军越来越重视军人的心理健康保障。以美国海军为例，十几年的海外作战和快节奏的军事行动给美国海军人员及其家属心理带来严重影响。为应对这一挑战，美国海军完善了心理健康保障体系，不仅有驻海外的美国海军医院和医疗保健诊所提供心理服务，在各航母战斗群医疗部门也配备专门的心理专家，在各基层单位配备了心理看护兵进行早期心理疾病的干预和治疗。美国海军成立了海军战斗与作战应激控制中心，并以该中心为核心，根据各兵种和军事任务情况组建作战应激控制和卫勤战备小组等心理健康服务保障小组，为美国海军士兵提供心理健康服务。美国海军还开展了一系列心理健康保障计划，如作战和作业应激控制计划、行为健康综合计划、克服逆境和应激伤害治疗计划、酒精和药物滥用与康复计划、自杀干预计划等为患者提供心理卫生保障，促进海军人员心理健康。

（十一）加强海军卫生队伍建设

先进国家海军致力于招募、培训、留住有才能及多样化的卫生人才，将吸引和留住卫生人才视为完成海军医学使命任务第一要务，而持续的资金支持是成功吸引和留住卫生人才的关键。美国海军通过集中招募和留队计划，现役卫生军官100%满编。护士人数达到编制人数的97%。未来，美国海军军医局将持续实施有效的募兵和留队激励机制，并探索其他招募医务人员的措施。美国海军也同时注重吸引和保留海军卫生系统的文职人员。

（十二）加强海军军事医学教育和训练

国外海军医学教育和训练的重点在海军军事医学教育和训练。海军医务人员的基础学历教育大多依托国民教育。美国、英国、法国等国海军军医一般是由地方大学医学院完成基础医学教育后，再通过军队入职培训、多种毕业后继续教育和培训完成培养。军队医学教育机构的培训重点是军事医学教育和训练，而海军教育训练机构的培训重点则是海军医学专业知识和技能。例如，美国海军医学作业训练中心包括海军生存训练学院、海军水下医学院、海军航空航天医学院、海军远征医学院、海军特种作战医学院和海军水面作战医学院，主要开展海军水下医学军医、放射卫生军医、潜艇独立看护兵、航空军医、远征医学小组、特种作战医务人员、水面作战医务人员等的海军特种医学专业知识和技能的教育和训练。

（十三）重视海军医务兵的培训

医务兵是美英等国海军卫生队伍的重要组成部分，在海军卫勤保障中发挥重要作用，很大程度上解决了医生短缺的问题。美国海军的医务兵称为看护兵，英国海军的医务兵称为医助。对这些医务兵的教育和训练是海军医学教育培训的主要任务之一。医务兵由普通青年经过相对较短的培训周期即可在舰艇、潜艇上担负前沿医疗救治任务，承担大量的卫勤保障工作。例如，美国海军潜艇上只配备独立看护兵，出航时承担全艇所有的卫勤保障任务。医务兵的培训内容注重军事素养、军事医学专业知识和实用技能。以英国皇家海军医助培训为例，海军医助培训包括3个阶段。第一阶段为基础培训，时间为10周，其任务是将普通青年转变为海员。第二阶段为核心医疗培训，时间为39周，学习解剖、基础生命支持、急救等医学基础技能和海军医学专业技能。第三阶段为强化训练，学员需在基层医疗中心或舰上实习。

（十四）突出医学科研作用

国外海军医学科研工作主要以开展医学研究、开发、测试、评估和临床调查为主。通过海军医学科研成果的转化和应用，充分满足海军和海军陆战队人员防护、治疗、康复、提高作业能力需求，从而成为海军战斗力的倍增器。为此，国外海军注重科研机构布局，建立高效、经济、适应性强的医学研究组织机构；采取措施吸引并保留高素质专业人才；制订医学科研战略规划；依据海军部队需求确定研究方向和重点；加大科研经费投入，拓宽经费种类和来源渠道；统筹兼顾科研基础和应用研究，科学研究和技术发明，短期研究和长期研究；加强科研军内、军民及国际合作；重视科研条件建设，推进科研条件的共享；加强科研质量管理，营造良好的科研环境以提高科研水平与质量。

（李旭霞　卢姗姗　喻锡成　栾　洁　张阵阵　陈伯华）

第三章

国外海军潜水医学研究现状和趋势

潜水医学是研究潜水作业过程中各种医学问题的一门学科，属潜水技术科学和医学科学之间的应用性边缘学科。研究高气压及水下环境中各种理化、生物因素对人体造成的一系列专门的问题，构成了潜水医学研究的主要内容。潜水医学可细分为潜水生理学、潜水医学保障、潜艇脱险与救生、高气压与潜水医学工程学等，所涉及的学科专业范围广泛，尤其是医学与工程两大技术的结合应用十分明显。

一、国外海军潜水医学研究发展现状

（一）高气压医学与潜水生理学

1. 潜水对人体影响

国外在潜水生理学方面，已开展了广泛深入的研究。美国海军开展的相关研究内容包括高压暴露对呼吸系统、循环系统、神经系统、免疫系统和内分泌系统及其功能的影响，高压暴露对体温调节功能的影响，以及高压暴露对感觉与行为功能的影响等。

俄罗斯基洛夫军事医学院海军内科教研室近年来也开展了相关研究，包括海军载人潜水器乘员循环系统状态研究、深海饱和潜水后骨关节改变、深海饱和潜水后呼吸系统的重塑特点、深海饱和潜水后超声心动图参数变化、利用热休克蛋白 70 防护适应极端深海环境下活化反应的策略等。

2. 减压理论和方法

（1）急慢性减压应激研究　有关空气潜水和高压氧暴露后出现急慢性减压应激（decompression stress）时神经生理学变化，研究人员通过药物干预、中枢神经系统（CNS）神经递质水平监测、微透析技术（microdialysis）、免疫细胞化学技术、c-fos 和其他特异性标记探针和其他组织病理学技术等，开展了相关基础研究和应用研究，阐明海军和海军陆战队潜水员及潜艇艇员受各种应激因子作用时的生理和生化反应，以降低减压病的发病率。

（2）快速减压研究　特殊军事作业环境要求尽量缩短作战潜水员的减压时间。在确保减压安全的同时，如何缩短减压时间成了军事潜水医学的重要研究课题。美国海军开展了 40.2 m 水深的加速减压研究和饱和暴露脱险艇员的快速减压研究，其目的是研制出新的减压模式，以减少减压时间并提高安全水平。

吸氧加速减压法（oxygen-accelerated decompression）是近年开展的另一种快速减压方法。根据美国海军要求，即使使用应急减压方案也必须将减压病的整体发生率控制在允许范围内，且不应发生严重减压病、肺型减压病或中枢神经系统氧中毒症状。美国海军实验潜水队（NEDU）受命研制和检验反复亚饱和空气潜水预吸氧加速减压方案，共检验了 8 个吸氧减压方案，并采用同等深度和相同水下停留时间的 2 次潜水对每个方案进行检验。在 2010 年召开的水下和高气压医学会议上，预吸氧（OPB）研究被评为最佳论文，说明美国海军医学研究中心的水下医学研究部在该领域的研究处于领先地位。现在，美国海军在继续开展预吸氧对惰性气体（氮）清除的机制和时程研究，并有可能较方便地将减压实验研究中所获取的大动物（猪）研究数据应用于人体。动物研究还表明，常压吸氧结合全氟化碳乳剂（perfluorocarbon emulsion，PFC）静脉注射可减少气泡在脂肪组织的形成并加速气泡在脂肪组织的消除。美国海军医学研究中心采用 70 kg 猪模型，研究从 40.2 m 海水深度实施快速减压的技术，其目的是用于失事潜艇艇员获救后的减压。

（3）生化减压研究　美国海军开展了用于减少减压时间和预防减压病的生化减压研究。作为一种新的预防减压病的方法，它是利用人体肠道内非毒性细菌所产生的一种酶，消除潜水员体内过多惰性气体，以加快减压过程，从而降低潜水员患减压病的危险性。美国海军在开展生物化学减压实验时，用包有肠衣的胶囊喂养动物，将有代谢氮气（N_2）和氢气（H_2）作用的细菌接种到动物的大肠，然后把动物放进加压舱加压到一定深度并停留一定时间。在高压暴露期间，通过动物体内细菌本身的新陈代谢，即生化过程，消除体内积蓄的一部分惰性气体，从而可减轻后续减压因体内过量惰性气体所带来的负荷。他们进行了细菌菌种筛选，细菌肠溶胶囊制作及氮气（N_2）和氢气（H_2）代谢分析等。但是，生化减压技术经多年的实验研究尚未取得预期效果。

3. 减压病研究

（1）减压病病理生理研究　气泡栓塞仍然被认为是减压病的直接病因，但是，长时间高压暴露又可诱发一系列生理和生化变化。研究人员提出了静脉回流障碍、血管内皮细胞损伤、血管渗透性亢进、血液浓缩、血小板凝聚、内源性和外源性凝血因子活化与血栓形成、脂肪酸游离与脂肪栓塞、血管内皮细胞及其释放的细胞因子、氧自由基的产生与释放等种种生理生化变化，所有这些因素都可能是减压病的重要致因。

有关潜水减压病的病理生理学，美国海军开展了减压病和动脉气体栓塞（AGE）病理生理学研究。研究重点是：①在细胞水平（基因激活）和分子水平（酶、受体或信号传导）阐述氮气栓子的作用特点及氮气栓塞性减压病或动脉气体栓塞的机制（包括分子和细胞病理学机制）；②采用非创伤性成像技术和先兆生化指标，进一步改进减压病或动脉气体栓塞的诊断和预测方法；③采用非加压治疗方法，改进减压病和动脉气体栓塞治疗方法；④清除组织过多气体的新方法；⑤提高冷热应激暴露与减压病危险性之间的相关性认识及引起减压病的机制；⑥探讨免疫系统对减压病发生和发展机制，免疫系统对减压病或动脉气体栓塞的影响，以及氮气栓塞对免疫系统影响；⑦热应激暴露对减压病发病率的影响；⑧通过计算机建立流体动力学数学模型，研究流体动力学改变与减压病发病之间的关系。

有关减压病在分子水平的发病机制方面的研究，美国海军主要开展了：①探讨减压病症状和体征的分子生物学基础；②寻找减压应激反应的生物学指标；③研究减压性损伤的炎症反应；④探索减压病时细胞、内皮细胞表面黏附分子、细胞因子产物的相互作用等。

（2）减压病防治研究　对于减压病治疗，目前已形成了以加压治疗为主、综合治疗为辅（包括多种药物治疗）的系统减压病治疗方法，可望增加治愈率和减少减压病的后遗症。研究表明，加压治疗可治愈90%以上的减压病，总有效率可达99%。综合治疗主要有常压氧和高压氧用于减压病治疗研究、减压病的药物治疗研究、新颖加压治疗方案研究，尤其是非加压治疗方法等。

1）常压氧用于防治减压病研究：常压吸氧简单方便，可降低肺泡气中的氮分压，增加组织和肺泡间氮气的压差梯度，使溶解在静脉血中的氮气不断通过肺毛细血管弥散至肺泡后被呼出，促进氮的脱饱和。常压吸氧也可提高组织的氧分压，改善减压病组织的缺氧状态。据报道，潜水员吸常压高浓度氧后，从2.5 MPa饱和深度间断减压出水时，肺功能和肺泡内皮细胞的损害程度及静脉微小气栓数量均明显少于对照组，提示潜水前常压吸氧对减压病有预防作用，也可减少减压病发生率。美国海军医学研究中心研究了减压前预吸氧 15 min（再换吸空气）对预治减压病的效果，研究发现预吸氧 5 min 对预防减压病也有效果。同时，该中心还就失事潜艇艇员救援时预吸氧问题进行探讨，他们的初步研究结论是，若不作预吸氧处理可能会发生大批伤员。

2）高压氧用于减压病治疗研究：加压治疗虽可消除气泡，解除栓塞和机械性压迫，但由气泡所造成的组织、器官损伤，尤其是中枢神经系统损伤，难以随即完全恢复。高压氧治疗不仅可增加组织供氧量、改善微循环、减轻脑水肿而且也是治疗减压病的有效方法。高压氧治疗对失事潜艇艇员的救生也有良好的应用前景。不过，高压氧长期暴露也可危害呼吸系统，甚至诱发氧中毒。有关高压氧的治疗作用及其毒性效应的研究正在开展中。

3）减压病的药物治疗：可供减压病治疗的药物主要有全氟化碳乳剂、类固醇类药物、非甾体抗炎药、抗凝剂、神经生长因子、液体复苏等。

A. 全氟碳乳剂：对氧具有高溶解性，美国海军采用大动物（猪）进行试验，潜水深度为 34 m，饱和暴露 24 h。结果表明，若快速减压，减压病发病率可高达 90%。全氟化碳乳剂对多种气体（包括氮和氧）具有高度可溶性，并能大量溶解和输送其他气体，如氮、氦等，故可改善惰性气体的排除速率和降低减压病的发病率。静脉注射全氟碳乳剂可加速氮从组织向血液弥散，利于脱氮，同时，可增加氧的运输。这为其在减压病治疗中的应用奠定了理论基础。研究人员设想，静脉注射全氟碳乳剂复合吸纯氧也可改善重度减压病的治疗结果。高压暴露后立即给药，可明显降低减压病发病率。高压暴露前给药则没有预防效果。如果潜水后在给予全氟碳乳剂注射的同时给予吸氧处理，可明显减少饱和暴露后直接减压出舱时的减压病发生率并可降低动脉气体栓塞（动脉气栓）的死亡率。在失事潜艇救生过程中，当出现大批患严重减压病和（或）动脉气栓伤员（150 人以上）时，可供使用的加压舱数量将十分有限。此时，若使用全氟化碳进行治疗，可挽救许多生命，或可减轻减压病和动脉气栓所致的严重后果。

为此，美国海军医学研究中心的水下医学研究部设计和启动了研发一种可用于治疗减压病和动脉气栓的全氟碳制剂，最终需研制出一种得到食品药品监督管理局（FDA）批准、可供现场应用的产品。2009 年，该研究部启动了全氟碳与高压氧相互作用时全氟化碳的潜在毒性研究，并用大动物模型首次完成了采用全氟碳治疗减压病的实验，研究全氟碳静脉滴注对减压病治疗的效果。结果表明，在发生减压病后，应用全氟碳可明显降低减压病死亡率。这是首次有文献记载的关于全氟碳乳剂对减压病治疗效果的实验研究。为支持该项研究，他们还对全氟碳乳剂在高压氧环境下的潜在毒性进行了研究。多个动物模型表明，发生损伤前，若事先为潜水员静脉滴注全氟化碳乳剂并辅以吸氧，可预防减压病，并降低动脉气栓的死亡率。

B. 类固醇类药物：在减压病治疗中，类固醇主要用于恢复血管的正常通透性，减少血浆渗出，消除脑和脊髓水肿。过去，虽然曾对类固醇的应用存在争议，但是现在的共识是，类固醇对减压病的急性炎症反应具有抑制作用，并能稳定嗜中性粒细胞的细胞膜，防止损伤组织酶的释放。诸多治疗病例报告已证实，加压治疗辅以类固醇和其他药物治疗，对重症减压病尤其是脑或脊髓受损或难以恢复的减压病有治疗效果。其中，甲泼尼龙（MP）被 FDA 批准为治疗脊髓型减压病的药物。虽然甲泼尼龙治疗重症减压病的机制尚不完全清楚，但一般认为甲泼尼龙可对抗重症减压病发生后短期内的炎症反应，减轻局部水肿，维持组织血液供应，抑制神经细胞的凋亡，减轻过氧化反应，促进神经保护因子等含量的上升。

C. 非甾体抗炎药：非甾体抗炎药（如阿司匹林、替诺昔康）在血管内有制止血小板聚集和释放活性物质等作用，减少因血小板-纤维蛋白凝块而引起的血管堵塞，达到消除组织水肿、局部缺血和减少组织损伤的目的。阿司匹林是首选药物。通常小剂量（600 mg/d）给药即可以抑制血小板的聚集和释放。除有严重的禁忌证，阿司匹林可以作为减压病治疗的一种常用药物。

D. 抗凝剂：研究证明，减压病的致病因素除气泡这一直接因素外，还与气泡引起的血液凝集有密切关系。血液中的气泡能激活血小板的黏附活性。血管内气泡和流动缓慢的血流可促进血小板聚集，气泡与血小板聚集成纤维素血栓阻塞血管，导致组织缺氧而受损。动物实验表明，预防性使用肝素抗凝可以减少气泡栓塞引起的组织损伤。但是，抗凝治疗也可能带来危险，在动物和人的脊髓及内耳减压病中可观察到组织出血。因此，部分专家认为减压病治疗不必使用抗凝药物，认为肝素的作用机制复杂，且对减压病的治疗作用没有明确的证据，故应采取十分谨慎的态度。内耳减压病是肝素使用的禁忌证。有研究发现采用氯吡格雷可通过降低血小板聚集、活化及降低炎症反应，从而有效降低减压病的发病率，减少死亡率。氯吡格雷为血小板膜腺苷二磷酸（ADP）受体拮抗剂，通过不可逆地抑制血小板 ADP 受体，抑制活化血小板释放 ADP 所诱导的血小板聚集。

E. 神经生长因子（NGF）：NGF 对中枢神经系统具有广泛的效果，特别是对重症减压病所造成的中枢神经系统损伤。其有利于神经元的存活、促进轴突的生长、帮助突触的塑造和神经的传递。动物实验发现，神经生长因子结合高压氧治疗可以抑制脊髓减压病大鼠肿瘤坏死因子（TNF）蛋白的表达，提示神经生长因子与高压氧联合治疗组的效果优于单纯神经生长因子治疗或单纯高压氧治疗组。

除上述药物外，扩血管药物、利多卡因、液体复苏等治疗方法均对减压病治疗有一定的效果。美国海军还采用 70 kg 猪模型开展有关硝酸甘油用于预防减压病效果的研究，其最终目的是应用于潜艇脱险与救生。

4）冷热应激暴露与减压病关系研究：近几年，美国海军将应激反应与减压病联系在一起进行研究。研究冷热应激暴露与减压病危险性之间的相关性；在细胞水平（基因激活）和分子水平（酶、受体和信号传导）开展应激反应机制研究，着重从分子生物学、生物化学和免疫学等方面寻找减压病的生物学标志物。

4. 高压神经综合征研究

高压神经综合征是阻碍大深度饱和潜水的主要障碍，多年来潜水生理学家一直致力于研究防止和克服高压神经综合征的方法。为此，科研人员在研究高压神经综合征的生理学机制基础上，从人体、器官、细胞及分子水平研究高压神经综合征的发病机制及预防研究。开展预防高压神经综合征的药物研究并对具有预防高压神经综合征作用的新型复合物进行评估。

目前，预防和克服高压神经综合征的措施包括：采用配比更合理的混合呼吸气，如氦氮氧、氢氦氧、氢氧，以克服氮气的麻醉作用；筛选对高压神经综合征有较强耐受能力或非十分敏感的潜水员；在大深度潜水过程中尽量减缓加压速率；开展积极的加压锻炼，以增加机体对高压神经综合征的适应能力。

5. 氧中毒研究和高压氧应用

（1）氧中毒研究　在氧中毒研究方面，主要开展了以下几项研究：①氧中毒预测及预防方法；②分子氧和反应性氧核素生化敏感性机制；③高压氧暴露后产生的氧自由基产物对人体生化和病理生理学影响；④中枢神经和肺型氧中毒的治疗研究，实时监测高压氧引起的中枢神经性氧惊厥的发生，以提高海军与海军陆战队潜水员的作业能力；⑤高压氧引起体内氧化应激平衡稳态的破坏与高压氧中毒之间的关系；⑥在细胞水平和分子水平（酶、受体和信号传导）探讨高压氧引起新陈代谢变化的特点和规律，以阐明高压氧中毒的病理学基础；⑦研制对高压氧毒性有预防作用的药物，如 *N*-乙酰-5-甲氧基色胺预防氧中毒的能力，并开展药物用于预防肺型氧中毒的研究。此外，研究人员还对肺型和脑型氧中毒和其他组织的氧中毒进行了深入探讨。例如，氧自由基与氧中毒、氧中毒的生化机制、脑型氧中毒的病理表现、肺型氧中毒的组织和细胞学变化等。同时，研究人员还探讨了高压氧引起体内氧化应激平衡稳态的破坏是否与高压氧毒性具有偶然性或必然性联系。

（2）高压氧应用　有关高压氧应用，外军开展了多方面的研究：高压氧用于治疗枪弹伤及难愈合伤的研究；高压氧加速减压研究；高压氧防治减压病研究；高压氧治疗过程中导致中枢神经和肺型氧中毒的研究，重点是探讨高压氧暴露对中枢神经系统造成氧中毒的机制，尤其是造成组织损害的机制。高压氧暴露诱发肺损伤及间断吸空气和高温预适应（heat pre-conditioning）对肺的毒性研究。现已表明，高压氧在治疗减压病中具有良好效果。同时，美国海军正在开展高压氧在失事潜艇救援中救治大批幸存艇员的应用前景研究。

其他高压氧适应证还包括骨坏死、移植手术、难以治愈的溃疡、坏疽、脑瘫、烧伤、糖尿病、骨折/损伤/残疾、截肢手术、汉森病、蜂窝组织炎、牛皮癣、骨髓炎等。

（二）潜水医学保障

1. 常规潜水

现在，常规空气潜水的最大深度在 60 m 以浅。超过该深度，一般采用氦氧常规潜水，最大作业深度为 90～120 m，单次作业时间为 30～60 min。目前，美国海军使用的空气潜水装具主要有 MK21-1、MK20-0 型及 MK12 型空气潜水装具。

在水下特种作战时常用的潜水装具有 MK16 水下呼吸器、MK25、Lar V、Divex Shadow、Frog、Oxymix 97、Dophin 及 Inspiration 等闭式或半闭式潜水装具。其中 MK16-1 型呼吸器是专供海豹队员使用的。MK25 为浅水域排雷水下呼吸器，与 MK25 水下呼吸器配套使用的全面罩。MK25-2 型水下呼吸器配备救生背心并配有浮力补偿器/闭式回路氧气应急系统。

2. 饱和潜水

饱和潜水虽然需要大规模的装备，但却是一种安全性很高的潜水方法。在发达国家，饱和潜水技术主要用于救捞和海底资源开发。军民合作保证大深度和高技能的饱和潜水顺利实施。一些国家将这项技术用于潜艇救援上。美国、英国、法国、德国、挪威、瑞典、俄罗斯、日本、中国，这 9 个国家已先后突破了 400 m 饱和潜水深度。法国开展了 675 m 饱和-701 m 巡回的氢氦氧实验潜水，这是迄今世界上最大深度的模拟潜水记录。海上实际实潜深度，法国和日本已分别达到 534 m 和 450 m。

（1）美国　1975 年实施的实海 350 m 饱和潜水是美国的最深记录。1988 年，美国海军一度中断饱和潜水实验，在 2004 年重新开始饱和潜水实验。为了运用打捞和回收任务的移动式饱和潜水装置（SAT FADS、Fly Away Diving System），

2007 年实施了 300 m 饱和潜水实验。2008 年进行实海验证试验。

（2）英国　英国饱和潜水以开发北海油田为开端，由国家主导进行研究。1960～1970 年大力发展潜水技术，主要由英国海军部海洋技术研究中心生理研究室（AMTE/PL）完成。20 世纪 70 年代达到 660 m。目前，由民间组织国家高压氧中心从事研究开发和对从事北海油田作业的潜水员进行训练。

（3）法国　法国没有石油资源，为参与石油产业而发展饱和潜水技术。法国号称拥有世界上最高水平的饱和潜水技术，模拟饱和潜水试验（1992 年 701 m）和实海饱和潜水（1988 年 534 m）至今保持世界最深记录。1993 年，法国海军中止了饱和潜水研究。以法国海洋技术公司考麦克斯公司为中心，民间保持着很高的饱和潜水能力，也尽力协助外国提供饱和潜水服务。

（4）挪威　挪威的饱和潜水是从 1975 年设立的挪威水下研究所（NUI）（一个半官方半民间的机构）时开始的。1982 年石油企业也参与研究，改组成挪威水下技术中心。该中心多次和英国合作进行饱和潜水研究。1980 年达到 300 m、1981 年达到 504 m。

（5）俄罗斯　对俄罗斯饱和潜水研究情况不甚清楚。根据推测，俄罗斯从 20 世纪 60 年代开始研究，拥有 450～500 m 的饱和潜水能力。“库尔克斯”号潜艇沉没事件时没能发挥作用，人们推测是因为没有救生母舰的缘故（原救生母舰“埃尔布拉斯”号在 1994 年退役）。事实上，当时虽然是由挪威饱和潜水员打开逃生舱门，但以后潜艇内搜索及后来的打捞作业等都是由俄罗斯潜水员完成的。吸取该事故的教训，俄罗斯正在建造装备有 450 m 等级高压舱的新型潜艇救生舰 1 号舰（“伊格尔・贝尔索夫”号装备北方舰队）。2 号舰预定装备太平洋舰队。俄罗斯国防部第 40 研究所拥有 500 m 高压舱，也具有所有潜水装备的认证权限，配合正在建造的潜艇救生舰的 450 m 饱和潜水系统的研究工作。俄罗斯正在建造的 450 m 饱和潜水系统，设计独特，由 1 个中央高压转运舱（transfer-under-pressure chamber，TUP）和 4 个居住舱（accommodation chamber）组成。居住舱围绕在中央舱室周围，从中央舱室潜水员可穿戴潜水装具进入潜水钟内。居住舱内压力与潜水员的工作压一致，并可为获救艇员提供减压设施。该系统可容纳 12 名潜水员进行饱和潜水，3 人式潜水钟可下潜至 450 m 处与受损潜艇对接。在营救后，各舱室可容纳至多 60 名获救艇员进行减压（图 3-1）。

（6）日本　日本海上自卫队 1987 年模拟深潜达到 300 m。同年，“千代田”号在实际海域完成了 300 m 饱和潜水。2008 年，“千早”号在实海成功进行 450 m 饱和潜水。海上自卫队装备了深潜救生艇和潜艇救生母舰。

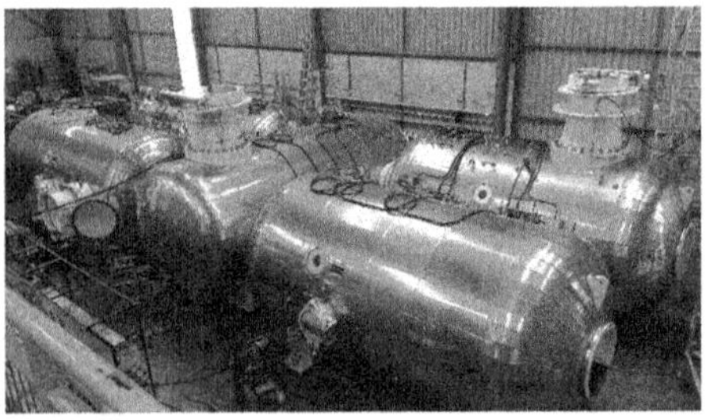

图 3-1　俄罗斯新型饱和潜水系统

（7）韩国　韩国海难救助队（SSU，俗称海上 119）承担饱和潜水任务，其本来是以沉船打捞为目的的部队。2005 年建立了深海潜水训练所后使用 450 m 饱和潜水模拟装置培养和训练饱和潜水员。1995 年实施了 300 m 饱和潜水训练，1997 年在实海由“乔伍海晶”号潜艇救生舰实施了 300 m 饱和潜水。

（8）印度　印度 1966 年设立的海军医学研究所开始饱和潜水研究。该所拥有 300 m 饱和潜水模拟装置。印度拥有饱和潜水深度 300 m 的潜艇救生舰。在 2011 年 2 月在实海进行了 233 m 的饱和潜水。由于救援舰只已经陈旧，计划新造 2 艘潜艇救生舰，已明确装备 300 m 饱和潜水系统和深潜救生艇。

（9）加拿大　加拿大的国防研发部（Defense Research & Development Canada，DRDC）的实验潜水部门拥有可进行饱和潜水的大型舱室。西门菲沙（Simon Freser）大学也拥有 305 m 饱和潜水舱。

（10）巴西　巴西是个不为人知的饱和潜水大国。康坡斯海底盆地拥有可与北海油田相比的油田。平时常在实海进行 320 m 以浅的饱和潜水。巴西海军拥有可进行 300 m 饱和潜水的救生舰。在西玛（CIAMA）研究中心（巴西海军和石油企业佩特罗布拉斯公司合作运营）有饱和潜水训练设施。

3. 氢氧潜水

美国海军一直在跟踪氢氧潜水新兴技术在商业和军事领域的发展，其兴趣并非意在于加大潜水深度，而是通过人体代谢将溶于体内的氢转换成水，以此缩短减压时间。20 多年前，美国海军医学研究中心的一名科学家提出了一种所谓“酶减压”技术。其设想是向人体内注入一种能代谢氢的酶，以此缩短减压时间。但是，这一设想一直被束之高阁，直至法国人着手开展大深度氢氧潜水时才得到重视。5 年前，该研究中心在积累充分资料的基础上，向海军研究局（ONR）提出了开展“高压氢气暴露对动物影响”的建议，并将研究基金首先用于实验设施建设。整个研究设施建设分 3 个阶段，将建成 3 个独立的实验室。

美国海军医学研究中心生物化学减压课题组采用氢气作为呼吸气，为大深度潜水研制了一种动物模型。该模型用非毒性细菌，即甲烷短杆菌——Smithii（为肠道正常寄生菌群），吸收在干式潜水舱内模拟潜水的动物体内溶解的部分氢气。尽管这种细菌吸收气体的量有限，但可明显减少动物患减压病的危险。他们还用该方法模拟 610 m 大深度潜水：在动物肠内放入细菌，通过该细菌的新陈代谢，使体内的氢气变成水和甲烷，通过测量动物释放甲烷的量，得出细菌在肠道内的作用指数，从而预测减缓或降低动物患减压病的危险程度。

目前的研究重点仅是针对大深度氢气潜水，未来计划寻找一种合适的能代谢氮气的细菌，以扩大到浅深度空气潜水。但由于氮气的代谢速度缓慢，可能需采用基因工程的方法，培养一种更为活跃的细菌，以吸收体内更多的氮气，提高高压暴露后的减压效率。此外，他们采用生物化学减压方法辅助治疗脱险艇员的减压病：筛选出几种耗氮菌和耗氢菌，并用大鼠做氮氧和氢氧潜水实验，结果脱险组减压病的发生率明显降低。

（三）潜艇艇员脱险和救生技术与装备

1. 潜艇艇员脱险技术与装备

（1）潜艇艇员脱险技术　潜艇脱险可分为单人着装减压脱险、自由上浮脱险、快速上浮脱险、单人与集体结合脱险、漂浮救生舱集体脱险。快速上浮脱险因脱险深度大、安全性好而被许多国家海军广泛采用，如英国、美国、法国、中国等。美国海军探索了 183 m 以深脱险的可行性。但是，该脱险法应用的受制约条件是沉没潜艇固壳未破损，艇内未形成高压或者艇员未发生高压暴露。近年来，国外海军还开展了单人抗压脱险服脱险、新颖减压技术和失事潜艇艇员逃生策略研究。

1）艇员单人抗压脱险服脱险：加拿大研发的一种独创性潜艇艇员单人脱险装备，或称“常压自救系统”，是一种最新颖的脱险技术。其优点是可抗强大外压，即使从已形成高压的失事艇内，艇员穿着该系统仍可完成脱险。其缺点是该装备体积臃肿，在潜艇舱室内难以找到足够的储存空间。据报道，该系统已可供实际应用。

2）新颖减压技术：外军先后开展了先进的快速减压方案研究、吸氧加速减压法、艇员高压暴露时减压病发生率的模型研究、生化减压研究，目的是缩短高压暴露艇员的减压时间并减少减压病的发病率。其中，吸氧加速减压法取得了较好进展，生化减压研究似乎未取得积极的成果。美国海军实验潜水队研制和检验了反复亚饱和空气潜水吸氧加速减压方案，总共检验了 8 个吸氧减压方案，并进行了检验。

3）失事潜艇艇员逃生策略

A. 制订潜艇艇员幸存者指南：在潜艇失事时，该指南可辅助艇长决策。目前，美国海军“洛杉矶”级潜艇指南已制订完成，“俄亥俄”级和“海狼”级潜艇的指南正在研究制订中。

B. SEAREX 自动幸存者指南：该系统为基于防震手提电脑运行的潜艇脱险和救援计算系统，它可方便数据收集、分析和决策，可协助艇长实施脱险决策（图 3-2）。目前，研究人员正在研究压缩版，以便安装在个人数字助手上（PDA）。

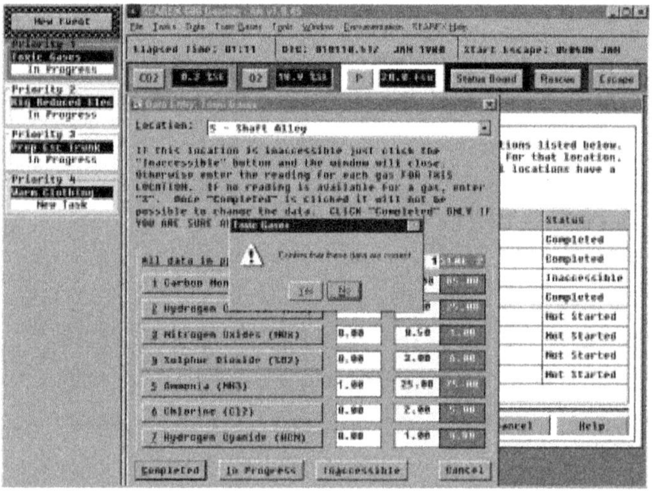

图 3-2　SEAREX 自动幸存者指南系统

（2）潜艇脱险装备

1）MK 系列快速上浮脱险服：英国海军的 Mark-10 快速上浮脱险服（SEIS）是一种经改进的脱险服，最大脱险深度为 200 m。该脱险服具有结构简单、着装方便、操作容易、脱险深度大、上浮速度快、保暖性能好等优点。该脱险服重量约 6 kg，正浮力 32 kg，平时可折叠起来放在专用背包内，最大脱险深度为 200 m，每名艇员配备一套。现仍然是英国海军的制式脱险装具。

该快速上浮脱险装具除由头罩、抗浸保暖服几个部分组成外，还带有一只充气单人救生筏。据报道，目前世界上有 22 个国家的海军使用 MK-10 潜艇艇员单人脱险装具（图 3-3，图 3-4）。

新一代脱险抗浸服 MK-11 潜艇逃生抗浸服具有更强的热保护性和耐用性，无人脱险试验证实其适用深度可达 310 m。英国、美国、意大利等国海军已配备此型抗浸服（图 3-5）。

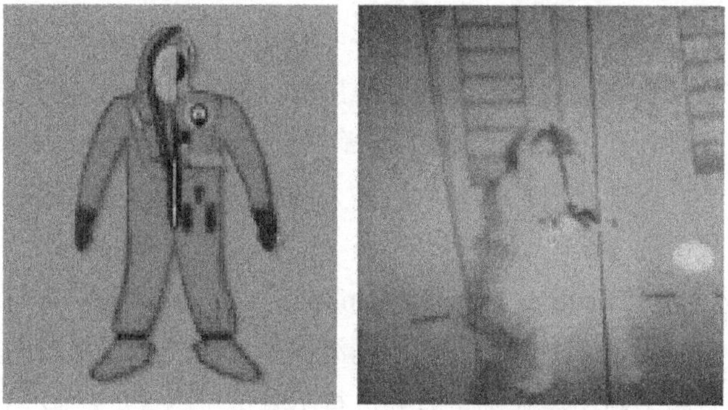

图 3-3　Mark-10 潜艇脱险抗浸服

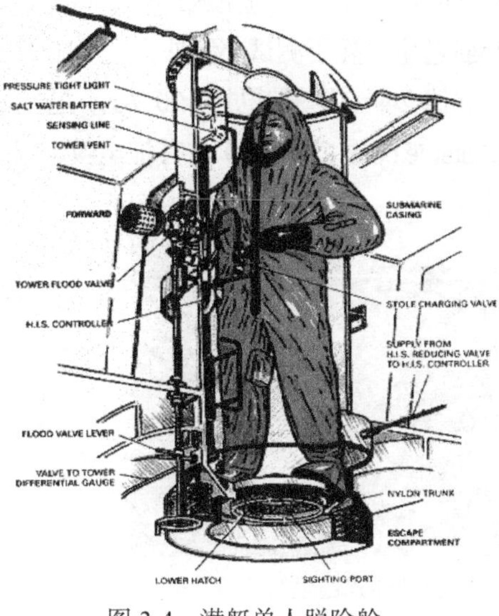

图 3-4　潜艇单人脱险舱

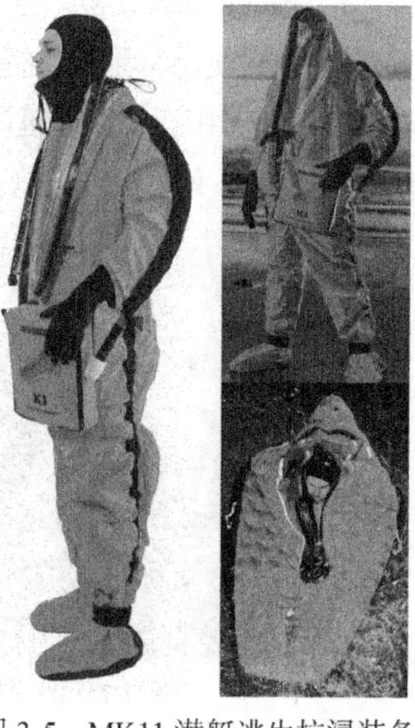

图 3-5　MK11 潜艇逃生抗浸装备

2）单人抗压脱险服（personnel pressure suit，PPS）：1999 年，加拿大国防部与国防和民用环境医学研究所及 Nuytco 公司合作，对一种称为艇员单人抗压服或常压自救系统（one-atmosphere self-rescue system）的装具开展了可行性研究。该系统是一件可抗强大外压的脱险服，即使从已形成高压的失事潜艇脱险舱内，也可进行脱险。据报道，该项研究已于 2000 年完成。若给一艘有 50 名艇员编制的潜艇全部配备艇员单人抗压脱险服，所需的费用比深潜

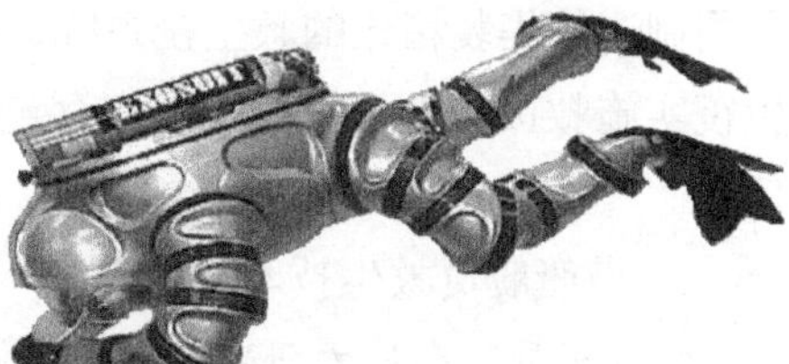

图 3-6　单人抗压脱险服

救生艇或罗摩洛系统所需的费用要低得多。但是，值得指出的是，当潜艇内已形成高压时，虽然穿着该脱险服可不经减压出水，但出水后仍必须将艇员转入甲板加压舱中完成减压处理。这要求救生船上有可供在压力下转运的特殊设备。此外，潜艇的空间狭小，可能难以找到存放这种大体积抗压脱险服的地方，因此，其可用性仍存在问题（图 3-6）。

3）浮式逃生舱（floating escape chamber）：近年来，俄罗斯与西方国家关系紧张，在发生潜艇失事紧急情况下俄罗斯海军是否能及时获得救助是一个很大的问题。俄罗斯研制了新型浮式逃生舱并进行了测试（图 3-7），以期依靠自身力量开展失事潜艇脱险。2014 年 11 月，俄罗斯海军在俄北部 Zapadnaya Litsa 基地内对新型攻击型核潜艇“北德文斯克”号（Severodvinsktested）的浮式逃生舱进行了测试。测试小组人员通过潜艇尾部垂直位置的逃生舱弃艇逃生。除了测试小组外，逃生舱携带的压舱物（ballast）相当于全体艇员的重量（“北德文斯克”号载员约 90 人）。逃生舱成功分离并上浮后，硬壳充气艇（rigid-hull inflatable boats，RHIB）将其拖至救生船。

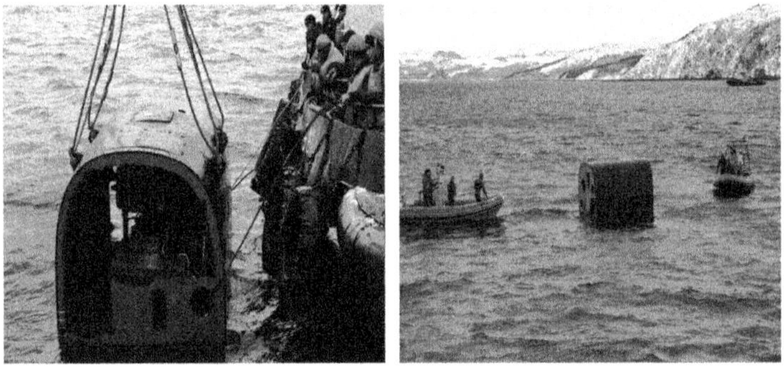

图 3-7　俄罗斯海军试验中的新型浮式逃生舱

4）集装箱化救生筏系统：荷兰海军在“海象”级潜艇上配备了由 Babcock 公司制造的集装箱化的救生筏系统，潜艇在水面或水下失事时都可直接释放该救生筏实施救援。救生筏内配有生存包和自动激活全球定位系统（GPS）搜救指示信标。

2. 潜艇艇员救生技术与装备

（1）艇员生存技术研究　失事潜艇内的大气质量恶化、缺少食物和饮用水、压力增高、冷热应激等多种因素，极大地危及艇员的生存。近年来，在提高失事潜艇艇员生存能力方面，外军主要开展了以下研究：

1）失事潜艇生存环境改善研究：①便携式潜艇大气气体分析器；②二氧化碳被动清除挂帘（图 3-8），为有助于失事艇员艇内生存的带有氢氧化锂吸收剂的新颖二氧化碳被动清除装置。

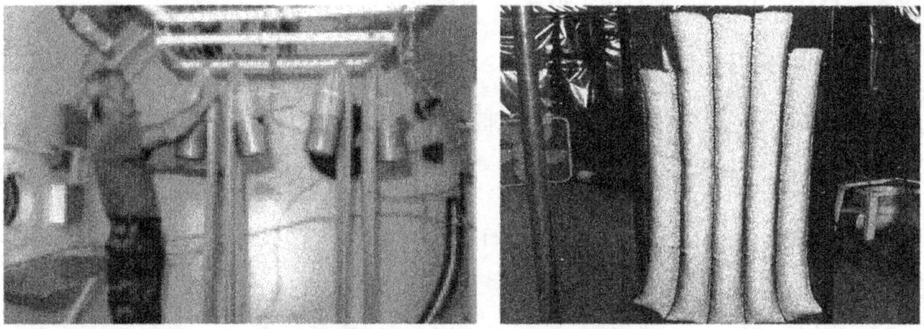

图 3-8　CO_2 被动清除挂帘

2）失事潜艇艇内生存能力研究：经 2 艘潜艇演练证实，在潜艇失事情况下，二氧化碳被动清除挂帘和应急补氧系统仍可使艇内大气维持在安全水平。同时，美国海军制定的失事潜艇艇员 7 天生存目标完全可行。

（2）失事潜艇艇员救援研究

1）潜艇伞降救援队：英国皇家海军组建的潜艇伞降救援队通过空运和伞降，可快速将救援人员和装备部署到潜艇失事区域，向浮出水面的逃生人员提供直接救助，向水面生存者及其他救援人员提供建议和帮助。救援人员包括医疗人员、后勤专家、无线电操作员、工程师、潜水员等。他们携带的装备有充气艇、充气救生筏、冷热口粮、水、急救设备、医疗物资、水面氧治疗设备、通信设备、导航设备等。

2）失事艇员红外反射条：美国海军研制了一种新型失事艇员佩戴的红外反射条，可提高对在海面上漂浮的失事艇员的识别、搜寻和救援能力。

3）失事艇员高压援救技术：美国海军现已建立了援潜救生 6 h 应急反应机制，可对失事潜艇实施快速搜索定位，72 h 内援潜救生部队与装备部署至现场并开展施救，7 天内完成救生任务。

潜艇沉没后，艇内形成高压的情况约占失事潜艇总数的 40.5%。高压暴露可带来许多复杂的医学问题，如氧中毒、有害气体中毒、减压病（尤其是饱和型减压病）、肺气压伤等，现场救护十分困难，已成为的援潜救生难题。当大批艇员被救出水面后需做加压治疗时，极有可能因无大容量加压舱而束手无策。这个问题已成为倍受关注的援潜救生难题。现在，国外海军正大力研发性能好、能直接进行压力转运的配套救援系统，并在救生船上采用大容量甲板加压舱（每舱可容纳 30 多人）的途径来解决这一难题。美国、英国、法国、新加坡等国海军已更新了救生船上的加压舱设备，使舱收容量增至 60～70 名艇员。另外，还增加了便携式治疗舱，以方便对患有严重减压病艇员的后送和治疗。

4）美国海军评估了潜艇用担架：为提高失事潜艇艇员的救援水平，美国海军评估并选择了适合潜艇狭小空间的救生担架。

（3）失事潜艇艇员的救治研究

1）大批失事潜艇伤病员获救后的救治：潜艇失事后，极有可能出现大批伤病员。除大批减压病和肺气压伤患者外，还可能有许多创伤伤员、中度/重度体温过低患者，数量众多，病情复杂，从而给现场的救治带来极大的困难。为此，国外海军已关注并开展大批失事潜艇伤病员的救治研究。

2）潜艇批量伤员高压氧治疗包：美潜艇医学研究所评估了 5 种商用个人供氧系统以使失事潜艇的获救人员可在高压环境下获得氧供应。使用被选的系统可缩短暴露于压力的幸存者的减压时间，从而在出现批量伤员，大量人员需要在减压舱治疗情况下，提高人员的生存率。

3）潜艇核事故的医学处理：潜艇核事故将使援潜救生工作变得更加困难，参与救助的医务人员需开展如下工作：辐射监测；对核沾染伤员进行洗消和医学处理；同时，应采取一切有效措施，尽量减少受辐射沾染的艇员间接导致水面保障舰船发生核污染等。

（4）援潜救生装备　　潜艇救生一般是由水面支援母船和（或）母潜艇携带专用救生装备，如救生钟、深潜救生艇及与其配套的常压潜水系统、遥控式潜水器（ROV）等设备，实施与失事潜艇救生舱口对接后将艇员从潜艇舱内救出。

潜艇救生装备可分为骨干装备与配套装备。

1）潜艇救生骨干装备

A. 救生钟：救生钟现仍是一种常规潜艇救生装备。美国海军救生钟的最大作业深度为 259 m，一次可援救 8 名失事艇员。法国海军的救生钟为自动推进式，作业深度为 1 000 m。救生钟的优点是机动能力强，较易部署；其不足是作业时救生舱口水下对接困难，渐趋淘汰。有关世界诸国海军救生钟性能见表 3-1。

表 3-1　美国、法国、意大利、巴西、土耳其等国的救生钟

国别	救生钟名称	救生深度（m）
美国	麦坎恩救生钟	259
法国	移动式救生钟	1 000
意大利	救生钟	130
巴西	麦坎恩救生钟	200
印度	GK59 救生钟	作业能力为 200，最大深度为 300
土耳其	救生钟	130

B. 深潜救生艇：深潜救生艇是一种大型援潜救生装备，也是各国竞相发展的骨干装备。美国、英国、俄国、意大利、澳大利亚、瑞典、日本、韩国、新加坡等都拥有不同类型的深潜救生艇（表 3-2）。

表 3-2 世界海军深潜救生艇一览表

国别/组织	装备名称	长度（m）	重量（t）	救援深度（m）	航速（节）	运载人数	抗内压 MPa	对接倾斜度
美国	DSRV	15	32	1 000	5	24		
	Falcon			610		16	0.5	45°
北约	NSRS	约 10	30	610	4.5	17	0.5	60°
英国	LR5	9.2	21.5	475	2.5	16	0.5	60°
俄罗斯	VMF	12.1	20	400	5	12～15		
意大利	SRV300	8.5	19.5	300	4	8		55°
瑞典	URF	13.5	52	460	3	35	0.6	60°
	S-SRV			700	4.5	35	0.7	60°
澳大利亚	Remora	5.5	16.5	500	3	6		60°
日本	JMSDF	12.4	40	1 000	4	12		60°
韩国	LR5K	9.6	21.5	457	2.3	10	0.5	50°
印度		/	/	300	/	12		

有关深潜救生艇的救生程序见图 3-9。

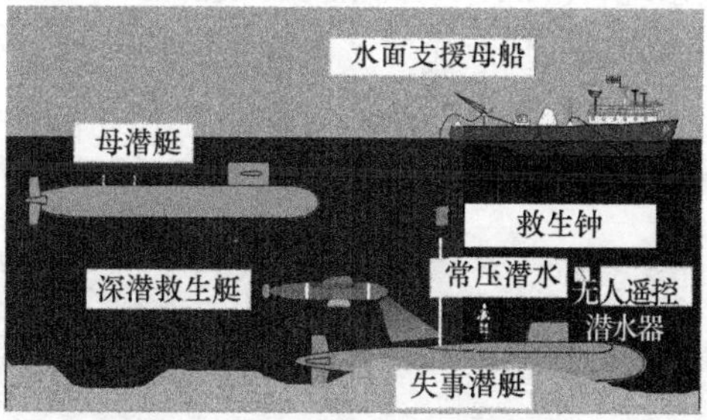

图 3-9 援潜救生作业示意图

a. 美国海军援潜救生系统：美国海军于 20 世纪 70 年代研制了第一代深潜救生艇（DSRV），共 2 艘，于 2008 年全部退役（图 3-10）。用以替代第一代深潜救生艇的新型深潜救生艇为“猎鹰”号（Falcon），它实际上是美国海军新型援潜救生系统（the submarine rescue diving and recompression system，SRDRS）的水下救生模块（图 3-11）。“猎鹰”号水下援救系统一次可援救 16

名高压暴露的艇员，最大作业深度 610 m，最大高压援救深度 50 m，于 2006 年末交付美国海军使用。新型援潜救生系统具有较强的机动性，可采用大型运输机空运至目的港口后装上救生母船，在 72 h 内快速部署至失事海域开展援潜救生作业。

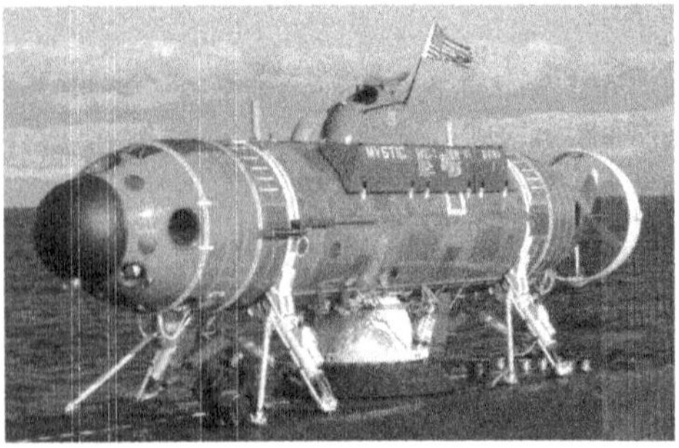

图 3-10　美国海军第一代深潜救生艇

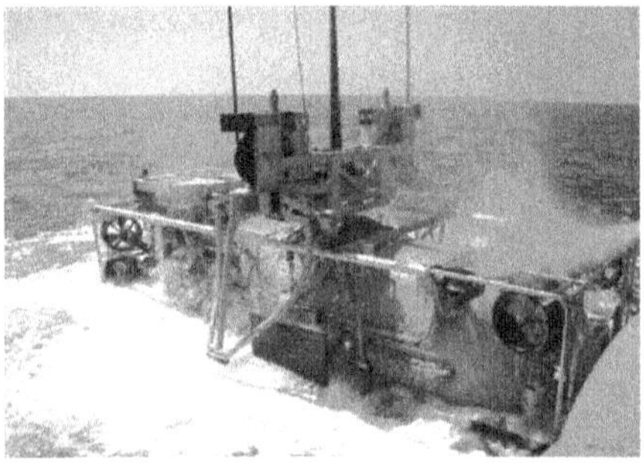

图 3-11　美国海军第二代深潜救生艇“猎鹰”号

此外，为解决援潜救生中的快速应急反应问题，美国海军研制了一套新型便携式饱和空运潜水系统（saturation fly-away diving system，SATFADS）并于 2010 年 11 月完成了首次载人试验和潜水钟试验。这套系统共包含 5 大主要部件：1 个主甲板减压舱、1 个潜水钟与潜水钟吊放系统、1 个控制室及 2 个辅助设备保障舱（图 3-12，图 3-13）。饱和空运潜水系统的最大下潜深度为 304.8 m（1 000ft），将取代美国海军已退役的“鸽子”级上的潜艇救援潜水器（最大作业深度 259.1 m）。

b. 北约潜艇救生系统：（NATO submarine rescue system，NSRS）：是英国、法国、挪威合作研制的项目，其取代了英国的 LR5，成为北约的骨干援潜救生装备，于 2006 年底正式投入现役（图 3-14）。一旦得到动员指令，其即可迅速部署至潜艇失事海域。

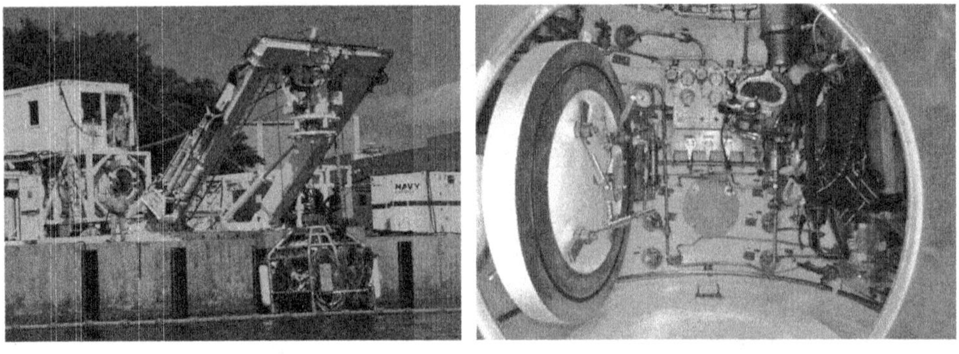

图 3-12　饱和空运潜水系统潜水钟吊放系统和潜水钟内部结构

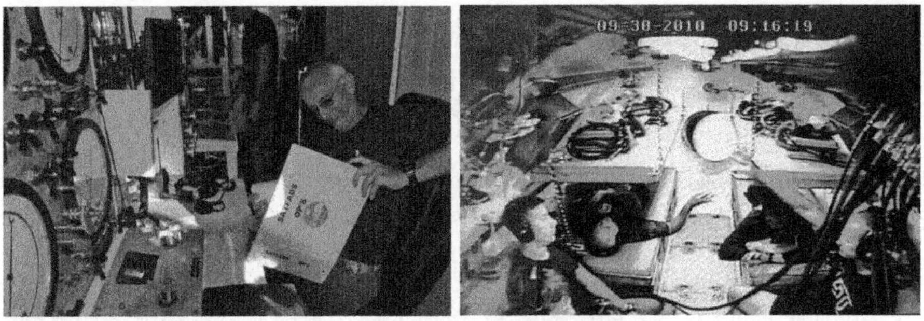

图 3-13　控制舱和减压居住舱

北约潜艇救生系统由两套子系统组成，即干预用无人遥控式潜水器和救生系统（the rescue system）。干预用无人遥控式潜水器系统需有专用 A-型吊架、绞车、脐带、设备控制舱、导航/跟踪设备、发电装置等提供保障。其用途包括进行救援现场的前期准备、水下摄影、残渣清理、提供应急生命保障物资，如饮用水、食品、大气控制设备、医疗物资，并可实施对失事潜艇的远程大气监测等。

救生系统由一台潜艇救生艇（SRV）、吊放/回收系统、压力转运系统及其他相关保障设备组成（图 3-15）。潜艇救生艇是北约潜艇救生系统的重要组成部分。其最大作业深度 610 m，可在 1～5bar 压力下转运伤员，并可与以倾斜角度达 60°的潜艇进行对接。其可在无失事潜艇人员帮助下自行操作。该救生艇与失事潜艇舱内的压力达到平衡后，一次可将 15 名艇员（包括担架伤病员）转移到救生艇内。压力转运系统是移动式的可提供减压和医学保障的系统，可同时为 72 人实施减压。其救援能力适用于大型战略弹道导弹核潜艇。系统还有 2 个双人便捷减压舱。

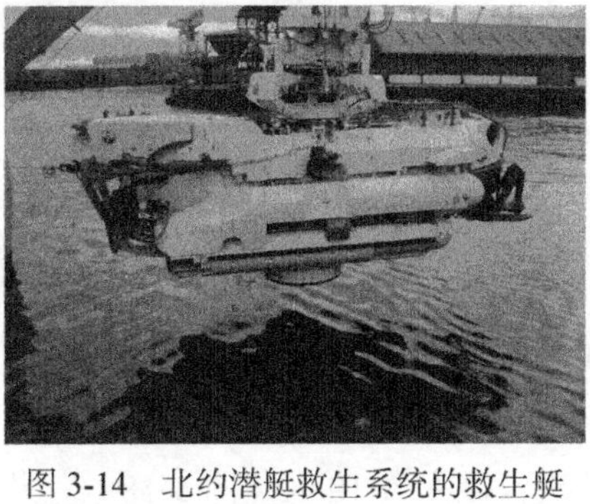

图 3-14　北约潜艇救生系统的救生艇

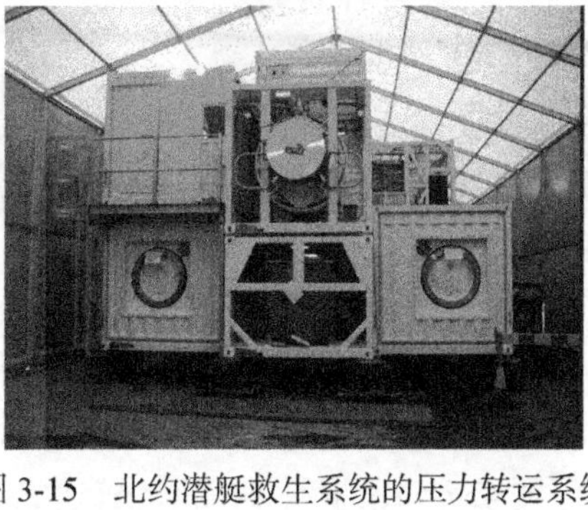

图 3-15　北约潜艇救生系统的压力转运系统

北约潜艇救生系统整个系统可放在 C-17 或安-124（Antonovs-124）运输机的后部，飞至全球范围内需要的地点。整个系统部署在海上时，没有专用的救生母船。在需要时，北约可租用恰好在失事潜艇附近的随机船（如石油钻探保障船）。系统规定接到救援指令后最多 72 h 必须开始实施救援。

该系统成为北约的骨干救生装备，可空运（使用新型的 A400M 欧洲大型运输机），主要用于为法国、挪威和英国 3 个发起国的海军提供保障，但也随时可以为地处任何地方的世界其他国家提供援潜救生服务，包括为北约的意大利和美国、欧洲的俄罗斯和瑞典，以及太平洋地区的澳大利亚等提供援潜救生服务。

c. 英国海军的 LR5 救生用潜水器：该潜水器是由商业潜水器改装而成的，援潜深度可达 475 m，一次最多可运送 15 名艇员，高压援救能力为 50 m。该系统一旦接到援潜救生任务，在得到通知的 12 h 内，LR5 即可开赴现场参加救援（图 3-16）。

2000 年，英国海军对 LR5 实施了改装，明显提高了其作业性能：最大援救能力由 9 名增加至 16 名艇员；高压援救能力由 0.29 MPa 提高到 0.5 MPa；可在潜艇倾斜角达 60°时与其完成对接；带有可对失事潜艇艇面甲板进行残渣清理的机械手；航行速度 4 节，海底水流为 1 节时仍可完成与失事潜艇救生舱口的对接。此外，该救生系统还装备有 Scorpio 45 遥控式潜水器，可配合 LR5 开展救生作业。随着北约援潜救生系统的服役，LR5 全套设备（包括 Scorpio 45）已被转卖给他国（图 3-17）。

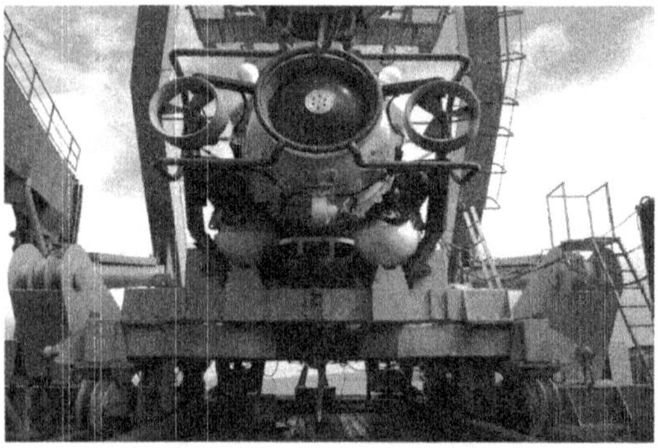

图 3-16　LR5 救生用潜水器

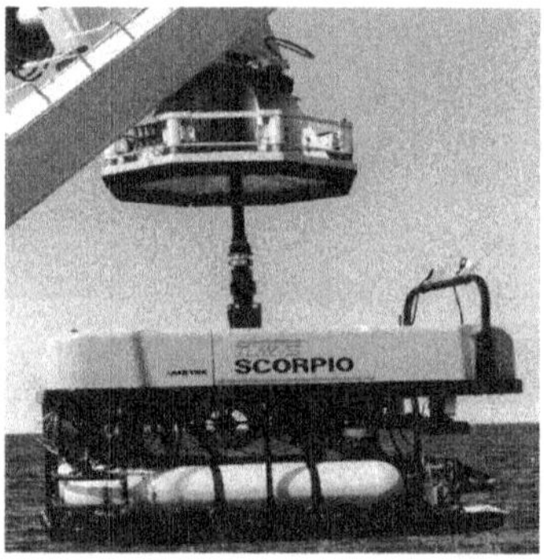

图 3-17　Scorpio 45 遥控式潜水器

d. 韩国海军的 LR5K 救生用潜水器：LR5K 原来是一艘英国的商用近海作业潜水器，后被改装成援潜救生用潜水器，其结构和性能与 LR5 大体相似，最大作业深度 457 m，重量 21.4 t，航速 2.3 节，单次救援人数 10 人（图 3-18）。另据网络信息报道，英国的杰姆斯·费舍国防（James Fisher Defense）公司向韩国海军提供了一套新的名为 ROKS DSRV Ⅱ 的援潜救生系统，并于 2008 年底交付给韩海军使用。该套系统的性能可能与我海军的 LR7 的性能相似。

e. 日本海军的深潜救生艇（DSRV）：日本海军有 2 艘深潜救生艇，首艇问世于 1985 年，第二艘艇于 2000 年投入现役（图 3-19）。其基本性能与美国海军的第一代深潜救生艇相似，最大作业深度约 1 000 m，单次援潜作业能救出 12 名失事潜艇艇员。

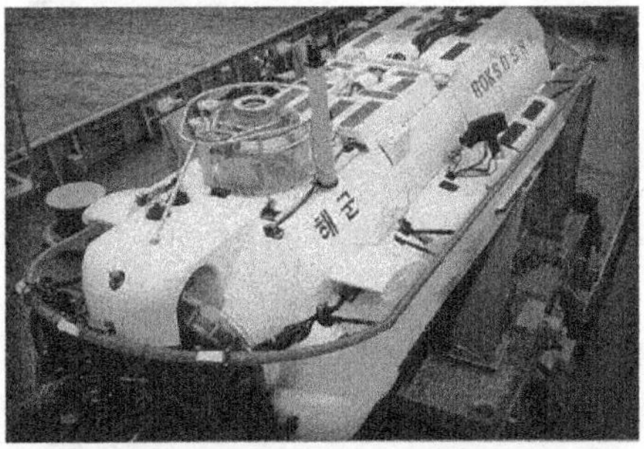

图 3-18　韩国海军的 LR5K

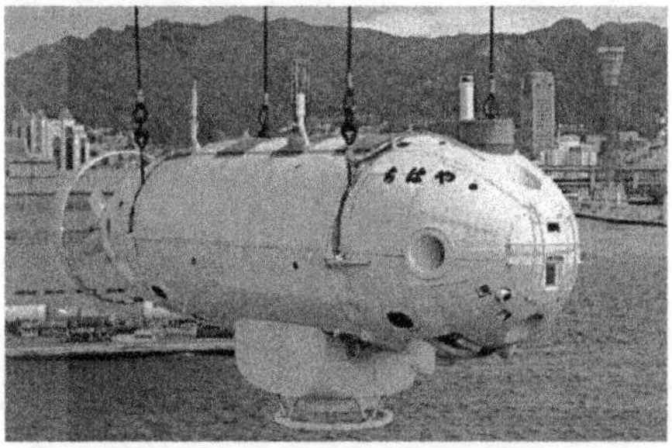

图 3-19　日本海军的深潜救生艇

f. 俄罗斯海军的 Bester 和 Priz 深潜救生艇：救生艇是苏联于 1979 年和 1980 年研发的装备，是一种由母潜艇载带的救生装备。Priz 作业时既可有人操作，也可无人操作。但是，因其蓄电池工作能力仅 3 h，故水下作业能力有限，且性能较差（图 3-20）。

g. 意大利海军的 SRV 300 深潜救生艇：SRV 300 深潜救生艇是由意大利詹斯·盖斯公司研制的新一代援潜救生系统，已取代原有的 MSM-1/S 救生系统，装备在“Nave Anteo”号母船即“纳夫 · 安提欧”母船上（图 3-21）。用于水下检查时的最大作业深度为 600 m，最大援潜救生深度 300 m；最大抗内压强度 0.5 MPa，能完成压力下转运。与失事潜艇对接的最大倾斜角为 55°，一次最多可援救 12 名艇员。

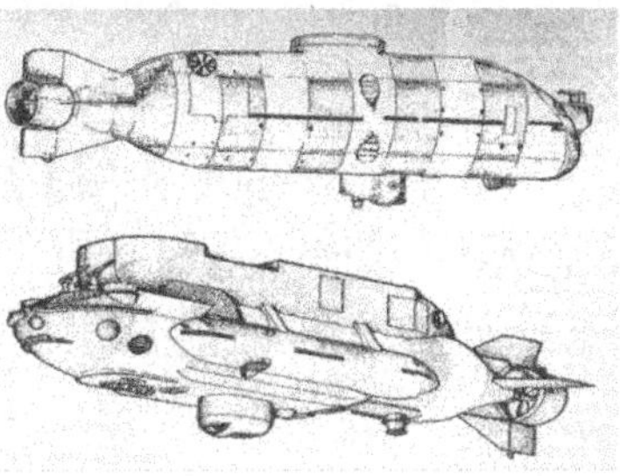

图 3-20　俄罗斯海军的 Priz 和 Bester

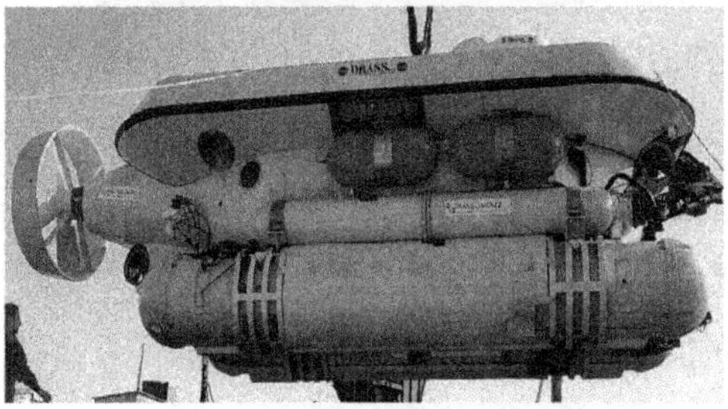

图 3-21　意大利海军的 SRV 300

h. 瑞典海军的 URF 和 S-SRV 深潜救生艇：URF 是瑞典海军的第一代援潜救生系统，自 1979 年服役至今已超过 30 年，即将退役。该艇长 13.5 m，重 52 t，其最大优点是具有高压转运能力，最大抗内压强度 0.6 MPa，一次可援救 35 名艇员，最大作业深度 460 m（图 3-22，图 3-23）。

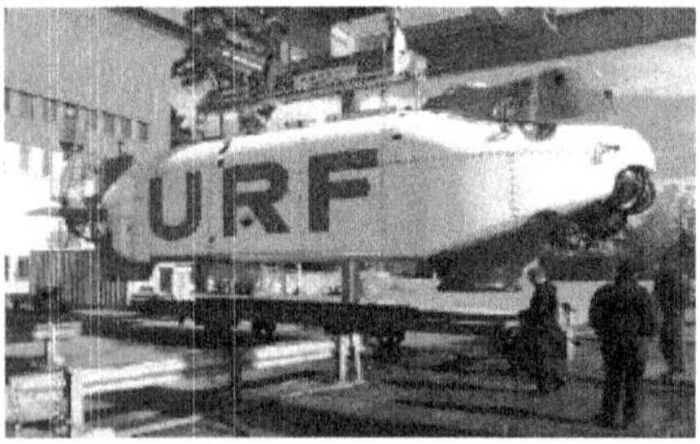

图 3-22 瑞典海军 URF

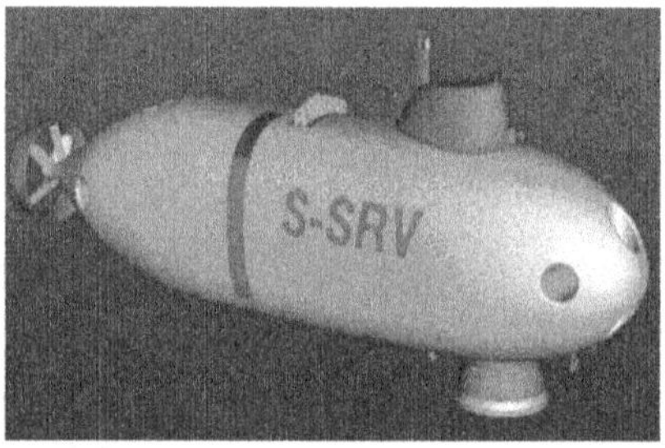

图 3-23 瑞典海军 S-SRV

S-SRV 救生系统是瑞典海军的第二代援潜救生装备，为 URF 的改进型，是一种自主载人救生系统，符合北约有关援潜救生系统的要求。最大援潜深度为 700 m，可与纵横倾角达 60°的失事潜艇进行对接，符合北约有关援潜救生的规范和标准，单次作业即可将 35 名艇员（瑞典潜艇较小，艇员编制在 35 名以下）全部救援到水面支援船。从其性能和作业能力看，该救生装备在世界同类装备中算是最先进的援潜救生系统。

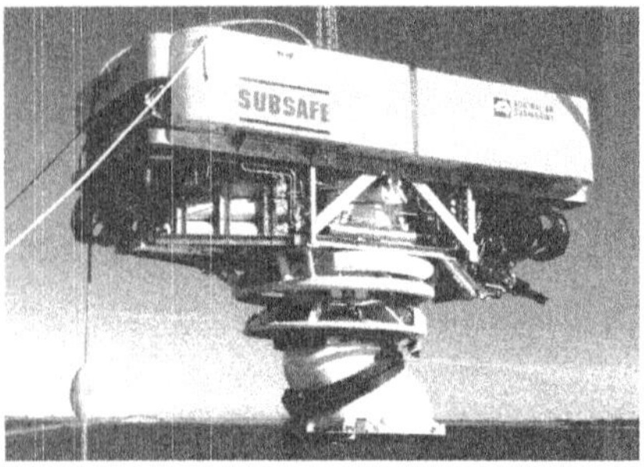

图 3-24 澳大利亚海军的罗摩援潜救生系统

i. 澳大利亚海军的罗摩洛援潜救生系统（Remora）：罗摩洛援潜救生系统由在水面支援船控制室内的 3 名人员（驾驶员、导航员和潜水监督员）进行遥控操作（图 3-24）。作业时，艇内需有 1 名救生员协助逃生人员离艇，一次可援救 6 名艇员，最大抗内压强度为 0.5 MPa，最大作业深度 500 m，最大对接倾斜角 60°，水下航速 3 节，重量 16.5 t，可空运，一次巡回救生需 3 h，其最大特点是有一只可旋转的对接裙罩。其水面母船上的两只大型甲板加压舱每舱可容纳 36 人，并可与过渡舱对接，进行压力下转运。该救生系统于 1996 年正式交付澳大利亚海军使用。

2）潜艇救生配套装备

A. 常压潜水服（atmospheric diving suit，ADS）：是一种外形如人体服装的一种承压潜水装备，潜水员穿上常压潜水服可下潜至海底进行非承压潜水作业，从而免除了承压作业所带来的冗长减压和减压病危险。常压潜水服的主要用途是开展水下探查、水下对接、辅助水下救援及其他作业。美国海军的 Hardsuit 2000（图 3-25）和日本的常压潜水服 2000（作业深度达 610 m）及法国海军的 Nuwtsuit（作业深度达 700 多米）均可与救生装备配套开展援潜救生作业（图 3-26）。

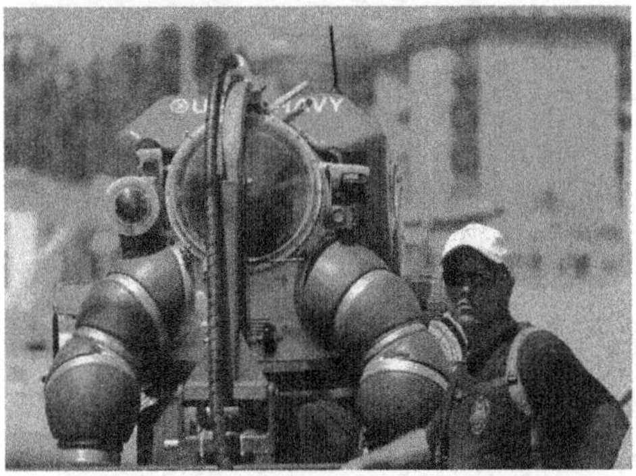
图 3-25 美国海军的 Hardsuit 2000

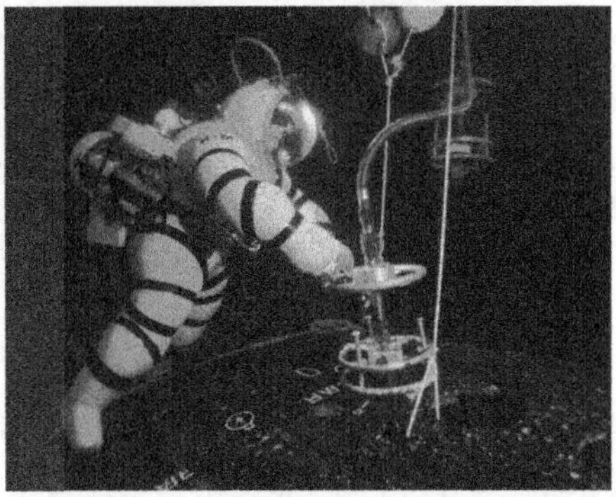
图 3-26 法国海军的 Nuwtsuit

B. 无人遥控式潜水器：所有援潜救生装备几乎无一例外地配备有无人遥控式潜水器，如美国海军的援潜装备配有 Super-Scorpio 45、英国的 LR5 配备 Scorpio、瑞典海军装备 Mantis、新加坡海军的 Super Spatran 等（图 3-27～图 3-30）。法国海军的无人遥控式潜水器“Ulisse”号作业深度可达 700 m。

无人遥控式潜水器配备有导航信标器、声呐、跟踪询答器、深度测定仪、摄像机、机械手、切割装置等。无人遥控式潜水器可用于在目标海域寻找失事潜艇，给失事潜艇进行精确定位，其前部的机械手可用来清理沉艇对接部位的残渣，剪除妨碍援潜作业的障碍物，给失事潜艇安装水声电话、辐射监测仪，并通过升降口向失事潜艇投送应急生命支持物资等。

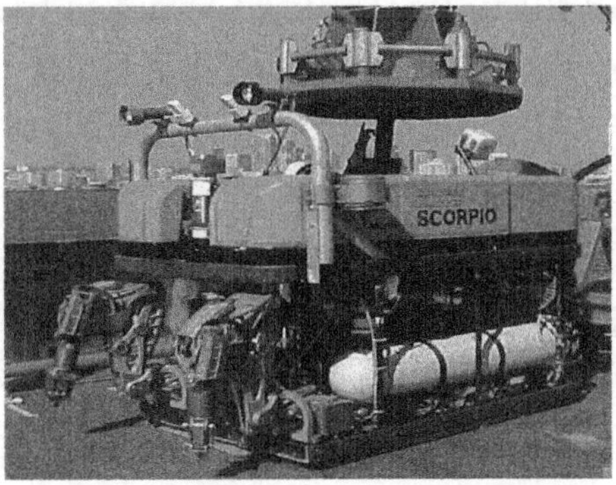

图 3-27 美国海军的 Super-Scorpio45

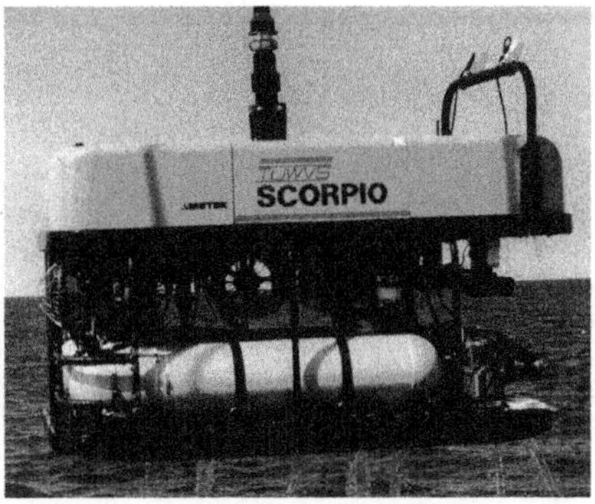

图 3-28 英国海军的 Scorpio

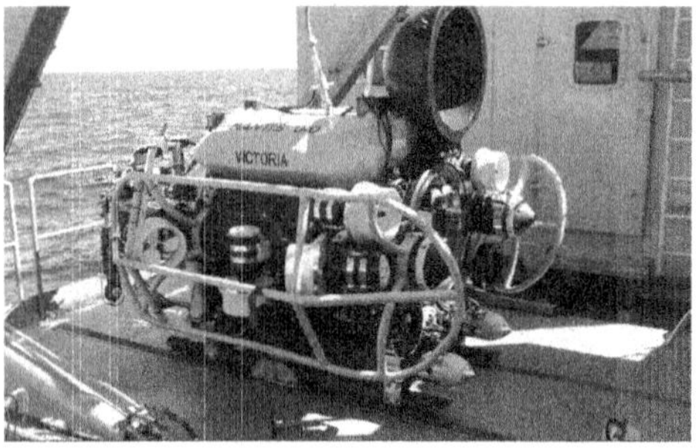

图 3-29　瑞典海军的 Mantis

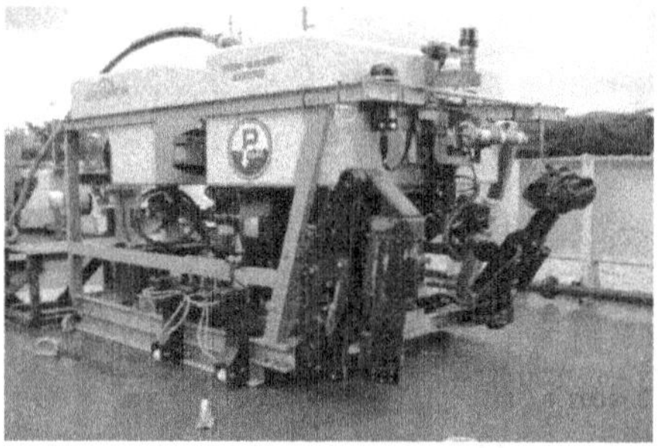

图 3-30　新加坡海军 Super Spartan

C. 失事潜艇减压系统：为克服高压援救所带来的特殊困难，英、法海军先后研制了一种可为失事潜艇进行减压的系统（distressed submarine decompression system，SSDS），已成为援潜救生配套装备，最大作业深度 200～250 m。

英国海军为失事潜艇进行减压的系统最大作业深度为 200 m，法国海军的为 250 m。为失事潜艇进行减压的系统亦为集装箱模块式，可空运，48 h 内可奉命出动执行援潜救生任务，实用性好。同时，该系统还可与 Scorpio 45 潜水器配套使用。

D. 高压后送担架（emergency evacuation hyperbaric stretcher，EEHS）：实际上是一种小型便携式加压舱，具有可折叠、易于携带、方便展开等优点（图 3-31）。高压后送担架也是美、英等国海军援潜救生系列装备的组成部分，可在现场用于为患有减压病、肺气压伤（动脉气栓）和其他伤病的潜水员和（或）失事潜艇艇员等提供在压力条件下紧急后送至陆上医院进行加压治疗的运输工具，最大工作压 30 m，重量 55 kg。

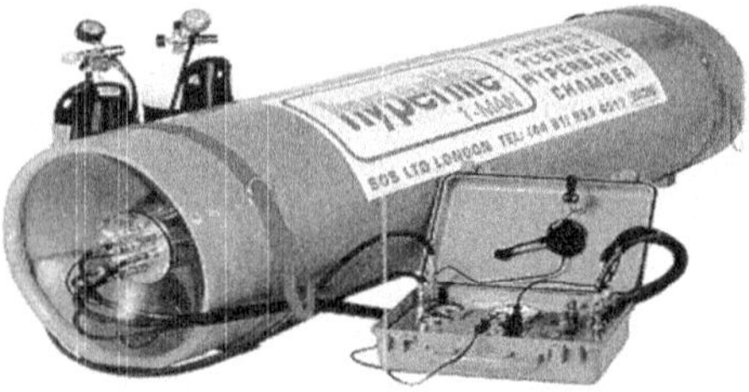

图 3-31　美国海军的高压后送担架

E. 应急生命支持物资投送系统：在援救因故沉入海底的潜艇时，能否及时向潜艇舱室投送保障艇员生存的物资关系到艇员的生死存亡问题。为此，美国海军研制出了一种称为“应急生命支持物资投送筒”（emergency life support supplies POD-posting system）的一种特殊装置，借此，水面救生船舶可向失事潜艇投送各种应急生命支持物资，如食品、淡水、氧再生药板、二氧化碳吸收装置、医疗物品、脱险装具、衣服、工具、甚至报纸等（图 3-32，图 3-33）。

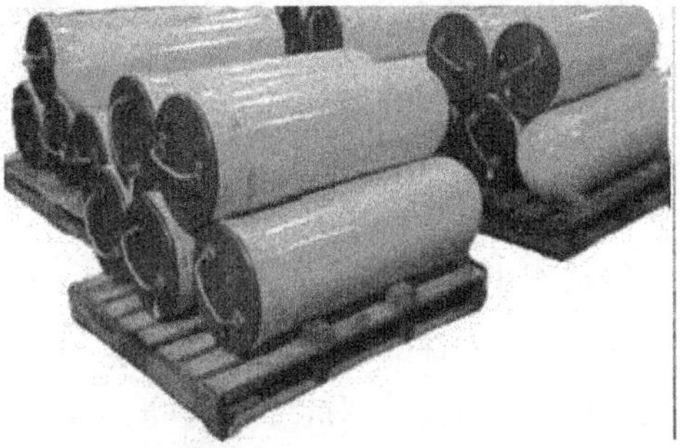

图 3-32　应急物资投送筒

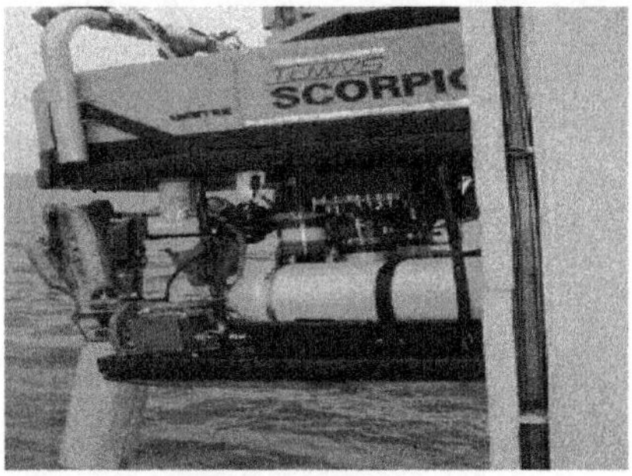

图 3-33　应急物资投送筒正由潜水器投送

F. 高压救生模块：该模块是空运救生系统的组成部分，可为美国潜艇及世界各国潜艇失事时提供应急救生。

3）潜艇救生舰或救生母船：是用于装载深潜救生艇（DSRV）、潜艇救生潜水器（SRV）、无人遥控式潜水器、常压潜水服、甲板减压舱系统（DDC）等装备的运载平台，是援潜救生作业必不可少的装备。

一般来说，凡具有较强实力海军的国家一般都拥有专用潜艇救生舰（ASR）。

A. 美国海军：潜艇救生舰是美军的一种勤务船只，主要用于救助因火灾、碰撞、搁浅、战损或其他事故等原因而受损的潜艇或其他水面舰船。自 1945 年以来，美国海军先后建造了 10 艘救生舰，即“枕垫”号、“保重者”号、“起重机”号、“凑巧”号、“取回者”号、“恢复”号、“卫兵”号、“抓紧”号、“救捞者”号、“勾篙”号。现在，只有后 4 艘潜艇救生舰仍在服役。

B. 俄罗斯海军：俄罗斯海军救援船“伊戈尔·别洛索夫”号于 2014 年正式服役。“伊戈尔·别洛索夫”号海上救援船长 97.8 m，宽 17.2 m，排水量 5 037 t，艇员编制 96 人，最多可同时容纳 120 名获救人员（其中减压舱内可容纳 60 名艇员进行减压）。该救援船能够执行多种任务，包括搜索、救援及打捞遇难潜艇等。该船装备有先进的深海搜救设备，包括由苏格兰 DIVEX 公司生产的大深度饱和潜水系统和 ARS-600 载人深潜器。

C. 英国海军：拥有 RFA Diligence、CS Sovereign、Salmoor 等多艘多用途救生母船。此外，英国海军还有多艘可供临时征用为救生船的民用船舶。

D. 日本海军：拥有“千早”号和“千代田”号潜艇救生舰。

E. 印度海军：只有一艘“Ins Nireekshak”号潜艇救生舰，排水量仅 2 160 t，驻孟买港，最高航速 12 节，配有动力定位系统和 1 200 m 长的四点锚泊系统，可在 3 级海况下进行作业。该救生船配有：一只可载带 10 人的救生钟（GK59）；一套三舱式加压舱（可容纳18人）；一只双人潜水钟，最大作业深度200 m；以及可给失事潜艇泵压液体食品的设备。

F. 土耳其海军：在建的新型潜艇救援母船具备为失事潜艇和后送艇员提供生命支持的能力，可对水下600 m失事潜艇内的艇员进行援救，最多可容纳130人，潜艇救援母船配备先进的救援系统和装备，包括水下遥控载具、常压潜水服、潜艇通风系统和再加压系统、应急生命保障系统、2个可容纳16人的加压舱等。潜艇救援母船能与美国援潜救生加压系统及北约援潜救生系统对接操作。船上还配有1个病房（4张病床）、1个外科手术室和1个X线室。

G. 韩国海军新一代海难救助舰“统营”号具备一定的海上医疗救治能力，其上配备了一个可容纳军医在内的8名人员的减压舱，可对患者进行减压治疗和紧急抢救治疗。

除专用援潜救生舰外，国外海军普遍还对渴望用作潜艇救生母船的多种民用船舶进行了调查和登记，以便在万一发生潜艇事故的情况下迅速征用，提高应急反应能力。其他国家海军也都有不等规模的潜艇救生舰或救生母船。

4）海豹队员水下运载器及其潜水装具：美国海军的海豹突击队（称SEAL或蛙人）经常被派遣到敌方沿海水域执行侦察、监视、排雷等任务，或为支援两栖登陆作战作必要的前期准备（包括水道测量与海浪观察）。

A. 水下运载器：或称蛙人运载器，是海军特种作战部队的特殊装备，有大小之分与干湿之分。迄今，美国海军已研制和应用过多种类型的水下运载器：湿式海豹队员运载器（diver propulsion vehicles）（或称蛙人运载器）、湿式海豹队员运载系统和先进海豹队员运载系统。

B. 海豹队员潜水装具：海豹突击队使用3种类型的水下呼吸装置，即开式压缩空气呼吸器（如SCUBA）、闭式纯氧水下呼吸器（如LAR V）和闭式混合气呼吸器（如MK15、MK16）。其他具有两栖作战能力的美国特种作战部队也使用这些系统。

3. 潜艇艇员脱险与救生演练

世界各国海军都重视对艇员脱险的训练，采用陆上训练和现场训练相结合的方法定期分批轮训。为提高援潜救生能力，国外海军定期（每2～3年）开展了一系列代号分别为“皇家索比特（Sorbet Royal）”“塞基摩（Sedgemore）”“到达太平洋（Pacific Reach）”的联合援潜救生演习（表3-3）。

演练的目的在于为参演的援潜救生人员提供逼真条件下的救生训练；培养救生装备驾驶员和其他设备操作人员的装备操作技能，验证不同国家不同救生装备的性能可靠性、可行性及相互配套的协作支援能力；验证参演国海军在实施潜艇救生作业时所用救生装备的救生程序规范化问题；演练援潜救生作业时的医学保障程序和保障能力。通过现场实兵演练，不断提高援潜救生部队的实际救生能力和水平。

表 3-3 国外海军的援潜救生演练

演练代号	时间	演练地点	深度（m）	备注
1. Sorbet Royal*				
Sorbet Royal 86	1986	挪威海域		
Sorbet Royal 92	1992	地中海		
Sorbet Royal 96	1996	挪威海域	90～110	美国、英国、法国、德国、荷兰、挪威、瑞典等
Sorbet Royal 2000	2000	地中海	146	除北约国家外，澳大利亚、以色列、新加坡、智利和阿根廷海军也参加或观摩了演练
Sorbet Royal 2002	2002	丹麦海域	未透露	美国、英国、法国、挪威、瑞典、丹麦、意大利等 9 个北约国家和 7 个非北约国家参加了本次演练；阿根廷、澳大利亚、中国、日本、印度、巴基斯坦、俄罗斯、新加坡、乌克兰等 10 个国家观摩了演习
2. Sedgemore**				
Sedgemore 95	1995		不明	美国、英国和瑞典
Sedgemore 2001	2001		不明	美国、英国和瑞典
3. Pacific Reach***				
Pacific Reach 2000	2000	南中国海	不明	这是首次环太平洋援潜救生演练。美国、日本、新加坡、韩国的潜艇进行了演练，澳大利亚、印度尼西亚、智利、英国等 14 国派观察员观摩了演练
Pacific Reach 02	2002	日本	不明	日本、美国、韩国、澳大利亚、新加坡 5 国海军参加援潜救生演练，加拿大、智利、英国、印度尼西亚、中国等国海军派观察员观摩了演练
Pacific Reach 05	2005	南中国海	61	参加演练的有新加坡、澳大利亚、日本、韩国和美国海军。观摩此次演习还有中国、印度、印度尼西亚、越、泰、马来西亚、巴基斯坦及法国、意大利、瑞典、英国、加拿大、南非等 13 个国家
Pacific Reach 07	2007	澳西部海域		参加演练的有澳大利亚、新加坡、加拿大、中国、日本、韩国、英国和美国。智利、印度、印度尼西亚、巴基斯坦、秘鲁、俄罗斯、南非及北约司令部的军事观察员也在现场观摩了该次演练
4. 雄心君主****				
雄心君主 2008	2008	挪威海域	100	俄罗斯海军也参加了演练
雄心君主 2011	2011			西班牙，俄罗斯，葡萄牙、意大利、土耳其和俄罗斯海军也参加了本次演练，并与美国海军的新型援潜救生系统进行对接

续表

演练代号	时间	演练地点	深度（m）	备注
5. 果敢弥诺陶洛斯（MINOTAUR）*****				
果敢 MINOTAUR 09	2009	英南部近海		英、美等国

*这是北约国家（美国、英国、法国、意大利、波兰、加拿大、希腊、挪威、丹麦）海军所开展的潜艇脱险与救生演练，始于 1986 年，每 2～4 年进行 1 次。

**主要是美国、英国和瑞典海军之间所开展的援潜救生演练的代号。

***是太平洋国家海军之间所开展的援潜救生演练，按规定每 2 年举行 1 次。

****也是北约范围内的盟国（美国、英国、法国、德国、意大利、荷兰、挪威、波兰、加拿大、希腊、西班牙、土耳其、瑞典、乌克兰）海军所开展的潜艇脱险与救生演练，始于 2008 年，一般每 3 年进行 1 次。俄罗斯、以色列等国也派出了救援人员及设备参加或观摩了本次演习。

*****是由北约发起并由盟国潜艇司令部（ASC）所属的国际潜艇脱险与救生联络处（ISMERLO）组织。

（四）减压病研究文献计量学分析

减压病研究一直是潜水医学研究的重点，其预防和治疗对于相关军事行动的顺利开展意义重大，其研究的公开度也相对其他专业较大，研究进展大量发表于国内外期刊文献上。因此，我们选取这一研究领域进行了文献计量学分析，以便从定量分析的角度了解减压病研究的进展、研究重点、主要研究人员及承载研究的主要期刊。

1. 数据来源与研究方法

数据来源：选用 Web of Science 核心合集（SCIE）作为数据库来源。

研究方法：以“减压病（decompression sickness）”为主题在 SCIE 数据库中进行检索，套录详细格式的数据，对套录数据中作者、作者单位、出处等字段进行采集，形成数据库表。采用文献计量在线分析平台、NoteExpress、Excel 及手工处理，对各字段的内容分别统计，生成频次、百分比，形成频次表，并进行文献计量学相关分析。

主题：decompression sickness。

精炼依据：文献类型为 ARTICLE OR PROCEEDINGS PAPER。

时间跨度：所有年份。

通过上述检索策略，检索出 1 419 篇文献，通过数据库本身的功能去除了非研究型的文献，如综述、译文、简讯、讲座等，获得 1 145 篇文献记录。

2. 研究发现

1995～2017 年，以减压病为主题的研究文献共计 1 145 篇。

（1）文献时间分布　由于数据库时间跨度有限，相关文献报道始于 1995 年，为了进一步直观分析减压病研究文献的发展演变过程，利用表格和折线图形式直观地展示了每年的文献数量和变化趋势（表 3-4，图 3-34）。23 年来，以减压病为研究主题的文献数量总体呈上升趋势。仔细分析可以发现，1995～1999 年为第一阶段；2000～2006 年为第二阶段；2007～2011 年为第三阶段；2012～2017 年为第四阶段。每一阶段中，文献数量发展趋势基本为开始阶段快速递增，到达最高点，以后则回落，进入下一阶段时又开始在新的起点上递增。这从一个方面说明了减压病的发展是按照螺旋式的形式发展，其文献的产出规律符合科学文献发展规律。第一、二阶段可视为减压病研究的早期阶段，尽管文献发表的绝对量

表 3-4　减压病研究主题的文献年代分布

年份	频次（篇）	比例（%）	年份	频次（篇）	比例（%）
1995	23	2.009 %	2007	57	4.978 %
1996	36	3.144 %	2008	60	5.240 %
1997	39	3.406 %	2009	76	6.638 %
1998	37	3.231 %	2010	64	5.590 %
1999	25	2.183 %	2011	49	4.279 %
2000	33	2.882 %	2012	58	5.066 %
2001	36	3.144 %	2013	63	5.502 %
2002	40	3.493 %	2014	72	6.288 %
2003	56	4.891 %	2015	74	6.463 %
2004	41	3.581 %	2016	61	5.328 %
2005	55	4.803 %	2017	50	4.367 %
2006	40	3.493 %			

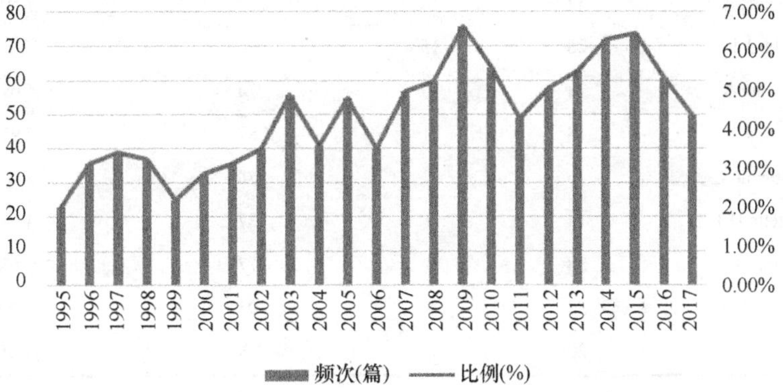

图 3-34　以减压病为研究主题的文献年代分布图

不多，但稳中有增，一定程度上反映了减压病的研究遭遇瓶颈。第三、四阶段，发表文献的增长幅度较快，发表文献的绝对量在2009年达到了最高点，2014、2015年也分别达到72、74篇，是产出减压病研究成果的小高峰，相应地展示出对减压病的研究也进入了一个新的高潮。2017年的文献量较少，与数据库更新速度相关。

（2）文献关键词分布　采用文献计量在线分析平台对检索结果进行统计发现：经合并同类项后出现频率最高的10个关键词为减压病、潜水、（耳）气压伤、静脉气栓、高海拔、高压氧、卵圆孔、多普勒、缺氧、一氧化氮。高频关键词的分布与文献年代分布基本重合，以高压氧为例，其在2009和2015年文献量最多，既契合文献年代分布规律，又符合近年来高压氧在减压病防治中应用越来越多的趋势。

（3）文献作者分布　第一作者：经统计，共有774位第一作者参与了1 145篇检出文献的研究工作，第一作者中产出多于8篇的7人，其发表文献数量约占发表文献总数的8.38%（96/1 145），见表3-5。发文量在14篇及以上的第一作者单位有8个，发文占全部文献的16.24%（186/1 145），见表3-6。其中我国第二军医大学发文17篇，列第6名。

所有作者：经统计，共有2 857位作者参与了1 145篇检出文献的研究工作，发文量超过24篇的作者9人，其中Blatteau JE是发文量最多的作者，文献总数为44篇（表3-7）。所有作者单位共1 200个（其中7篇文献无该字段信息），发文量前十的作者单位见表3-8。

表3-5　按第一作者发文量排名

作者名	文章总数	第一作者数	第一作者被引次数	第一作者平均被引频次
Gempp E	38	19	101	5.32
Blatteau J E	44	18	135	7.50
Webb J T	28	15	182	12.13
Fahlman A	24	13	74	5.69
Conkin J	18	11	87	7.91
Klingmann C	15	11	88	8.00
Doolette D J	14	9	37	4.11
Pilmanis A A	38	8	77	9.63
Pontier J M	23	8	93	11.63
Germonpre P	20	8	100	12.50

表 3-6 按第一作者单位发文量排名

单位	发文量	单位	发文量
美国海军（USN）	47	第二军医大学（Second Mil Med Univ）	17
杜克大学（Duke Univ）	27	宾夕法尼亚大学（Univ Penn）	14
挪威科技大学（Norwegian Univ Sci & Technol）	24	圣安尼武装部队教学医院（Hop Instruct Armees St Anne）	14
美国空军（USAF）	23	海德堡大学（Univ Heidelberg）	13
斯普利特大学（Univ Split）	20	美国国家航空航天局（NASA）	12

表 3-7 所有作者发文量排名

作者	文章总数	总被引用次数	平均被引次数	一作总数	一作被引次数	一作平均被引	通讯作者数	通讯文章被引
Blatteau J E	44	298	6.77	18	135	7.50	18	135
Brubakk A O	40	339	8.47	3	49	16.33	3	49
Gempp E	38	252	6.63	19	101	5.32	23	128
Pilmanis A A	38	439	11.55	8	77	9.63	11	106
Dujic Z	29	285	9.83	6	76	12.67	18	150
Webb J T	28	303	10.82	15	182	12.13	14	144
Balestra C	27	198	7.33	3	6	2.00	3	6
Fahlman A	24	184	7.67	13	74	5.69	12	61
Louge P	24	98	4.08	4	7	1.75	1	0

表 3-8 所有作者单位排名

单位	文献量	单位	文献量
美国海军（USN）	65	斯普利特大学（Univ Split）	31
杜克大学（Duke Univ）	62	海德堡大学（Univ Heidelberg）	29
挪威科技大学（Norwegian Univ Sci & Technol）	52	美国国家航空航天局（NASA）	27
宾夕法尼亚大学（Univ Penn）	36	加州大学圣地亚哥分校（Univ Calif San Diego）	22
美国空军（USAF）	36	圣安尼武装部队教学医院（Hop Instruct Armees St Anne）	21

（4）文献期刊分布情况　1145 篇文献来源于 343 份期刊/会议录，其中 236 份期刊上仅刊载过 1 篇相关文献，载文量前八的期刊见表 3-9，这 8 种期刊的载文量为 598 篇（52.23%），可视为是减压病研究的主要期刊。根据布拉德福定律，刊

载文献总量约占 33%的期刊是该学科的核心期刊。按照此定律，前 3 种期刊上载文 449 篇文献，可视为该学科核心期刊。

表 3-9 期刊载文量排名

序号	期刊	载文量
1	*AEROSPACE MEDICINE AND HUMAN PERFORMANCE*	194
2	*UNDERSEA & HYPERBARIC MEDICINE*	171
3	*JOURNAL OF APPLIED PHYSIOLOGY*	84
4	*DIVING AND HYPERBARIC MEDICINE*	82
5	*EUROPEAN JOURNAL OF APPLIED PHYSIOLOGY*	25
6	*ACTA ASTRONAUTICA*	15
7	*FUTURE OF DIVING：100 YEARS OF HAIDANE AND BEYOND*	15
8	*RESPIRATORY PHYSIOLOGY & NEUROBIOLOGY*	12
	合计	598

期刊在某一专业领域的影响力不仅表现在载文量上，还表现在其被参考引用的情况上。以上 10 种期刊在减压病研究文献的载文量上排名靠前，但统计总被引频次可以发现，*LANCET*、*INTERNATIONAL JOURNAL OF SPORTS MEDICINE*、*JOURNAL OF PHYSIOLOGY-LONDON* 3 种期刊虽然载文量相对较少，但总被引频次和平均被引次数均较高，期刊在减压病研究领域的影响力并不弱，见表 3-10。

表 3-10 期刊总被引频次排名

期刊	载文量	总被引频次	平均被引次数
AVIATION SPACE AND ENVIRONMENTAL MEDICINE	194	1 293	6.66
JOURNAL OF APPLIED PHYSIOLOGY	84	838	9.98
UNDERSEA & HYPERBARIC MEDICINE	109	770	7.06
LANCET	3	150	50.00
DIVING AND HYPERBARIC MEDICINE	82	149	1.82
INTERNATIONAL JOURNAL OF SPORTS MEDICINE	11	101	9.18
EUROPEAN JOURNAL OF APPLIED PHYSIOLOGY	25	99	3.96
JOURNAL OF PHYSIOLOGY-LONDON	3	98	32.67
MEDICINE AND SCIENCE IN SPORTS AND EXERCISE	9	78	8.67
RESPIRATORY PHYSIOLOGY & NEUROBIOLOGY	12	77	6.42

（5）文献国家分布情况　以减压病为研究主题的文献共计 1 145 篇，其中 4 篇未包含国别字段，1 140 篇文献由 55 个国家和地区发表（表 3-11）。中国排名 13 位。

表 3-11　文献国家地区分布情况

序号	国家（地区）	发文量	序号	国家（地区）	发文量
1	美国	457	29	奥地利	5
2	法国	128	30	爱尔兰	5
3	英国	85	31	捷克	4
4	德国	83	32	斯洛文尼亚	4
5	挪威	73	33	埃及	3
6	澳大利亚	50	34	芬兰	3
7	加拿大	41	35	马来西亚	2
8	意大利	37	36	马耳他	2
9	以色列	35	37	葡萄牙	2
10	克罗地亚	33	38	塞尔维亚	2
11	比利时	32	39	斯洛伐克	2
12	日本	32	40	威尔士	2
13	中国	36	41	孟加拉国	1
14	瑞典	25	42	玻利维亚	1
15	苏格兰	23	43	巴西	1
16	土耳其	23	44	智利	1
17	西班牙	20	45	厄瓜多尔	1
18	丹麦	19	46	洪都拉斯	1
19	俄罗斯	19	47	马尔代夫	1
20	新西兰	18	48	荷属安的列斯	1
21	瑞士	16	49	卡塔尔	1
22	荷兰	14	50	沙特阿拉伯	1
23	波兰	14	51	南非	1
24	韩国	11	52	斯里兰卡	1
25	新加坡	10	53	突尼斯	1
26	希腊	9	54	阿联酋	1
27	墨西哥	9	55	越南	1
28	印度	7			

（6）基金资助情况　295 篇文献（25.76%）有基金资助，资助基金总数为 403 个，其中仅资助 1 篇文献的基金 328 个；资助了 2 篇文献的基金 39 个；资助了 3 篇文献的基金 15 个；资助了 4 篇及以上文献的基金 21 个。

（7）高被引文献　按所有文献被引用频次进行排序后取前 1%（12 篇）文献摘录如下：

1. Effect on migraine of closure of cardiac right-to-left shunts to prevent recurrence of decompression illness or stroke or for haemodynamic reasons.作者：Wilmshurst PT，Nightingale S，Walsh KP，等. LANCET 卷：356，期：9242，页：1648-1651，出版年：NOV 11，2000.（被引频次：260.）

2. Percutaneous transcatheter closure of patent foramen ovale in patients with paradoxical embolism. 作者：Martin F，Sanchez P L，Doherty E，等. CIRCULATION　卷：106，期：9，页：1121-1126，出版年：AUG 27，2002. （被引频次：228）

3. Spinal cord infarction：Etiology and outcome. 作者：Cheshire W P，Santos C C，Massey W，等. NEUROLOGY　卷：47，期：2，页：321-330，出版年：AUG 1996.（被引频次：219）

4. Decompression illness. 作者：Vann R D，Butler F K，Mitchell S J，等. LANCET 卷：377，期：9760，页：153-164，出版年：JAN 8，2011.（被引频次：178）

5. Hydrogen inhalation ameliorates oxidative stress in transplantation induced intestinal graft injury. 作者：Buchholz B M，Kaczorowski D J，Sugimoto R，等. AMERICAN JOURNAL OF TRANSPLANTATION 卷：8，期：10，页：2015-2024，出版年：OCT 2008.（被引频次：165）

6. Cohort study of multiple brain lesions in sport divers：Role of a patent foramen ovale. 作者：Knauth M，Ries S，Pohimann S，等. BRITISH MEDICAL JOURNAL 卷：314，期：7082，页：701-705，出版年：MAR 8，1997.（被引频次：154）

7. Association of interatrial shunts and migraine headaches - Impact of transcatheter closure. 作者：Azarbal B，Tobis J，Suh W，等. JOURNAL OF THE AMERICAN COLLEGE OF CARDIOLOGY 卷：45，期：4，页：489-492，出版年：FEB 15，2005.（被引频次：144）

8. Relationship between migraine and cardiac and pulmonary right-to-left shunts. 作者：Wilmshurst P，Nightingale S. CLINICAL SCIENCE 卷：100，期：2，页：215-220，出版年：FEB 2001.（被引频次：144）

9. Exercise exacerbates acute mountain sickness at simulated high altitude. 作者：Roach R C，Maes D，Sandoval D，等. JOURNAL OF APPLIED PHYSIOLOGY 卷：88，期：2，页：581-585，出版年：FEB 2000.（被引频次：135）

10. Buoyancy and maximal diving depth in penguins：do they control inhaling air volume? 作者：Sato K，Naito Y，Kato A，等. JOURNAL OF EXPERIMENTAL BIOLOGY 卷：205，期：9，页：1189-1197，出版年：MAY 2002. （被引频次：127）

11. “Gas and fat embolic syndrome” involving a mass stranding of beaked whales（Family Ziphiidae）exposed to anthropogenic sonar signals. 作者：Fernandez A，Edwards J F，Rodriguez F，等. VETERINARY PATHOLOGY 卷：42，期：4，页：446-457，出版年：JUL 2005.（被引频次：124）

12. Risk of decompression illness among 230 divers in relation to the presence and size of patent foramen ovate. 作者：Torti S R，Billinger M，Schwerzmann M，等. EUROPEAN HEART JOURNAL 卷：25，期：12，页：1014-1020，出版年：JUN 2004.（被引频次：118）

对近 5 年（2013-2017 年）共 320 篇文献按被引频次排序取前 13 篇，摘录如下：

1. Bubbles，microparticles，and neutrophil activation：changes with exercise level and breathing gas during open-water SCUBA diving. 作者：Thom S R，Milovanova T N，Bogush M，等. JOURNAL OF APPLIED PHYSIOLOGY 卷：114，期：10，页：1396-1405，出版年：MAY 2013.（被引频次：34）

2. Long-Term Experience and Outcomes With Transcatheter Closure of Patent Foramen Ovale. 作者：Inglessis I，Elmariah S，Rengifo M P A，等. JACC-CARDIOVASCULAR INTERVENTIONS 卷：6，期：11，页：1176-1183，出版年：NOV 2013.（被引频次：20）

3. Effect of a single，open-sea，air scuba dive on human micro- and macrovascular function 作者：Lambrechts K，Pontier J M，Balestra C，等. EUROPEAN JOURNAL OF APPLIED PHYSIOLOGY 卷：113，期：10，页：2637-2645，出版年：OCT 2013.（被引频次：20）

4. Circulatory bubble dynamics：From physical to biological aspects. 作者：Papadopoulou V，Tang M X，Balestra C，等. ADVANCES IN COLLOID AND INTERFACE SCIENCE 卷：206，特刊：SI，页：239-249，出版年：APR 2014.（被引频次：18）

5. Effect of Catheter-Based Patent Foramen Ovale Closure on the Occurrence of Arterial Bubbles in Scuba Divers. 作者：Honek J，Sramek M，Sefc L，等. JACC-CARDIOVASCULAR INTERVENTIONS 卷：7，期：4，页：403-408，出版年：APR 2014.（被引频次：17）

6. Association of microparticles and neutrophil activation with decompression sickness. 作者：Thom S R，Bennett M，Banham N D，等. JOURNAL OF APPLIED PHYSIOLOGY 卷：119，期：5，页：427-434，出版年：SEP 1，2015.（被引频次：16）

7. Intramicroparticle nitrogen dioxide is a bubble nucleation site leading to decompression-induced neutrophil activation and vascular injury 作者：Thom S R，Yang M，Bhopale V M，等. JOURNAL OF APPLIED PHYSIOLOGY 卷：114，期：5，页：550-558，出版年：MAR 2013.（被引频次：16）

8. Decompression sickness（'the bends'）in sea turtles 作者：Garcia P D，CrespoP J L，de Quiros Y B，等. DISEASES OF AQUATIC ORGANISMS 卷：111，期：3，页：191-205，出版年：OCT 16，2014.（被引频次：14）

9. Mechanisms of action of hyperbaric oxygen therapy. 作者：Camporesi E M，Bosco G. UNDERSEA AND HYPERBARIC MEDICINE 卷：41，期：3，页：247-252，出版年：MAY-JUN 2014.（被引频次：14）

10. Exercise before Scuba Diving Ameliorates Decompression-Induced Neutrophil Activation. 作者：Madden D，Thom S R，Milovanova T N，等. MEDICINE AND SCIENCE IN SPORTS AND EXERCISE 卷：46，期：10，页：1928-1935，出版年：OCT 2014.（被引频次：13）

11. Saturation Diving; Physiology and Pathophysiology. 作者：Brubakk A O，Ross J A S，Thom S R. COMPREHENSIVE PHYSIOLOGY 卷：4，期：3，页：1229-1272，出版年：JUL 2014.（被引频次：13）

12. Novel Electrodes for Underwater ECG Monitoring. 作者：Reyes B A，Posada Q H F，Bales J R，等. IEEE TRANSACTIONS ON BIOMEDICAL ENGINEERING 卷：61，期：6，页：1863-1876，出版年：JUN 2014.（被引频次：13）

13. Exercise after SCUBA diving increases the incidence of arterial gas embolism. 作者：Madden D，Lozo M，Dujic Z，等. JOURNAL OF APPLIED PHYSIOLOGY 卷：115，期：5，页：716-722，出版年：SEP 2013.（被引频次：13）

3. 分析

（1）减压病研究仍然处于蓬勃发展阶段　从表 3-4 和图 3-34 可以发现，以减压病为主题研究内容的科技文献自 1995 年以来处于螺旋式上升态势，从文献计量学分析，文献增长处于稳步增长阶段。鉴于减压病防治依然是潜水疾病防治的重点，研究者认为未来减压病的研究在一定时期内仍然会蓬勃发展。

（2）减压病研究的核心作者群尚未形成　依据普赖斯定律，在同一主题当中，半数的论文为一群高产作者所写，这一作者集合的数量约等于全部作者总数的平方根。有关减压病研究的核心作者的形成指标是撰写 50%论文的作者为全部作者的平方根，即应该为 28 人，但统计结果 28 人发表了 224 篇文献（19.56%），表明有关减压病研究的核心作者群尚未形成。

从作者单位统计看，目前关于减压病主题研究文献的第一作者绝大部分来自海军和空军的研究机构与医院，这与减压病形成的特殊性密切相关。医院的医生更关注减压病病例的诊断与治疗，很少去研究减压病机制。而减压病病例与其他常见疾病相比，总病例数少，因此，不难解释有高达 78.94%（611/774）的第一作者只发表了 1 篇关于减压病相关内容的研究文献。研究机构的科研人员，更注重减压病形成和治疗方面的机制探讨，研究的主题较为集中和连续，是引领减压病研究发展方向的核心群体，也是核心作者群的潜在来源。

（3）国际合作是提升研究水平的途径之一　从国家和地区的分布看，美国、法国、英国、德国、挪威等国发表的文献最多，这些国家多是海军强国，也有的是受地域特点的影响，如“万岛之国”挪威。从文献的国家合作关系图上可以看出，以上国家在对外合作研究方面也走在前列。美国最强，几乎与全世界减压病研究强国均有合作，英国次之，与10个国家存在合作关系。相较而言，中国仅与美国有合作关系（图3-35）。

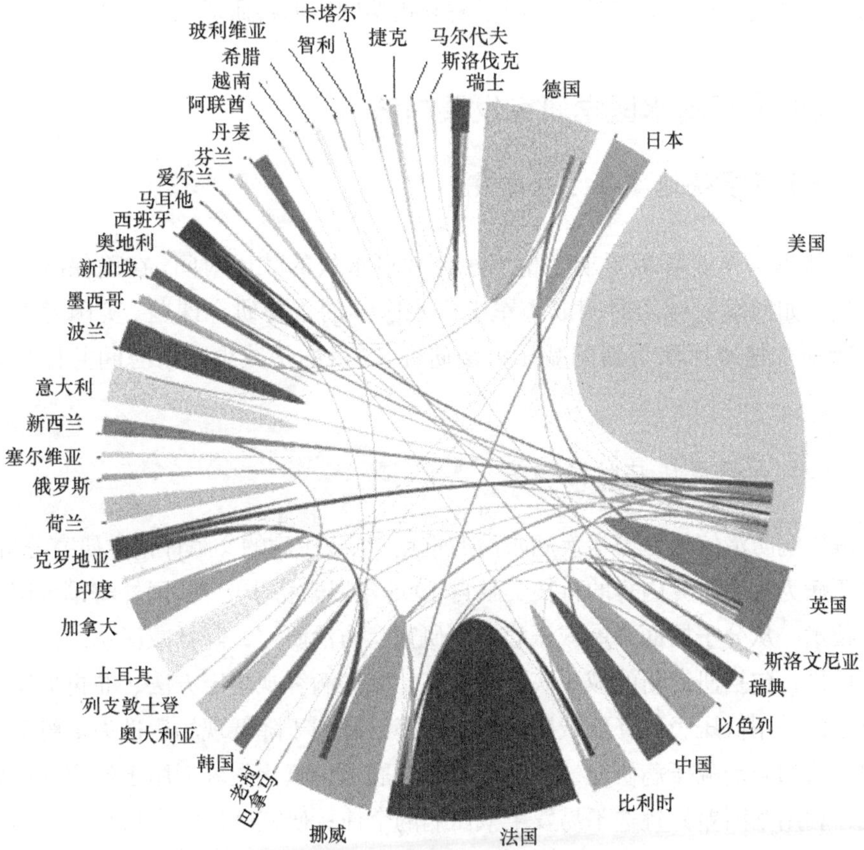

图3-35　减压病研究国家间合作关系图

（4）当前减压病研究热点　关键词词频能够反映文献群的关注焦点，高被引文献在一定程度上能够反映该领域内最受关注的研究内容，因此，通过对关键词和高被引文献的分析，减压病相关研究热点主要集中在以下四方面：一是卵圆孔未闭合现象与减压病等潜水疾病的关系，卵圆孔未闭合在关键词统计及高被引文献中均被重点提及，揭示有关卵圆孔未闭合现象的研究曾是减压病研究的热点之一。对照最近5年的高被引文献发现，该热点依然保持很高的研究热度；二是对脊髓损伤型减压病进行的实验性损伤机制探讨，并探讨该种类型减压病的治疗方案；三是不同呼吸气体对减压病发生的影响及减压病发生的机制；四是减压病的防治措施，包括运动、吸氧、高压氧等措施。

（5）形成了以减压病为主要刊载内容的期刊　已有关于减压病为主要刊载内容的期刊，这有利于反映减压病研究领域的科研成果与学术动态。科研人员可以有针对性地浏览相关文献，及时了解和借鉴同行的科研成果。

二、国外海军潜水医学研究发展趋势

（一）开展快速减压方法研究

特殊军事作业环境要求尽量缩短作战潜水员的减压时间。在确保减压安全的同时，如何缩短减压时间成了军事潜水医学的重要研究课题。美国海军开展了预吸氧加速减压法等新的减压方法研究，其目的是减少减压时间并提高安全水平。

（二）重视减压病防治研究

减压病防治依然是潜水疾病防治的重点。从减压病的文献计量学研究分析看，以减压病为主题研究内容的科技文献自 1995 年以来稳步增长。国外海军采用多种先进技术，从分子层面开展减压病机制研究、防治研究，降低减压病的发生率与发生后果，包括研究新的减压病预防措施、减压病客观测定方法、非再加压等治疗方法；采用低压吸氧降低减压病的发病率，有利于降低现场后送失事艇员的死亡率；药物防治减压病研究，如美国海军开展了全氟化碳乳剂用于治疗减压病的研究；利用基因差异挑选不易发生减压病的个体；研究减压复合核辐射伤等复合性损伤的防治措施。

（三）改进和研制新颖单人脱险装备

不断改进已有的单人脱险装备，研制新的单人脱险系统，如正在研制的一种称为“HABETaS”的新颖潜艇脱险系统。加拿大研发了一种独创性潜艇艇员单人脱险装备——单人抗压脱险服。

（四）加强失事潜艇艇员生存技术研究

为提高失事艇员生存率，国外海军重视失事艇员高压援救技术、艇员逃生策略、改善失事潜艇艇内生存环境、失事潜艇艇员救治等相关研究。

（五）注重潜艇援救装备体系化和机动化

集体营救仍是外军首选的失事潜艇援救策略。为此，国外海军潜艇救生装备朝着系统化和体系化方向发展，注重潜艇救生装备的整体、配套及全面建设。先进国家海军发展了包括救援前期的探测、清理和物资保障设备，救援装备和被救援艇员的减压、救治装备在内的援潜救生系统。具有代表性的是北约援潜救生系统和美国海军新型援潜救生系统。除了发展骨干救生装备外，还注重发展潜水装备、无人遥控式潜水器、失事潜艇减压系统、应急生命支持物资投送系统等配套装具。同时，潜艇救生装备注重能够快速部署，为挽救艇员生命赢取时间。北约、美国的包括救生艇和减压舱在内的整个救生系统都可采用大型运输机快速运往潜艇失事海域。

（六）重视潜艇脱险与救生演练

国外海军通过开展国际联合演练为参演人员提供实战训练，验证救生装备性能的可靠性，加强国际的协作支援能力，演练援潜救生作业时的医学保障能力，不断提高援潜救生部队的实际救生能力和水平。国外海军定期（每 2～3 年）开展了一系列代号分别为“Sorbet Royal”“Sedgemore”“Pacific Reach”“雄心君主”的联合援潜救生演习。

（喻锡成　吕传禄　包晓辰）

第四章

国外海军战伤救治研究发展现状和趋势

海军战伤救治研究是指针对海战中受伤伤员在战伤急救、战伤治疗、战伤康复等各阶段开展的救治方法、技术、药物和装备的研究。

一、国外海军战伤救治研究发展现状

国外海军十分重视战伤救治研究，以美国海军为代表的先进国家海军成立了战伤救护研究机构，加强复苏医学、创伤医学研究，主要开展对一级、二级救治点的伤员伤情稳定、复苏及防护措施的研究，开发新的出血控制策略、研发新型止血带和凝血剂；研发、测试和评估血液替代品和血液成分用于战伤救治；研发稳定的复苏液和给药系统以提高战场生存率；开展与创伤相关的一些研究，如多发性感染脓毒症、感染、复杂外伤等的治疗方法和药物的研发、测试与评估，开展烧伤、冲击伤、创伤性脑损伤的治疗方法研究等。此外，国外海军还通过再生医学、康复医学研究提高战伤伤员的功能康复水平和生活质量。

（一）战伤急救

战伤急救是对战伤伤员实施的紧急救治措施的总称，包括通气、止血、包扎、固定、搬运、止痛、复苏、抗感染等。早期对战伤紧急处理和治疗是挽救大量伤员生命的关键。美军认为近些年军事冲突中美军战伤死亡率的降低主要归因于战伤急救水平的大大提高。

1. 通气研究

美国海军医学研究中心研究了供急救医学技士、护理人员在将伤员从受伤地送至第一个治疗机构途中使用的通气装置，并在实验猪上完成了这种简易机动通气装置的检测。经检测，该装置使用方便、工作可靠，可为合并有气胸、急性呼吸综合征和失血性休克的猪模型安全通气。

2. 止血研究

（1）新颖战伤止血敷料　战场上，若在伤后第 1 个小时不能及时控制大出血可造成 90%的伤员死亡。统计表明，大出血依然是伤员死亡的主要致因。大出血时，立即给予干预对伤员存活很重要，要求对可压迫止血和无法压迫止血的战伤采取最佳治疗方法。近年来，美国海军医学研究中心检测和评价了可用于止血的 10 多种新颖止血敷料。美军研制或评价的新颖战伤止血敷料主要有：几丁质敷料、QuikClot 止血敷料、HemCon 绷带、Silverlon 抗微生物敷料、Combat Gauze 止血敷料、“Gro-Klot”新颖止血敷料、GelSpray 液体绷带、Woundstat™伤口止血剂。这些止血敷料具有使用方便、防止重新出血等特点。目前，一种大出血模型正被用来测试 x-Stat 的止血效果。美军虽然在控制四肢出血方面已取得了长足进步，但是有必要研发新型非压迫性止血方法及可在伤口快速形成血凝的止血敷料。

美国海军还开展了内出血治疗研究，目标是使因内出血死亡的人数减少 20%。海军研究局正在研发一种纤维蛋白敷料，有助于显著提高伤员遭受血管损伤后的止血能力。致血液凝固的主因是将血浆纤维蛋白原转换成纤维蛋白纤维（fibrin fibers）。这些纤维会激活其他凝血因子并提高血凝的强度和稳定性。然而，严重伤口会增加出血量，使天然凝血因子无法控制伤口出血。正在研发的纤维蛋白敷料采用创新性合成二氧化硅纳米纤维材料，通过内源和外源性通道来激活机体凝血。此外，该敷料不产热，与天然纤维蛋白体的大小和结构差不多，在体内可降解成无不良反应的产品，便于敷于伤口处。

（2）战场止血带　近年来，美军研发了可单手使用的战伤止血带。这种战伤止血带使伤员可在无人帮助的情况下，可单手对四肢受伤部位进行止血，尤其适合伤员自救和互救。目前，美军已装备了 20 万副单手使用的止血带。其他新研制的止血带还有 Tourniquet™第二代军用应急止血带、SOF®战术用止血带。美军还研发了用于身体结合部位的 CRoC 止血装置。它是一种虎钳式止血夹，可放置在伤员的腹股沟和下腹部。美国海军也研发了出血模型，并开展了止血带的研发和评估。研究人员使用多种截肢创伤训练模特（MATT），测试了在多种战场条件下多种新的止血带作用。

（3）重组活化因子 VII　通过与以色列军方的广泛合作，美军战伤救治研究项目（the combat casualty care research program）促进并率先将重组活化因子Ⅶ（recombinant activated factor Ⅶ，rFⅦ）用于创伤伤员的严重出血治疗。当伤员自身的凝血机制发生问题时，重组活化因子Ⅶ可使创伤员的伤口止血。现在，这种重组活化因子正在世界许多创伤中心得到应用。在伊拉克战争中，曾在400多名伤员身上应用了重组活化因子VII。开展战伤救治研究项目的科研人员希望，该药物可减少伤员的出血量，使他们在后送至救治机构前得以存活。这种可拯救伤员生命的药物还有广泛的军民两用前景。

（4）血小板衍生止血剂　急性凝血功能障碍对发生创伤性损伤的士兵造成生命威胁。美军研发了血小板衍生止血剂来提高具有凝血功能障碍患者的止血能力，对前线受伤士兵可起到非常关键的作用。美军正在评估一种名为Stasix®的血小板衍生止血剂，它主要为冻干分离血小板，带有很少量的血浆。美国海军利用一个血小板减少症兔子模型，评估多种Stasix®剂量在兔耳裂伤后对改进凝血的效果，并分析该产品对凝血参数和血小板活动的影响，目的是确定一个理想的Stasix®剂量，纠正血小板减少性动物的止血缺陷，为在创伤事件中经历凝血障碍的患者提供帮助。

3. 复苏研究

50%的战伤死亡是由出血及失血性休克所致，复苏是救治失血性休克的有效措施。国外海军重点研究了后送延迟的重伤员或医疗资源不足时的复苏策略及新型复苏液。

（1）复苏策略

1）强调止血复苏或损伤控制复苏：目前，美军战场复苏推荐止血复苏或损伤控制复苏策略。止血复苏即为只需要给予伤员1U红细胞和1U新鲜冰冻血浆就能满足战伤救治需要，而传统手术中要用4U红细胞和1U血浆。损伤控制复苏推荐输注有限的晶体、角质或应用血浆或其他血液制品治疗严重出血，以提高战场存活率，降低或预防有害后遗症。

2）低血压复苏：战场上，由于不能及时后送造成不能及时开展快速输血或补液复苏，而前沿战场用于救治伤员的复苏液受限。因此，研究先进的途中低血压复苏策略对于稳定伤情、提高生存率则是非常必要的。美国海军研究人员正在研究小容量、允许范围内低血压复苏策略以稳定心血管功能、代谢功能、凝血和免疫功能，减少复苏液需求量，提高伤员院前救治生存率，即为小容量低血压复苏技术（small volume hypotensive resuscitation）。该项研究将确认最有效的复苏液和血制品补充量，目前正在研究之中。

（2）复苏液

1）早期复苏采用等比血制品：严重损伤可能会发生致命的3个问题，即酸中毒、体温过低症和凝血病，美军通过使用合适的血制品（如血浆），提高载氧能力和恢复足够的血容量，使组织的血液灌注和循环得到恢复和纠正，从而避免凝血因子的稀释。美军已经从给予晶体状输注液和压缩红细胞改为使用等量压缩红细胞、血浆和血小板进行早期复苏。

2）小容量复苏液：美国海军医学研究中心正在研发稳定的复苏液和给药系统以提高战场生存率，目标是使不完全复苏休克造成的死亡率减少 25%。美军也在研发一种小容量液体复苏技术，对一种血浆容量扩充剂（plasma volume expander）——高渗含盐代血浆（HSD）进行评价。这种代血浆（即羟甲淀粉）为普通类晶体的容量的 1/10～1/12，可作为一种潜在的有价值的野战复苏液。初步实验研究表明，在低血压复苏条件下将高渗含盐代血浆用作复苏液，通过骨内输注装置（intraosseous infusion device）输入体内可以克服许多在野战条件下大出血带来的难题。

（3）输血研究　给战场上严重受伤的作战士兵进行急救常用的措施是应急输血，以稳定伤情。但是，有可能给伤员输注的血液血型不匹配或者血液携带有害的病原体。为预防输血中可能出现的这些威胁，美国海军正在研发多种可提高安全使用“活血库”（walking blood bank）的技术。

（4）血液代用品研究

1）以血红蛋白为基质的携氧载体（oxygen carrier）：伤员得到止血后，输血是伤员在得到确定性手术前的救命措施。但是，在野战条件下为伤员输血的费用很高，而且在很多情况下未必可行。因此，研发一种可在战场供使用的人造代用血（如 HBOC-201），将是一种减少伤员因大出血死亡的可行方法。美国海军医学研究中心血液拟态研究项目（hematominetics program）评价了供失血性休克和创伤性脑损伤伤员复苏用的以血红蛋白为基质的携氧载体(hemoglobin-based oxygen carrier，HBOC)。该项目运用多种动物模型，通过临床试验，评价血红蛋白为基质的携氧载体是否可用于失血性休克伤员的复苏治疗，研制一种具有携氧、促凝、抗感染、抗氧化还原多种功能为一体的全血多功能血液代用品；研究发现该代用血在恢复血压、向机体组织供氧和使伤员存活方面优于其他复苏液。研究发现，该代用血具有潜在不良的血管活性（vasoactivity）作用，投入应用前还需进一步研究。

2）冻干血制品（冻干血浆）：美国海军研究局正在研发两种血液代用品，具有良好的应用前景。首先，研发一种喷雾干燥血浆产品（spray-dried plasma product），在野战条件下可由医疗兵和战地医生进行重构和现场施用。冻干血浆不仅可补充因大出血而减少的血容量，而且还可提供止血必需的凝血因子。冻干血浆应在非冷藏的室温环境下保持性能稳定。同样处于研发阶段的另一产品是一种可用作干燥血小板介质的干血浆基质（dried-plasma base）。该研究的目标意在确定血浆和血小板的最佳配方，最大限度控制内出血，并确认该配方的效果。

4. 战伤急救装备

（1）便携式通气装备　美国海军研制的自动应急通气装置（automatic emergency ventilator）适用于在不良环境条件下监测受伤士兵的呼吸状况，按需自动启动治疗程序，接上面罩后即可供气。其特点是可自动控制通气和供氧，提高伤员的存活率。

（2）战地诊断检测设备　为战场伤员做出准确、简明和及时的诊断对医务兵、医助和医生来说都是一项挑战。传统医疗设备太大、太笨重、运输不便、耗电量大、检测费时，而且在恶劣的野战条件下难以操作和保养。再则，如果能对伤员内伤尽早进行诊断和分类极有可能使本来因内出血、呼吸系统创伤、肺损伤和脑血肿的多数死亡伤员得以获救。研发快速医疗诊断的目的是向前沿医务人员提供一种医学诊断工具，用于快速评估伤员伤情并进行相应的分类处理。目前，该诊断系统包括：X 线放射检查、超声检测和红外检测技术，并将它们统统融入一只便携、质轻、紧凑和牢固的医疗箱内。

（3）输血检测设备与技术

1）战场用快速 ABO-RH 血型鉴定技术：为了快速筛查供血者和受血者血型是否匹配，美国海军医学研究圣安东尼奥分队研究了适用于战场的、可靠的、快速的 ABO-RH 血型鉴定包，该产品采用荧光成像血细胞计数技术（fluorescence imaging cytometry），可方便筛查献血者，预防不良输血反应，减少生命损失及医疗花费。

2）血液快速检测技术：利用配体-荧光技术，金标-纳米杆光声学技术（gold-nanorod opto acoustic technique），美国海军正在研发在输血前可快速确定供血者的血液是否感染了有害致病因子（如细菌、病毒或寄生虫）的装置。该装置力求达到易携带、使用方便、速度快、可靠性高，并在极端环境和作业条件下均可发挥功能，且可使用较小和较便宜的试剂对血样进行分析。

（4）感染控制设备

1）新型手持式战伤感染检测仪：美国海军正在研制一种基于纳米技术的生物传感器，新型手持式战伤感染检测仪。该传感器利用表面增强曼光谱技术（surface enhanced raman spectroscopy），可对人类血清中的细菌进行检测和鉴定，具备快速、灵敏、准确的初步诊断能力，有望在战场上使用。

2）战地便携式消毒系统：现有野战使用的灭菌系统体积庞大，且需要消耗大量资源，运输负担重。美国海军利用空气中产生的气态臭氧作为一种强氧化剂，研制了一套便携式灭菌系统，可灭杀医疗设备病原体。

5. 医疗后送研究

（1）途中救治研究

1）闭式回路通气系统（closed-loop ventilation system）：包含2个经FDA认可的软件，是用于向因创伤合并出血性血容量减少或烧伤致休克的伤员在途中治疗时进行机械通气的闭式回路控制系统（closed-loop-control，CLC）。其中，一个软件将根据伤员的血氧饱和度用脉搏血氧仪（pulse-oximetry）进行监测，控制机械通气。第二个软件增加了呼气终末正压通气（PEEP），以确保肺组织达到足够的充盈量，以防肺塌陷。目前，这两个软件的已研制完成，并得到了大动物模型的验证，现正在进行临床评价。

2）闭式回路补液和输氧系统（closed-loop resuscitation and oxygen delivery）：美国海军通过研制这种具有半自动决策能力的闭式回路补液和输氧系统，试图降低伤员在运输途中的死亡率。

3）危重伤病员自动救护系统（the automated critical care system，ACCS）：利用闭式回路复苏系统和闭式回路通气系统的成果。它可进行生理监测和自动感应伤员情况，开展补液复苏和机械通气，给予补氧、补液和药物治疗，并可精确控制静脉注射液体和药物量。系统还可以输液加温，并开展痛觉缺失和感觉缺失治疗。与此同时，该系统使用非侵入式监视器持续性收集伤员的生命体征数据，并可将伤员数据发送到数字电台。

4）MOVES™智能型担架：或称便携式特护病床（portable ICU）是世界上第一台配有制氧装置的生命保障系统。MOVES™智能型担架比现使用的标准型智能型担架（LSTAT）小60%，重量轻50%，具有通气、制氧、吸引、监测、输液等功能。其可作为附加系统附加到伤病员担架，并可放置在任何车辆和飞机上。

5）航空后送影响：将作战伤员快速航空医学后送至确定性治疗机构是目前军队上的标准做法，但是对长时间在低压环境下的航空后送对创伤伤员的影响却了解较少。受伤人员可能比健康人群对高度变化更为敏感，产生的生理影响更大。海军医学研究中心的研究人员和军队合作者开展了远程航空医学后送的低压环境对创伤患者，特别是对创伤性脑损伤和出血性休克伤员的影响研究。

（2）复温研究

1）伤员主动保暖系统（patient active warming system，PAWS）：为防止伤员

后送途中低温，美国海军测试了伤员主动保暖系统。大出血是战地常见致死的原因。利用伤员主动保暖系统在一定程度上能解决这一问题。伤员主动保暖系统是一种可自动调节的化学产热装置，它可使伤病员的皮肤界面温度维持在 40℃达 8 h，大大超过了其他装置的稳定性。它能在战场上，尤其是在伤员后送途中，预防伤员轻微或中度低体温症的发生。研究人员已建立一个能模拟低体温症的测试模型，并使用绿色仿真假人模拟体温过低时的一些生理参数，从而对伤员主动保暖系统是否能够预防低体温症进行评估（图 4-1）。

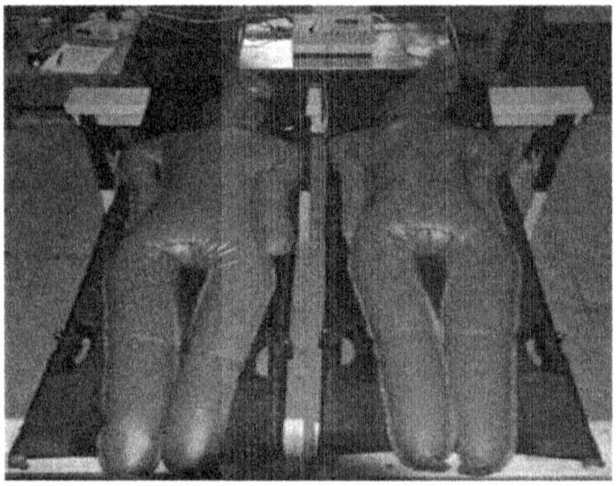

图 4-1　伤员主动保暖系统评估中所用的绿色仿真假人

2）血液和液体加热装置：Belmont 公司研发出了一种新的以电池为电源的血液和液体加热装置，名为 Belmont Buddy Lite，重量不足 0.73 kg，是美军在战伤救护方面的新装备，迄今已在美军使用 2 年。

（二）战伤治疗

1. 爆炸伤及创伤性脑损伤研究

战场上越来越多地使用简易爆炸装置（IED），导致发生严重的爆炸伤，尤其是创伤性脑损伤的发生率高，伤势严重。因此，美国海军着重开展与爆炸性脑损伤和肺损伤有关的生物物理学、致伤机制、行为和认知影响及可能的治疗方法等研究。

（1）战地检测方法　瞳孔测量法用于检测轻微创伤性脑损伤；美军 2013 年就开始对一种能用于诊断轻微颅脑损伤或脑震荡的血液检测方法进行临床和现场测试。这种方法就好像检测血糖一样方便快速，有望用于战地。新方法是通过检测血液中的特异性蛋白来进行的。脑细胞发生损伤后，这些特异性的蛋白，如泛素羧基末端水解酶 L_1（ubiquitin carboxyl-terminal esterase L_1，$UCHL_1$）和胶质原纤维酸性蛋白（glial fibrillary acidic protein，GFAP）会进入血液中。损伤越严重，血液中的蛋白量就越多，由此进行诊断。从目前临床试验的结果看，该方法能准确地对轻微颅脑损伤进行诊断，特异性和灵敏度都较好。

（2）生物效应和治疗研究　采用多学科研究手段，研究爆炸所致的串状损伤的特性、非创伤性评价方法及此类损伤的治疗方法。一些基础性研究内容包括冲击（爆炸）波在体内的传播、脑损伤分子标记物的检测、分子和生物物理学数据与大脑功能/认知/行为反应的关系。与爆炸伤有关的其他研究项目还包括大鼠模型的爆炸效应；线粒体对爆炸引起的创伤性脑损伤的反应，爆炸性过压（blast overpressure）引起的肺损伤致伤机制，反复暴露于爆炸后脑损伤的分子和功能标记物，爆炸性过压对认知功能的影响及神经破裂的指标，爆炸所致的创伤性脑损伤的抗氧化治疗，如利用抗氧化剂环孢素。

（3）轻度创伤性脑损伤的治疗研究　美国海军陆战队在列尊营海军医院开设了“勇敢者脑震荡康复中心”，为具有急性和持续性创伤性脑损伤的军人提供先进的评估和治疗。美国海军还将在彭德尔顿营海军医院开设另一个类似的中心。近年来，美国海军也与匹兹堡大学的世界著名脑震荡研究单位合作开展创伤性脑损伤研究。

海军医学研究中心的研究人员开展了军人简易爆炸装置造成的中度创伤性脑损伤（MTBI）在伤后的前 30 天对军人的影响研究。研究的目的是对爆炸冲击造成的轻度脑损伤伤员的康复情况有更好的认识，了解受伤后，大脑如何恢复、伤员各时间段症状。脑损伤伤员分步行军人组和车载军人组。研究发现，大多数军人可在 7～8 天时回到岗位，但头痛将经常且持久发生。步行军人组出现视觉异常的时间比车载军人组长。因此，步行受伤的军人的治疗时间相对于车载军人要长。

2. 烧伤研究

美国海军医学研究中心再生医学部开展了烧伤的治疗研究。移植免疫项目研究在不使用传统免疫抑制药物的情况下，抑制组织排异的新技术。该技术对治疗威胁作战士兵的严重烧伤非常重要。它可将具有再生皮肤层、汗腺、毛囊的功能完整的皮肤移植以替代烧伤组织。该技术还将用于创伤截肢后的肢体移植。伤口再生项目研究伤口愈合和组织再生的信号（signal），发现伤口愈合中的基因表达模式和信号传导路径。它有助于研制药物和制订治疗原则以提高伤口修复和促进受损组织再生。

3. 颅面和牙科损伤研究

美国海军牙科和生物医学研究部开展颅面部移植与修复的研究，提高移植速度和麻醉水平，减少感染率和毒性反应。研究包括：①预防颅部植入物感染的乳酸粒子胶囊抗生素研究。②新的牙科修复材料研究。③进行部署前颅部 CT 资料归档以帮助部署后颅面损伤治疗和上颌面重建。④美国海军医学研究圣安东尼奥分队的研究人员正在研究一种生物相容性纳米纤维技术来提高颅面创伤的治疗效果。这些纳米纤维可不断释放生物活性因子，而这些生物活性因子可组成 3D 结构，以引导细胞的生长和修复，并可能将伤口瘢痕组织的形成减少到最低程度。科研人员同时也利用纳米纤维技术研制各种颅面外伤用的埋植剂抗菌层。采用纳米纤维药物涂层可减少手术后细菌感染的发生率及由于埋植剂排异反应而需要的外科手术。⑤羊膜多效祖细胞（amnion-derived multipotent progenitor）和羊膜细胞因子液（ACCS）对提高颅颌面损伤骨组织再生的作用评估。战场发生的颅颌面损伤常常造成大量骨组织损失。颅颌面损伤标准的救治方法如自体嫁接具有成本高、条件缺乏、住院时间长等局限性。羊膜多效祖细胞可释放多种细胞因子和生长因子。这些细胞因子和生长因子的混合液被称为羊膜细胞因子液，已被证明能促进骨骼生长。美国海军研究人员将开展体外和体内实验研究，评估羊膜多效祖细胞和羊膜细胞因子液对骨缺失的再生作用，并分析该治疗方法的机制。

4. 新概念武器损伤研究

美国海军开展了对微波武器、激光武器、失能武器等高技术武器的生物效应和防护的研究。

美国海军与空军合作利用假人模型，开展了定向能武器生物效应研究。对主动拒止系统（微波武器）、激光武器（非致命光学干扰武器）和其他一些射频源的生物效应进行研究；研究了海上声学和激光综合装置作为远程、非致命性武器警报装置；开展了非致命激光暴露对眼的损伤及对作业表现的影响，为研发轻质激光眼部防护设备提供指导。美国海军医学研究代顿分队的研究人员评估了航空人员低强度激光防护装备（LIT-LEP）。该分队的研究人员正与空军研究人员一起设计、生产和评估在军事航空作业环境下使用的低强度激光眼防护装备；确定定向能武器系统的安全操作指标；编写定向能武器损伤医学救治手册。

测试和评估非致死武器对人体的安全和健康的影响。美国海军医学研究圣安东尼奥分队开展了电传导失能武器的生物效应研究。这类武器通过发射电能使手肌肉失能，其使用已越来越广泛，特别在执法行动中，而这些武器的生物机制及对人体潜在的短期和长期效应还没有被全面研究过。因此，该研究部开展了对非致死武器的作用机制和单次或反复暴露的生物效应研究，研究了非致命武器的安全暴露规范及预防和治疗策略。

5. 有毒生物咬蜇伤研究

美国海军医学研究圣安东尼奥分队远征和创伤医学部战伤救治组采用噬菌体展示技术表达抗蛇毒素肽以治疗毒液蜇入。蛇咬的毒液蜇入是一个重要的公共健康问题，目前标准的治疗方法依赖基于抗体的抗血清。该方法即贵又不通用，有时还有不良反应。研究人员开展了可有效中和靶标蛇液毒性成分及其他多种毒液的噬菌体研究。他们的长期计划是研发一种通用的抗毒药剂，具有高效、费效比低、易于给药等特点，可替代现有的基于抗体的抗毒药剂。

6. 战伤修复研究

（1）免疫系统与战创伤愈合关系研究　人体伤口愈合和免疫系统有密切关系。人体免疫系统，用来对抗感染，促进伤口愈合。在战场上，当发生外伤或出血时，个体免疫系统会由于个体差异，出现大不相同的反应，这种个体差异决定伤员临床治疗的结果甚至生死。因此，在士兵受伤前确定他们的免疫系统对受伤的反应（免疫分型）将有可能成为一种非常有价值的临床决策工具。研究发现系统性炎症生物标记物和发生创伤相关疾病，如伤口愈合失败、异位骨化（heterotopic ossification）、伤口感染有关系。伤口未能愈合的伤员或严重受伤伤员的炎症生物标记物，如局部和系统性细胞因子等，比伤口及时愈合的伤员高。美国海军医学研究圣安东尼奥分队的研究人员在实验室内根据白细胞对一种天然刺激物的反应可对个体进行免疫分型。据此，军医就可对伤员更恰当地分类，并采取更为个性化的治疗和预防措施。

（2）纳米纤维支架敷料技术应用于战伤修复的研究　战伤对军队卫生系统是独有的挑战。长时间的后送，感染和战伤的复杂性使伤口愈合过程变得非常复杂并使伤员预后显著变差。美国海军医学研究圣安东尼奥分队的研究人员研发了一种聚合物——纳米纤维支架敷料，可通过增进伤口闭合，促进止血，以及作为临时性物理隔离物对碎片和病原微生物进行隔离。该支架敷料采用一种称为电纺的利用现有高伏生产技术生产的纤维蛋白原壳聚糖聚合物制成。另外一种生物生长因子也被融入该支架来改善伤口愈合期的细胞恢复。研究发现，该支架可显著改进细胞功能，促进细胞恢复。

（3）利用先进模型技术预测战伤患者中肺炎的发生　美国海军医学研究中心的研究人员力图研发一种工具帮助临床医生预测战创伤患者中肺炎的发生。肺炎是住院创伤患者最易感染的疾病。通过确定预测指标，并使用先进的模型来研发决策辅助工具可减少肺炎的发病率。研究人员收集了战斗肢体伤伤员的数据。通过分析数据和利用血清炎症生物指标，研究人员建立了一系列算法，可准确预测肺炎发生的可能性。

7. 抗感染研究

感染是影响创伤后修复的重要因素。美国海军研发和评估了与多重耐药菌有关的治疗和预防皮肤和软组织感染（SSTI）的新策略、技术和方法。美国海军医学中心开展了噬菌体疗法研究。寄生在细菌内的噬菌体能特异性传染并杀死某些细菌，可用于细菌感染治疗。这些噬菌体可感染多重耐药的鲍氏不动杆菌，并最后杀死感染重伤员的鲍氏不动杆菌。此外，美国海军医学研究圣安东尼奥分队研究了纳米粒子靶向激光治疗技术，通过纳米粒子靶向激光破坏生物膜，使抗生素或其他药物有效对抗细菌，改进颌面损伤感染的治疗。

（三）战伤康复

战伤康复旨在恢复伤员的功能和生活质量，如截肢伤员的功能恢复、疼痛处理、创伤后的心理康复等。

1. 战伤截肢康复和长期影响研究

作战医学的进步和简易爆炸装置的使用不但导致了军事历史上战场生存率的大大提高，也增加了美国军人的截肢率。这类受伤军人有其独有的生理和医学问题，生活质量受到长期的影响。为此，美国海军保健研究中心的研究人员研究了战伤截肢的潜在后果及对军人日后生活质量的影响。研究人员通过研究，了解截肢人群的特点以及截肢军人和没有截肢的受伤军人之间的差异。

干细胞生物项目开展分子和细胞研究以确定各种成人干细胞、间叶干细胞（mesenchymal stem cell）和造血干细胞特点，以及他们在伤口愈合和移植中的作用。小动物研究显示间叶干细胞具有在移植后抑制组织排异的功能。在临床研究项目中，研究人员利用新的可见和红外线影像学方法帮助外科医生评估受损器官（如断肢）的生存能力，并给受伤士兵以适当的护理。

美国海军研究办公室与华特·里德国家军事医学中心、海军研究实验室和几所大学一起研发一种“智能”人工腿，它配备了专门设计的传感器来监测行走步态，提醒使用者假体的磨损和撕裂情况，并警告潜在的感染风险。它被称为监测骨整合假体（简称 MOIP）。

2. 战伤康复辅助训练系统

针对海军从伊拉克和阿富汗等战场返回伤员下肢截肢和创伤性脑损伤患者的康复治疗，美国海军保健研究中心研发了生理学和认知行为环境模拟训练系统，利用改进型截肢快速康复训练法和创伤性脑外伤患者平衡训练法，对前庭神经功能障碍及截肢士兵的身体活动能力进行研究。前期研究显示，无论是健康士兵还是受伤士兵，在虚拟环境下接受相关训练课程后，其体能和认知任务表现都有所改善。该小组还与国防部其他拥有电脑辅助康复环境系统设备的单位开展合作研究，致力于推动虚拟现实环境疗法的发展（图 4-2）。

由于对康复练习的误解或感到无助，许多创伤性脑损伤伤员自己不愿做康复练习或者做得不对。结果导致康复进程减慢甚至出现受伤的风险。为给创伤性脑外伤伤员提供一个安全、便捷的自我康复训练的途径，美国海军研究局和查尔斯河分析公司共同开发了一套移动式虚拟增强康复系统（mobile virtual enhancements for rehabilitation，MOVER），旨在提高伤员康复训练的效果（图 4-3）。

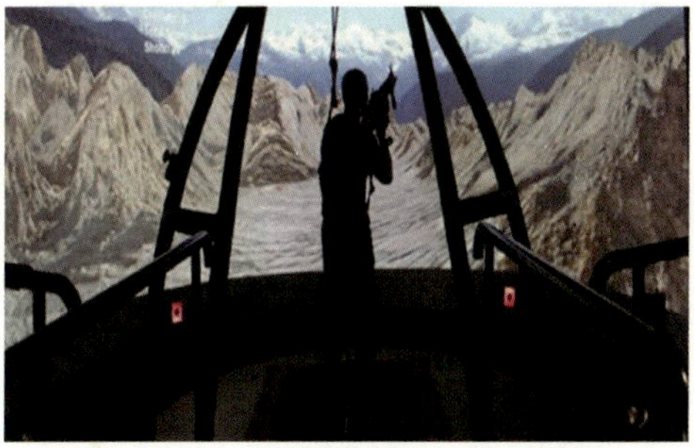

图 4-2　电脑辅助康复环境系统

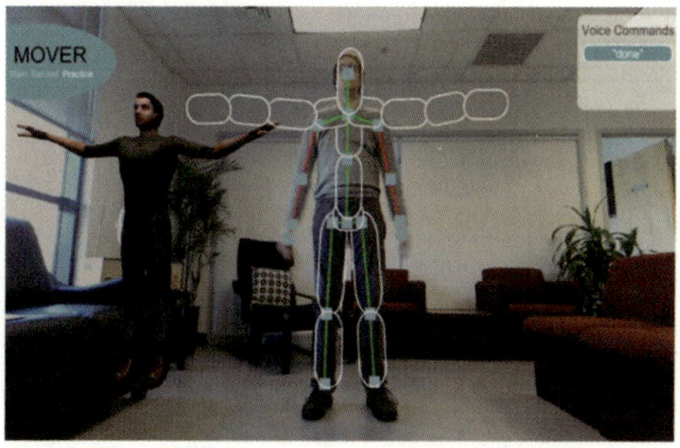

图 4-3　移动式虚拟增强康复系统

3. 疼痛管理研究

军事医学面临的一个重要的问题是如何治疗那些受伤而严重疼痛的军人。美军研究报告显示，近 45%的士兵和 50%的退伍军人经常疼痛，且慢性疼痛、创伤后应激障碍（PTSD）和持续性震荡症状有时会同时发生。在军事医疗体系中，迫切需要对与战斗伤害和创伤相关的急性疼痛进行积极管理，对这一人群进行持续的监测，以确定其疼痛综合征的患病率和性质，并评估和管理慢性疼痛。

美军 2003 年建立国防和退伍军人疼痛管理组织（the defense and veterans pain management initiative，DVPMI），寻求改善疼痛管理的军民两用医学方法。通过研究和临床护理，解决整个军事领域的疼痛。2009 年，美国国防部成立了疼痛管理特别工作组，以评估当前军队的疼痛管理水平，并提出了一个综合、跨学科、多种模式的综合疼痛管理策略。

目前，疼痛的管理主要有两类方法：①以药物为中心的方法。疼痛药物可分为三类：非鸦片类镇痛药、鸦片类镇痛药和共止痛剂（或辅助止痛剂）。非鸦片类镇痛药包括对乙酰氨基酚、阿司匹林和非甾体抗炎药。单独使用这些药物对轻到中度疼痛有效。与鸦片类药物一起，这些药物可以使得患者对鸦片类药物的剂量需求降低，并减少鸦片类药物相关副作用。鸦片类止痛药包括吗啡、芬太尼、氢吗啡酮、羟考酮等。通常的给药方式有口服、皮下注射、静脉注射。共同镇痛药/辅助止痛剂种类和数量广泛，可提高典型镇痛药物的作用或对于某些类型的疼痛的起到镇痛作用，包括局部麻醉剂（利多卡因、罗哌卡因、丁哌卡因）、肌肉松弛剂和某些抗惊厥药（曲马多、美沙酮、氯胺酮等）等。②以介入为中心的方法。以介入为中心的方法包括神经阻滞、联合注射或针灸等。非药物治疗和药物治疗一样重要。它们包括物理疗法，如针灸、按摩、定位、深呼吸、热或冷的应用及心理社会模式，如注意力分散、生物反馈和图像。美国军方批准使用针灸治疗疼痛，将针灸作为处方止痛药的替代品。在一个试点项目中，针灸被用来帮助减轻美国士兵在伊拉克和阿富汗战争中遭受的伤痛，结果显示针灸可以缓解疼痛，也能快速减轻疼痛。“战场针灸法”是传统的针灸方法，其使用非常短的针，以便在战斗头盔下可以更好地操作。这样士兵就可以一边继续他们的任务，一边用针插入来减轻他们的痛苦。美国杰出勇士国家医疗中心（National Intrepid Center for Excellence）开展截肢、烧伤伤员的治疗、康复及研究工作。该中心研究使用针刺疗法，极大地减轻了患者使用麻醉药品的剂量，为受到疼痛困扰的服役人员、受伤士兵和截肢人员的治疗和康复提供了更多的医疗选择，提高了他们的生理和心理康复。然而，以上这两种单独的方法都不能充分满足患者的需要，通常需要综合的方法，包括多学科和专业的方法以及多模式、个性化的疼痛护理计划。

（四）战伤救治研究设备

1. 战伤救治研究设备

人体模型为开展战伤救治研究提供了方便。美国海军研制了SynDaver™人体模型对战伤救治中各种治疗方法的有效性进行测试和评估。该人体模型精确“复制”了人体结构——肌肉、骨骼、器官和组织，还有一个简化的血管系统。这种技术为实验模型（除动物或人外）提供了一种新的选择。近期，美国海军首次使用该模型对加压绷带进行了评价（图4-4）。

由美国海军研究局资助加利福尼亚大学开展了伤员腿部计算机仿真模型研究（图4-5）。腿部血管丰富，在战斗中十分容易受伤。子弹或弹片会划开静脉和动脉，引起大出血，从而导致伤员截肢或死亡。该模型可模拟不同伤口大小和严重程度下的人员失血情况。目前，该仿真模型已在止血研究和海军及陆战队医务人员训练中使用。

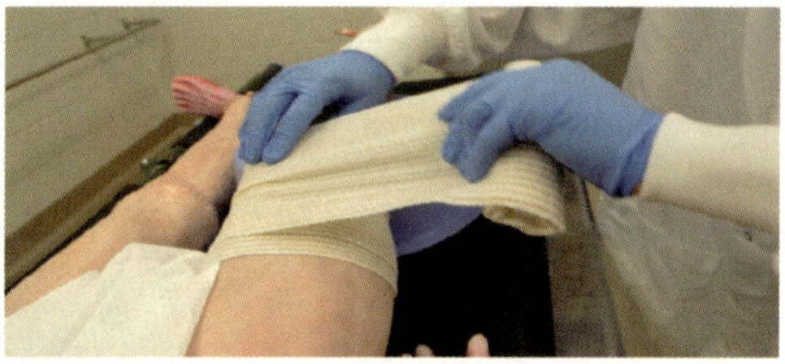

图 4-4 SynDaver™人体模型用于加压绷带的测试

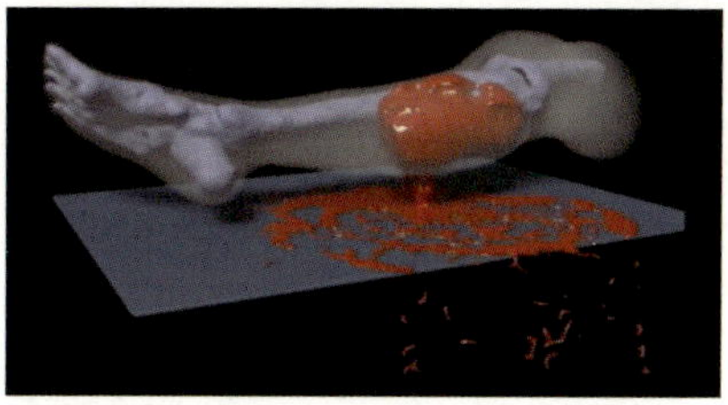

图 4-5 腿部战伤救治仿真模型

研究人员还使用多种截肢创伤训练模特测试了在多种战场条件下多种新的止血带作用。

2. 新概念武器损伤研究设施

美国海军医学研究圣安东尼奥分队的定向能生物效应和人机综合研究组位于美国空军圣安东尼奥布鲁克斯基地，与美国陆军和空军组成三军定向能生物效应研究队，共用研究设施。该研究部门可谓是世界上研究射频辐射最大的机构，研究用地 1598m^2，其中 548m^2 用于微波和生物工程实验或保障，372m^2 用于激光实验或保障，530m^2 用于行政或后勤，149m^2 用于技术服务。该部门的射频暴露能力为 100 KHz～94 GHz，建造了航母模拟甲板和飞机，模拟舰艇和飞机辐射环境，用于定向能辐射研究。

（1）微波研究设施　10 MW 脉冲微波发射器@1.25 GHz（AN/FPS-7B 雷达发射机），4 MW 脉冲微波发射器@5.6 GHz（AN/FPS-26A 雷达发射机），4 MW 脉冲微波发射器@3.0 GHz（RT-624/SPS-30），500W 脉冲微波发射器@16 GHz（Hughes 发射器），多种射频/微波现场强度监测仪和人体电流仪，Stanford 线性能量倍压器，500～1000 W CW 固态射频源/放大器@2～1000 MHz，2 个金属外壳射频/微波消声辐照室，模拟舰船甲板外部辐射设施，并有完整的 F/A-18A 机身，获得海军专利的射频/微波剂量测定系统，用于表面温度测量的高分辨率红外照相系统，用于测量全身比吸收率（SAR）的量热计，动物房，多种非人灵长类动物训练舱，猕猴行为模型，视觉检测设备有 LKG2000 视网膜电图描记系统，Humphrey Mastervue 系统（角膜地形图评估）、Interzeig 晶状体浑浊指示计、Confocal 激光扫描检眼镜，VISTECH 对比敏感度测试仪。

（2）激光研究设施　2 台 Coherent Verdi-5 系列二级管抽运激光器（DPL），2 台 Rodenstock 共聚焦激光扫描检眼镜及辅助软件，2 台 Coherent INNOVA 70 氩激光器，

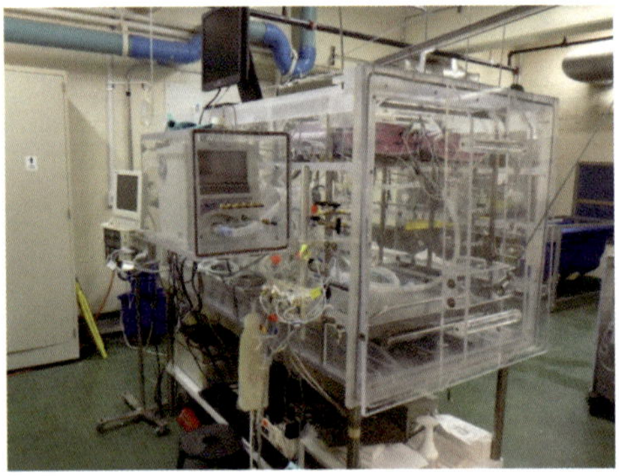

图 4-6　美国海军大型动物航空医疗后送模拟舱

实验室控制 F/A-18 飞机平视显示器，F/A-18 机身和驾驶舱，用于眩光研究的挡风屏。

3. 航空医疗后送对战伤的影响研究设备

伤员在战场上受伤，常通过固定翼运输机快速后送。在长距离航空医疗后送过程中，伤员持续暴露在低压环境中可能发生的生理影响是不可忽视的。特别是对于有脑损伤及其他开放性创伤伤员，其后果可能不堪设想。美国海军医学研究中心设计制造了一个模拟舱可用来模拟飞机长距离医疗后送平台（图 10-9）。研究人员可用该平台研究航空医疗后送中的医学问题。目前，研究人员正在开展飞行中舱内压力波动对创伤性脑外伤的影响研究。

二、国外海军战伤救治研究发展趋势

（一）重视一线伤员急救复苏研究

近年来，美国海军等先进国家海军十分重视战场一线急救复苏医学的研究，开展了多种止血、复苏策略、复苏液、抗休克、抗感染研究，以提高战场伤员生存率。美国海军评估了多种止血敷料和止血带，研发冻干血小板等止血剂，提出了低血压复苏等复苏策略，研制了多种血液替代品及急救装备。可以说，美军在近年来的军事冲突中战伤死亡率的降低在很大程度上归因于其战伤急救水平的提高。

（二）加强战场常见伤救治研究

根据战场伤情特点，美国海军有针对性地开展了战场常见伤的救治研究。近年来，根据美军在伊拉克战争与阿富汗战争中经验，美国海军开展了大量爆炸伤、冲击伤、烧伤、创伤性脑损伤、颅面和牙科损伤等战场常见伤的救治研究，尤其开展了大量爆炸伤和创伤性脑损伤研究。

（三）运用前沿技术开展战伤救治研究

国外海军在战伤救治研究中，运用生物医学、纳米、信息技术等前沿科技，大大提高了战伤救治水平。例如，美军通过合作攻关，运用先进生物医学技术，研究了多种新型止血材料、研究了以血红蛋白为基质的携氧载体、冻干血浆作为血液代用品；利用新的移植免疫技术进行烧伤和截肢后的组织修复，并利用干细胞技术抑制移植中的组织排异反应；利用羊膜多效祖细胞和羊膜细胞因子液提高颅颌面损伤骨组织再生；利用纳米纤维敷料技术促进战伤愈合；以及利用信息技术研制多种战伤分类和后送装备等。

（四）重视高技术武器损伤研究

随着一些海上高技术武器的成熟和应用，国外海军加强了这些武器的防护和损伤救治研究，特别是激光、微波等定向能武器、非致命武器的生物效应、防护和救治研究。

（李旭霞　栾　洁　莫琳芳　卢姗姗）

第五章

国外海军卫生装备现状与趋势

海军卫生装备是指海军实施卫勤保障中所使用的医疗卫生器材和设备。卫生装备是构成卫勤保障的物质基础，也是卫勤保障水平的客观标准。

一、国外海军卫生装备现状

西方发达国家海军比较重视海军卫生装备的研究和发展，并重点强调装备的完备性、适用性和功能性。

（一）海上机动医疗救治平台

除医院船、大型水面舰艇、航母等配备的医疗设施外，国外海军近年来重点发展可机动灵活部署、快速方便且隐蔽性较好的野战医疗装备。美国海军舰队医院是标准化、模块化的医院，所有装备平时都保存在标准集装箱内，需要时即可展开使用。经过 20 多年的发展和一系列军事行动的实战检验，它们可作为机动保障野战医院使用，随时部署到海外，已经比较成熟。近年来，为了配合美国海军远征行动，提高舰队医院的展开速度，美国海军利用舰队医院的部分装备研发了远征作战医疗模块。该模块由 63 个集装箱组成，可在不到 2 天的时间内组装完成，适用性更好，尤其适合小规模机动作战。美国海军另一快速部署医疗单元为舰载手术单元，其可展开为挽救生命和肢体手术的机动医疗平台。该平台在接到通知后数小时即可完成部署，能实施多达 15 次手术，并可对手术伤员进行长达 48 h 的护理，直至伤员后送。德国海军“法兰克福”号补给舰上的集装箱式救援中心，也是一套较完善的模块化医疗保障系统，由双层集装箱和舰上原有医疗设施组成，上层集装箱包含灭菌设备、临床化学和微生物学实验室、药房及一些医疗设备；下层主要用于治疗，包括牙科诊室、X 线室、2 个手术室和消毒设备及伤病员术前术后休息空间，可同时为 43 名伤员展开救治。

（二）急救器材与装备

国外海军以即时救治、送治结合为目标，将监护、治疗与后送一体化，研制了多种高效、实用的急救卫生装备。

1. 止血器材

美军研制或评价的新颖战伤止血敷料主要有：几丁质敷料、QuikClot 止血敷料、Hem Con 止血敷料、Silverlon 抗微生物敷料、Combat Gauze 止血敷料 Gro-Klot 新颖止血敷料、GelSpray 液体绷带、Woundstat™伤口止血剂、X-Stat 迷你止血海绵、HemoGrip 止血泡沫、严重肢体损伤急救包布等。海军研究局正在研发一种采用创新性合成二氧化硅纳米纤维材料的纤维蛋白敷料，可显著提高伤员遭受血管损伤后的止血能力。该敷料不产热，与天然纤维蛋白体的大小和结构差不多，在体内可降解成无毒副作用的产品，便于敷于伤口处。美国海军最新研发的严重肢体损伤急救包布不仅能覆盖伤口，还能释放抗生素和止痛剂，为伤员提供黄金 72 h 急救（图 5-1～图 5-4）。

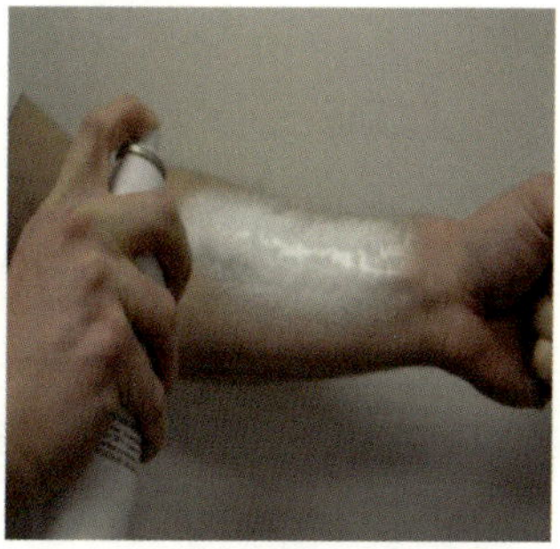

图 5-1　新型 HemoGrip 泡沫喷雾止血剂

2. 血液检测装备

美国海军正在研发多种可提高安全使用“活血库”的技术，其中包括可快速筛查供血者和受血者血型是否匹配的装置和在输血前可快速确定供血者的血液是否感染了有害致病因子（如细菌、病毒或寄生虫）的装置。前者采用荧光成像血细胞计数技术。后者采用配体-荧光技术和金标-纳米杆光声学技术。

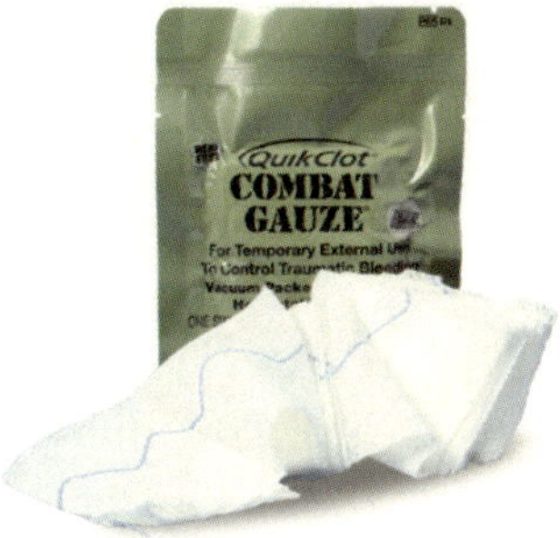

图 5-2　Combat Gauze 止血敷料

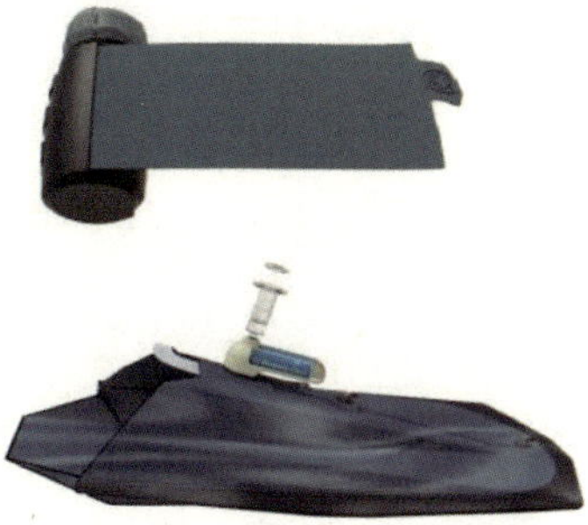

图 5-3　严重肢体损伤急救包布

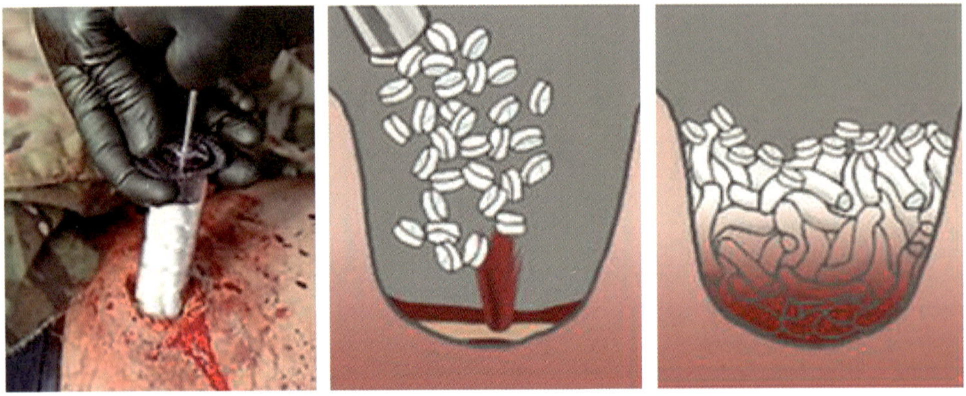

图 5-4　X-Stat 迷你止血海绵

3. 输液加温装置

现代战伤要求医务人员在非理想条件下尽快给伤员输血。美军在输血过程中使用的其中一个产品是 Buddy Plus 输血（输液）加温装置。由 Belmont Instrument 公司生产的轻型便携式输液加温装置，配有电池、充电器和外接电源。该装置的流量控制阀可防止伤员在运输途中发生空气潴留。美军还研制了血液和静脉输入液加热器——加热天使（Thermal Angel）。

4. 血液代用品

美国海军研发了多种血液代用品，以期解决战场输血及血液运输、保存的难题。美国海军研发的喷雾干燥血浆产品在野战条件下可由救护兵和战地医生进行重构和现场施用。冻干血浆不仅可补充因大出血而减少的血容量，而且还可提供止血必需的凝血因子。冻干血浆可在非冷藏的室温环境下保持性能稳定。美国海军另一款血液代用品是基于血红细胞的血浆扩充剂。

5. 便携式通气装备

美国海军研制的自动应急通气装置适用于在不良环境条件下监测受伤士兵的呼吸状况，按需自动启动治疗程序，接上面罩后即可供气。其特点是可自动控制通气和供氧，提高伤员的存活率。

6. 伤员搬运装备

美国海军水面舰艇及潜艇上常用的伤员搬运装备有 Reeves Sleeve Ⅱ担架、LSC 医疗后送担架、Miller 全身夹板/担架。这些担架都适合在狭小的空间内使用，且设计时考虑海上救援要求，既有一定强度，又有一定浮力。美国海军陆战队目前使用的伤员担架是 TalonⅡ型担架，可载重 544.3 kg，折叠后可单人携带。该型担架能在美国海军陆战队所有的旋翼飞机和倾转旋翼飞机上使用。为进一步提高航空医疗后送担架的性能，美国海军正在利用新材料，研发一款在航空后送伤员时能承受旋翼飞机和倾转旋翼飞机上过载的轻质担架，预计新型担架折叠后，体积不超过 0.02 m^2，重量不超过 7.7 kg（图 5-5～图 5-7）。美国海军还评估并选择了适合潜艇狭小空间的救生担架。

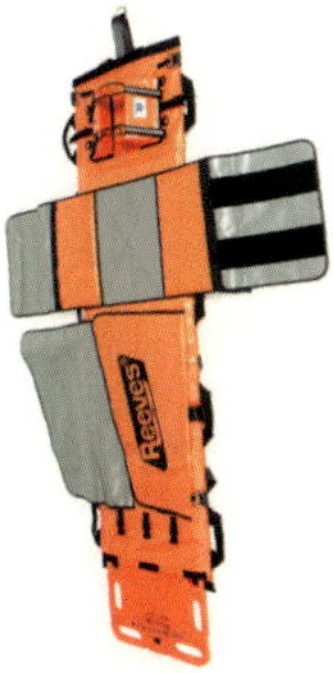

图 5-5　Reeves Sleeve II 担架

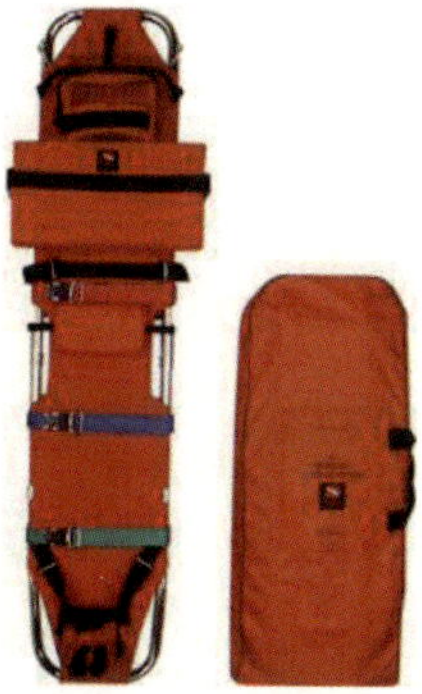

图 5-6　LSC 医疗后送担架

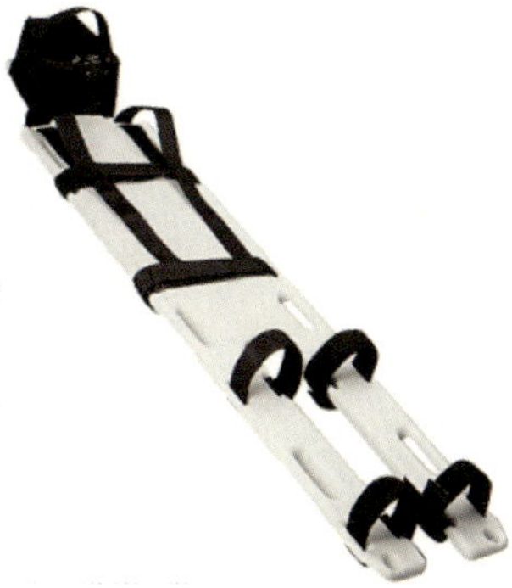

图 5-7　Miller 全身夹板/担架

7. 救生包

（1）战斗救生包　　战斗救生包发放给那些经过高级战伤救护培训的美国海军陆战队员。其中的内容与单兵急救包类似，但增加了一些高级救护器材。因此，这些受过培训的陆战队员可以在看护兵不足的时候充当临时救生员。美军最新研发的 Mojo MARCH 战斗救护包（CLS）和个人急救包（IFAK）是未来最具影响力的军用战术医疗包（图 5-8，图 5-9）。

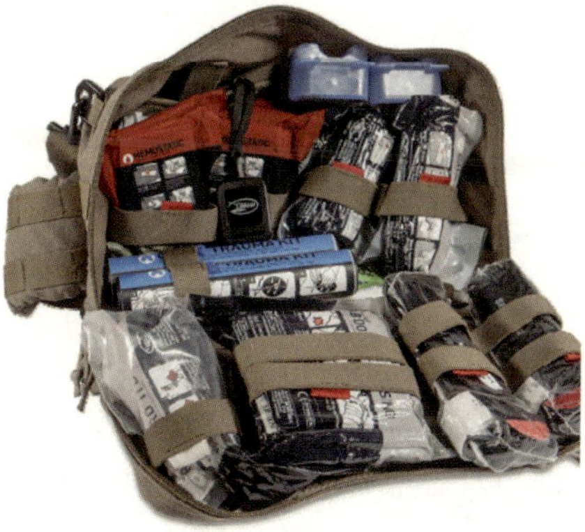

图 5-8　Mojo MARCH 战斗救护包

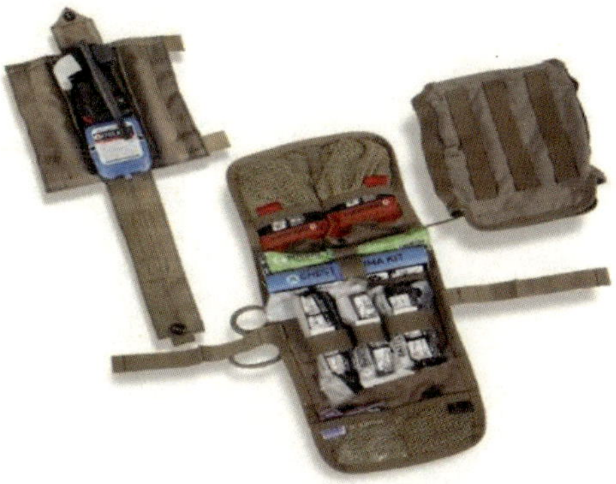

图 5-9　Mojo MARCH 个人急救包

（2）看护兵攻击袋　　美国海军陆战队看护兵攻击袋包含了大量的装备，看护兵可以根据需要进行一些救生手术，如夹住动脉止血、呼吸插管或胸腔解压等。

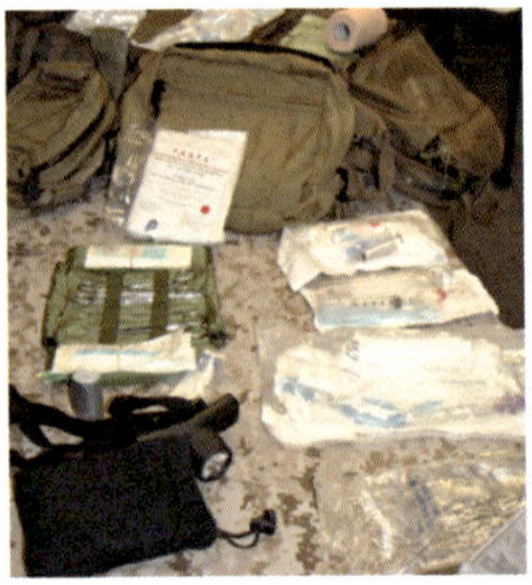

图 5-10　看护兵攻击袋

有看护兵抱怨每次任务携带的设备过多，因此，除攻击袋外还有 2 个较小的包，看护兵可以根据特定任务需要携带相关设备（图 5-10）。

（3）海军陆战队单兵急救包　该新式急救包已成为美国海军陆战队员单兵标准装备的一部分，配发给所有部署的陆战队员。该新式急救包设计更加紧凑，对于作战受伤严重出血者具有更好的救生功能。

（三）辅诊装备

国外海军近年来研发了一系列适应海军前沿作战环境的医疗卫生装备，它们具备便携、易操作、适应战场及高盐高湿、颠簸振动、空间狭小的舰艇环境。

1. 战伤感染检测装备

美国海军研发的基于纳米技术的战伤感染检测仪，可对战伤感染病菌及其耐药性进行快速检测。其利用的表面增强拉曼光谱技术是基于细菌细胞表面的可见光散射，产生独特的细菌生物分子指纹或谱图，从而进行细菌种类识别。检测仪可在 1 min 内读数。该检测仪已通过实验室测试。此外，美国海军还利用新型抗生素耐药性检测微阵列对耐药细菌进行检测和监控抗生素耐药发展进程（图 5-11）。

2. 战地便携消毒系统

美国海军研发了一款臭氧手持式消毒系统，可利用臭氧对战地小型医疗设备及牙科工具进行消毒（图 5-12）。

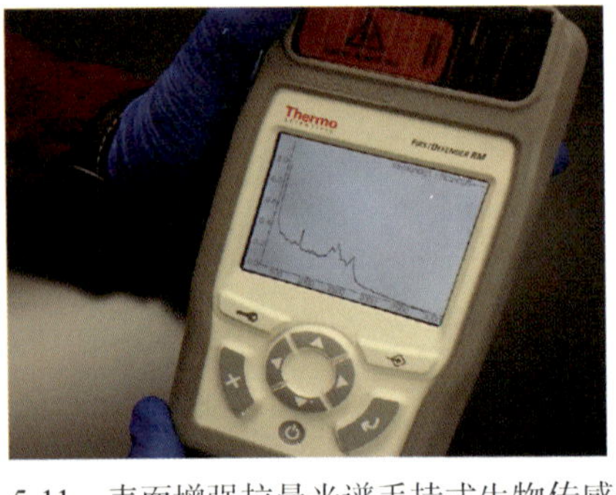

图 5-11　表面增强拉曼光谱手持式生物传感器

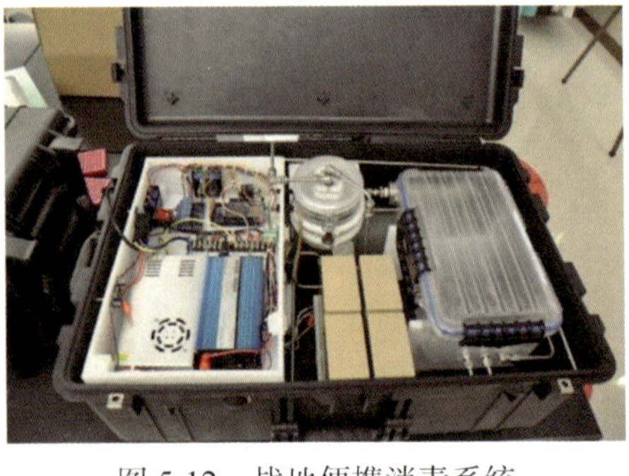

图 5-12　战地便携消毒系统

3. 前沿手术灯

美国海军研制了 PAX 前沿手术灯，在前沿复苏外科系统（FRSS）部署时使用。该手术灯比现在使用的手术灯更轻、更亮、寿命更长。

4. 生理状态监控设备

穿戴式传感器可监测和捕捉相关生理信号数据，如血压、肌电图、心电图、脑电图、血氧饱和度及体温。系统必须具备实时放大、过滤这些信号的能力。此外，该系统还必须能保证持续数小时甚至数天进行数据采集（24～48 h）和通过手持式设备无线传送和下载数据。在软件技术方面，传感器的数据可交叉整合，并提供人员在时间/空间/情态等多维融合的动态数据。

5. 应激状态监测设备

美国海军研发的手持式荧光偏振计可在战地对人员的应激状态进行快速检测，评估体液（包括唾液）中应激生物标记物，如皮质醇、褪黑素、分泌型免疫球蛋白 A（IgA）等的，只需要 2 步 15 s 即可完成测试（图 5-13）。此外，在航母等大型水面舰艇上还携带疲劳监测系统 FIT 2000-2，通过测量受试者对光无意识眼反射的数据，对其疲劳情况进行监测。

6. 抗噪音听诊器

传统的听诊器在环境噪音达到 90dBA 时已无法正常使用，因此使用普通听诊器可能因航母上的高噪音环境而受到影响。直升机机舱也属于高噪音环境，当伤员需要在医疗后送途中进行听诊时，普通听诊器无法使用，可能影响伤员的及时诊治。美军研发的基于超声多普勒原理的双模式抗噪音听诊器能在高噪音环境下使用。在安静或低噪音情况下可选择机电模式，在高噪音情况下则选用超声模式（图 5-14）。

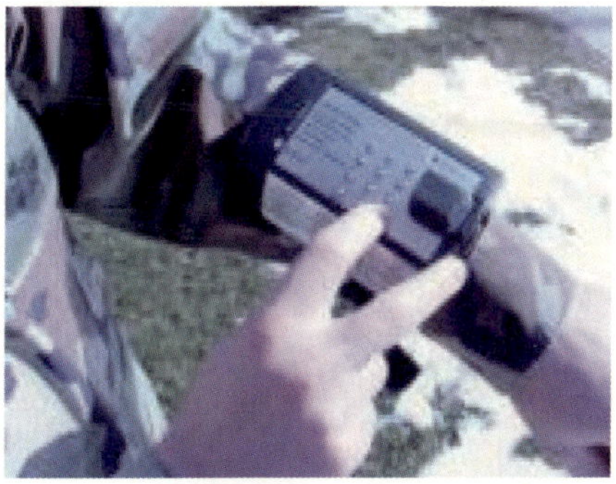

图 5-13 美国海军手持式荧光偏振计

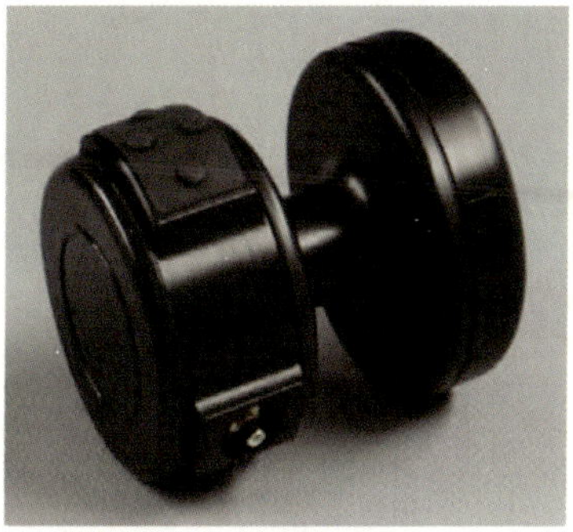

图 5-14 双模式抗噪音听诊器

7. 手持式脑部扫描仪

美国海军及海军陆战队共同研发的非入侵式 Infrascanner™2000 型手持式脑部扫描仪获得美国 FDA 的批准。该脑部扫描仪是一种微型便携式装置，可根据脑部血肿与正常脑组织近红外光谱吸收差异来检测脑血肿的存在及具体部位。当前用于诊断脑血肿的主要技术是 CT，但由于大多数的海军护卫舰或驱逐舰及执行任务的海军陆战队一般不配备 CT 机，因此这款便携式脑部扫描仪能够对脑血肿早期识别，使危重患者尽早运送到可以准确诊断并有治疗能力的机构（图 5-15）。

（四）伤员后送装备

1. 伤员生命保障与后送方舱

这类方舱的外形像个蚕茧，底部有一个标准的担架，舱内温度可以控制，能为重症伤员提供给氧、给药、静脉输液并能监测伤员的生命指征。

2. 伤员后送担架

美国海军用一台监护、通气和外部抽吸系统（monitoring oxygen ventilation and external suction，MOVES），替代附有呼吸机、供氧设备、氧气瓶和特殊医疗应急后送装备的笨重担架，极大程度地降低了医疗救援设备的成本、体积和重量，提高了救护质量和外伤伤员的存活率（图 5-16）。

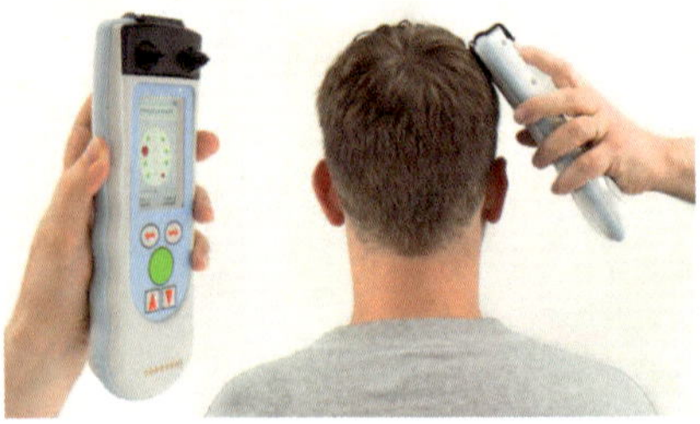

图 5-15　Infrascanner™2000 型手持式脑部扫描仪

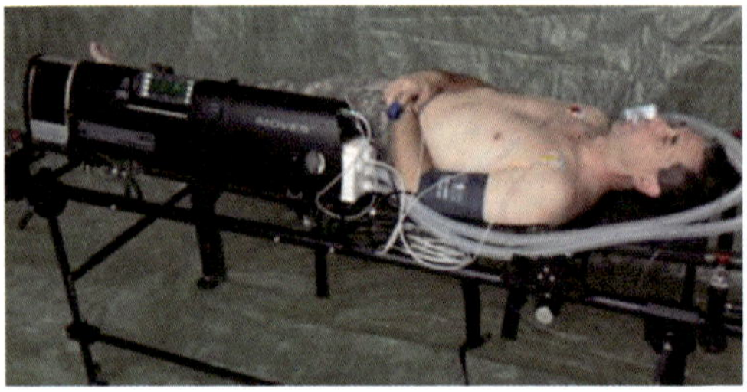

图 5-16　监护、通气和外部抽吸系统智能担架

3. 危重伤病员自动救护系统

美国海军可携行的危重伤病员自动救护系统能够在医疗后送途中连续不断地利用非侵入式智能监测设备获取患者的重要生命体征数据，对特定的外伤给予恰当的治疗，并通过静脉准确地给药，还可给伤员输液加温，并开展痛觉缺失和感觉缺失治疗。该系统只有背包大小，十分适合在战场空间有限的情况下使用，如舰艇、飞机等。此外，研究者还专门为美国海军陆战队提供一套可自动监测和护理重症伤员长达 6 h 的自动化重症监护系统，以满足海军陆战队更为严苛和复杂的作战环境。

4. 航空医疗后送装备

AllEvac Ant 是一种可供医疗直升机使用的医疗后送装备。当一线医务兵需撤运多名伤员时，他们可选用伤员直升机后送架（图 5-17），将床铺式担架直接放入 UH-60 型直升机内，从而使战场伤员后送既快又方便。

德国海军“海王”（Sea King）直升机上的伤员转运单元（patient transportation unit）标准配置包括：真空褥垫式担架、多功能监视器（Propaq 106EL）、急救转运呼吸器（Oxylog 2000 或 3000）、脉搏血氧仪（Nellcor）、三联注射泵（Triple Syringe Driver）、照明灯和输液架。需要时还可配置二氧化碳浓度检测仪、心电图检测仪等设备。

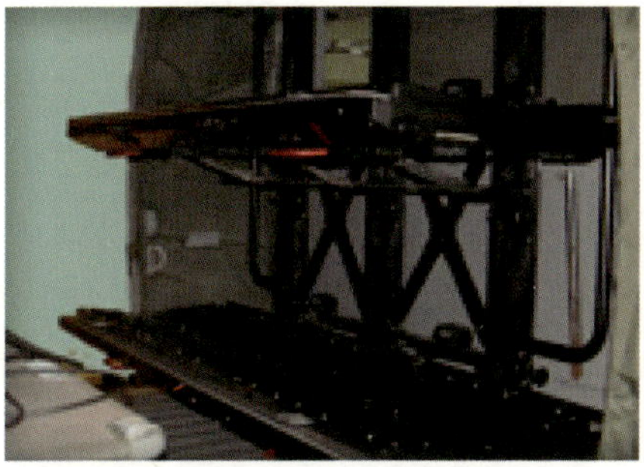

图 5-17 伤员直升机后送架

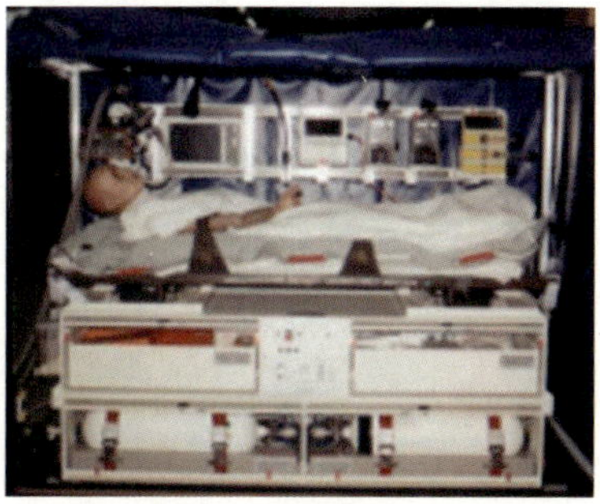

图 5-18 伤员转运单元

法国军方将市售的飞机用综合治疗单元 FALCON 装载在 F900 和 C135FR 上用于战略医疗后送。

航空医疗后送中，通气设备、生理监测设备、抽吸装置、氧气罐、固定架等都是附属于伤员担架的医疗设备，需随担架一起运送，加上伤员的重量，担架需要载重 181.4kg 以上。由于飞机飞行时的过载，伤员担架在某个瞬间或需承受该重量的 12 倍。因此，美国海军开始研发一款折叠轻质担架，只需一人携带，可支撑伤员及其附属物件，在承受过载后仍能保持结构的完整性。

（五）海上救生装备

海上救生装备是保障落水人员得到及时救助的一系列配套装备，它既不同于援潜救生装备，又不同于一般落水救捞设备。国外海军海上救生装备一般包括人员紧急逃生、落水搜索、定位、寻找、治疗装备等。

1. 舰员跟踪及落水人员指示系统

美国海军 BriarTeck 落水人员指示系统在人员发生落水时，识别信号和定位信号由海水浸泡后或手动操作自动激发，立刻向舰艇指挥部发出报警求救信号（图 5-19）。目前，已在 30 艘舰艇上使用该系统。澳大利亚海军的水面舰艇舰员自动

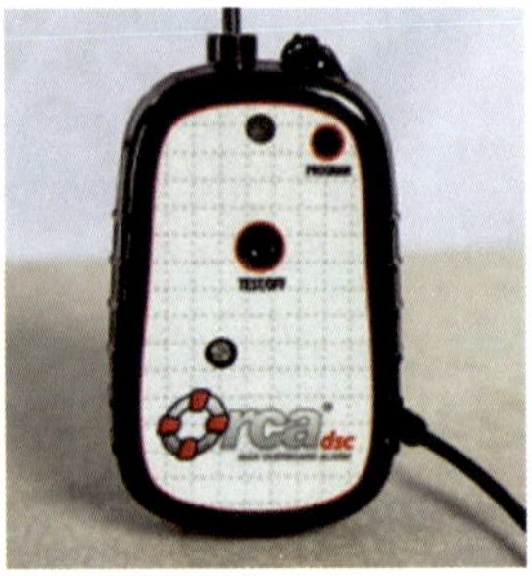

图 5-19　BriarTeck 落水人员指示器

跟踪系统由澳大利亚国防技术与科学组织研制，系统包括穿戴式射频识别标签、以太网无线电接收装置和激光/红外传感器等部件。当人员发生落水后，系统立即发出警报并 GPS 定位。

2. 个人漂浮装备

俄罗斯海军专门研发了极地低温环境下使用的新型 GTSK 救生衣。相比国际通用标准，GTSK 救生衣保暖能力提升了 30%。特殊的泡沫垫设计，能够提供足够的浮力，救生衣外附反光条纹，利于夜间海上搜救。此外，GTSK 救生衣还配有紧固带、电动闪光信号及警笛。

3. 舰用紧急逃生呼吸装置

美国海军目前有两种在用的紧急逃生呼吸器，Scott 紧急逃生呼吸器和 Ocenco M-20.2 紧急逃生呼吸器。前者为美国海军旧式自给式呼吸器，能在紧急逃生时提供约 15 min 的氧气。该设备由氧烛产氧，二氧化碳清除剂去除呼出的二氧化碳。后者是目前世界上最小的紧急逃生呼吸器，它在激活后能运行 15～32 min。一旦从箱子中取出，自动激化，由氧气罐产生氧气。目前，已逐渐取代 Scott 紧急逃生呼吸器（图 5-20）。

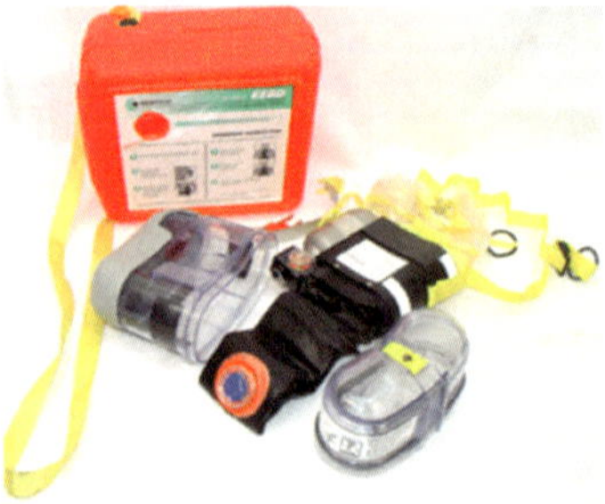

图 5-20　Ocenco M-20.2 紧急逃生呼吸器

4. 海上遇险定位装置

荷兰海军 Mobilarm V200 潜艇艇员脱险海上定位装置，可快速定位失事潜艇位置（图 5-21）。当潜艇艇员穿着潜艇脱险抗浸服时，Mobilarm V200 脱险指示浮标能够定位艇员 10 m 内位置，并通过船舶自动识别系统、甚高频数字选择性呼叫和甚高频语音信息发送所在 GPS 位置。另有一个 121.5 MHz 的无线电测向信号音也会不断传送。为了在恶劣的海上环境和不良视线下更容易找到艇员，Mobilarm V200 装置还会配备闪光灯和信号镜。SARBE6 航空人员应急定位信标器可在航空人员落水后自动发出甚高频和超高频万向信号，并可连续工作 24 h。Warrendi 个人定位信标器是英国研发的现代化无线电信标器，用于应急搜救军事人员，

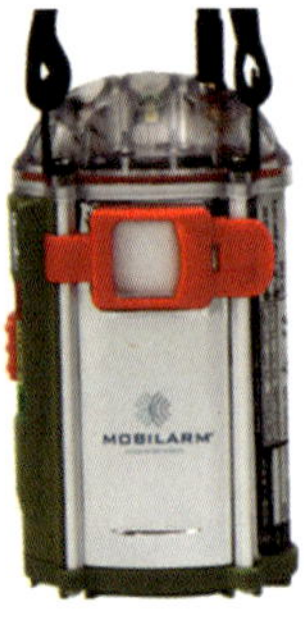

图 5-21　Mobilarm V200 潜艇艇员脱险海上定位装置

可利用 GPS、全球卫星搜救系统（COSPAS/SARSAT）对遇险人员进行快速定位。

5. 低体温症治疗装备

低体温症是海上救生技术中的重要研究内容。美国海军新研发的伤病员加温装置可成功地使伤病员的皮肤界面温度维持在 40℃达 8 h，大大超过了其他装置的稳定性。与传统的保温袋不同，该装备为化学产能装置，利用贴片式保暖装置通过化学反应发热，无须额外能源，可有效防止伤员发生低体温症（图 5-22）。

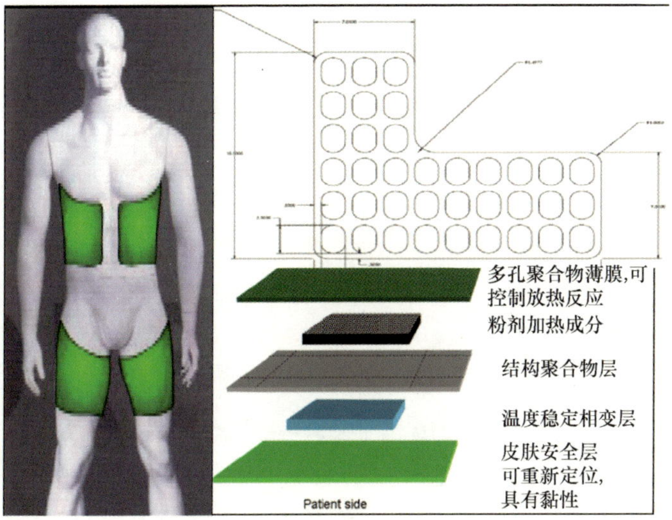

图 5-22　伤病员加温装置

（六）信息化装备

1. 医学模拟和仿真系统

美国海军保健研究中心的医学建模、仿真和任务保障部分析并研发了相关模型，为作战指挥官、医疗后勤人员和战场医疗人员判断平战时卫生资源需求提供医疗决策支持。模拟和仿真小组与医疗保障计划人员、物资供应部门和后勤人员共同研发的成果可帮助战场医疗保障计划，系统分析和评估作战风险，并有助于确定按现有资源治疗特定伤员流的最佳方案。模拟和仿真工作分 2 个部分：

（1）数据库的建立　目前，该部已建立了以下数据库：400 名以上伤员的治疗情况；每个伤员的治疗次数及人员情况；陆上和海上前线伤员的医疗供给需求，包括重量、体积和费用；因治疗延误和复杂伤情造成的死亡数据；远征部队医疗数据库。

远征部队医疗数据库以前称为海军/海军陆战队作战创伤登记系统，主要提供详细的前沿战场（一级和二级救治阶梯）战伤和非战斗伤数据，以帮助建模/仿真及开展相关研究。这些数据与三级、四级、五级救治阶梯伤员数据相结合，形成完整的作战伤情及结果。这些数据可帮助开展前沿战场战伤研究、个人防护装备研究、治疗方法和救护流程研究及后送方面的研究。

（2）模拟和仿真软件工具　软件工具可预测各种应急环境的伤类和伤员数量；估算陆上和舰上各级医疗机构的救治水平和各功能区治疗特定伤员流的物资需求；模拟各时间段的医疗物资的供给和消耗量；模拟伤员通过各级救治机构的流程，包括到达时间、治疗及结果。

研究小组设计了用于保障作战、人道主义救援和维和行动的医疗决策支持工具，对提高临床救治能力和有效使用医疗资源起了很大作用。模拟和仿真产品对海军、海军陆战队、空军远征作战指挥官、医疗后勤人员和战场医务人员有很大帮助。以下为该组研发的几种工具：

1）战术医疗后勤计划工具（TML）：可模拟医疗资源的使用及伤员在各级医疗阶梯间的流动，还可提供伤员治疗和后送顺序、使用的运输工具和路线、人员需求及交通等候、后送所需的时间。该工具可在部署前用于战备，在部署期间用于应对危机。作为战场分析和医疗计划手段，该工具可根据不同的伤员情况和有限的资源进行风险评估、计划最佳行动方案，确定最佳救治资源组合，选择适用的运送工具及运送工具的数量，以确保高水平的医疗救护。

2）供给评估计划工具：在利用已有数据的基础上，供给评估计划可对某伤员流所需要的医疗消耗品、耐用品和设备进行计算，还可用于计算军事作业部署、训练、人道主义行动、灾害救援行动所需的供给。它可根据任务造成的伤情和疾病情况来计算供给需求，还可反映某项供给的不足对医疗救治的影响。

3）补充供给计划工具：可模拟一段时间内供给的消耗量，提示供给用完的时间，便于使用者调整补给时间。

4）地面伤员预测系统、维和行动伤员预测系统、舰上伤员预测系统：地面伤员预测系统可估算地面作战伤情、疾病发生率及伤员分布。维和行动伤员预测系统可估算美国和联合国维和行动的伤情和疾病情况，预测每天伤员数量、死亡人员、疾病、战斗疲劳和非战伤人数。舰上伤员预测系统可根据受损舰艇的数量、舰艇种类和武器种类估算伤员数量，帮助制订海军作战行动的计划。

5）卫勤决策者工具包：卫勤决策者工具包包含了一系列程序，包括伤员频率出现情况工具、伤亡率预测工具和远征医学需求预测估算值，可用于预测可能发生的伤病员情况、评估伤员流和所需的医疗机构及物资。

6）联合卫勤计划工具：该工具基于计算机模拟工具用来建立伤员流，包括从受伤地点到接受确定治疗的机构。它可用于科研、医疗系统分析、风险评估和卫勤计划的制订。

7）联合医疗分析工具：它是美军2010年开始研发的新型卫勤规划模拟工具，它使原本静态的卫勤规划工具变为动态、联网的工具，可用来确定战区医疗保障需求。

8）海战伤伤员预测模型：美国海军研究局研发了一套新的海战伤伤员预测模型——人员受伤和治疗模型（human injury and treatment，HIT），可用于预测海战时舰艇伤员救治及医疗应急响应情况。当舰艇遭到攻击时，会发生爆炸、破裂、起火等损伤，根据此类情况，该模型能准确预测舰员及陆战队员的受伤情况、治疗结果及伤员受伤后72 h内返回工作岗位的能力。它能更好地了解海战中舰员可能出现的受伤类型和情况，并提早做好医疗应急响应计划。

此外，在过去的3年中，美海军还研发、改进了许多其他产品，如舰上远征外科复苏系统、海军陆战队特种行动指挥部医疗能力软件、海军远征作战指挥部医疗能力软件、空军特种行动医疗能力软件。最近，美国海军软件工具研究已开始为人道主义行动和灾害救援行动等“软实力”使命提供支持。

2. 数字化医疗装备和设施

（1）生理监视系统　该系统主要由一个佩表式装置（具有生理指标探测、GPS定位和电子伤票功能）、通信中继和其他相应的计算机与通信设备及系统软件组成。它能随时传递个人的健康或伤病情况、所在位置等，卫勤应急保障部队也配置有相应的通信设备，可及时发现伤员并给予适时治疗。

（2）医疗数字辅助器　该辅助器是一种手持计算机装置，可读写电子伤票和其他数字卡，可为战地卫生员提供全球定位信息、医疗电子数据和伤病员救治记录，通过医疗数字辅助器可实时了解伤员救治情况，并与前来支援的卫生勤务部队保持通讯联系，及时协调伤病员的医疗后送，申请药材补给。

（3）机动医疗后送监护系统　该系统由便携式电脑、GPS和通信系统组成，使用智能读写卡、电子病历卡、图像捕获系统等，可跟踪、确认伤员后送途中的状况，对伤员进行医疗监护。

（4）舰上远程医疗系统　舰上的远程医疗系统，由数字化摄像机、计算机和卫星通信系统组成，数字化医疗装备和设施与卫星通信系统及环球网络相连，可将伤员的医疗数据迅速而准确地传给任何地方的医务人员或指挥单位，实现远程外科手术、远程病理和远程放射检查等能力。

美国海军远程医学研究始于20世纪90年代中期，目前已在陆地建立了3个远程医学中心，23个站点（包括7所美国本土海军医院、7个诊所和9所美国海军驻海外医院）。在海上，除了已建立了以“舒适”号和“仁慈”号2艘医院船为中心的海上远程医学站点外，在航母、两栖攻击舰等大型舰艇上安装了第三代计算机放射学设备，实现了海上大型作战平台与岸基医学中心之间的远程医学联系。

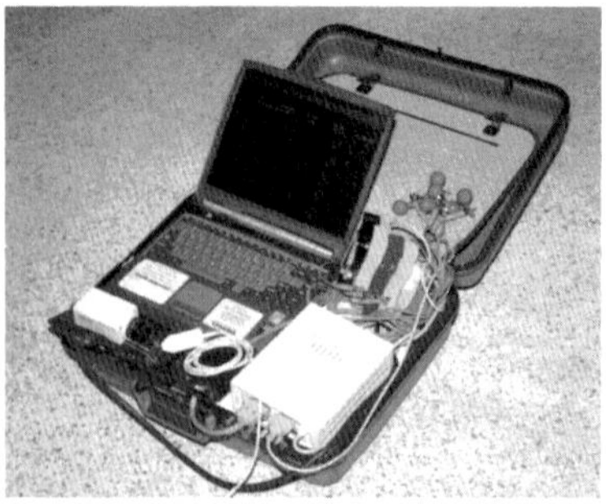
图5-23 印度便携式远程医疗系统

印度国防部生物工程和电子医学实验室研发了一套便携式远程医疗系统可帮助军医在战区前沿和舰艇上进行检伤分类时寻求更为专业的医学建议。该系统由坚固耐用的数据获取系统和军用级别的笔记本来可获取患者重要生命体征参数，包括心电图、血压、呼吸率、心率、血氧饱和度、体温等，并通过软件来运行远程医学系统、储存数据，加速接口通信设备进行数据交换（图5-23）。

意大利海军在其航母和两栖作战舰艇上安装了Polycom远程医疗系统，能够开展远程会诊、手术指导等，美国陆军欧洲地区司令部也配备有该套系统，系统可与美陆军兰施图尔医学中心（德国）相连，为欧洲地区执行任务的美军提供远程医学保障。

（5）电子伤票　电子伤票是一种在救护前沿记录所需医疗信息的手持式小型装置。该装置可在战场前沿对伤病员所发生的各种损伤、疾病、治疗以及其他在前沿战场可能遇到的有关信息进行实时记录。美军自1993年开始研制电子伤票以来，已经过六代的研发过程。第一代电子伤票（med tag）为插卡按键菜单式输入。第二代电子伤票个人信息载体（PIC）为个人计算机＋插卡输入式。第三代伤票为无线个人信息载体。第四代伤票为腕带式医疗信息系统。它于2003年研制，由3部分组成。第一部分为一塑料标签，大小类似电子伤票（dog tag）。第二部分为手掌式扫描仪（PDAi705），供看护兵向塑料标签读写信息，第三部分为一中央服务器，供指挥中心人员查看数据库信息并显示一幅该作战区域的电子地图。第五代伤票为战术级野战医疗信息系统（BWIS-T），该系统于2004年研制。其前身是战场医疗信息系统（战术级），一种手持的电子设备，战地医生或看护兵可以用来记录伤员伤情和治疗方面的信息。它是一个与个人数字助手大小相似的AHLTA-Mobile，拥有预编程序，允许急救人员通过手写笔触摸屏幕的方式输入数据，避免了在混乱的战场上打字（图5-24）。它也可以加载战地医生或看护兵所在部队的人员基本医疗信息及诊断或处理某类创伤的参考资料。AHLTA–Mobile 手持设备可以通过卫星、移动通信设备或固定线路通信向上一级医疗救护机构传输战场伤员信息，这将有助于医生的治疗，并可避免不必要的重复劳动。第六代伤票为声控输入式，麦克风 + 佩戴式计算机，2009 年开始研制，目前仍在研制过程中。

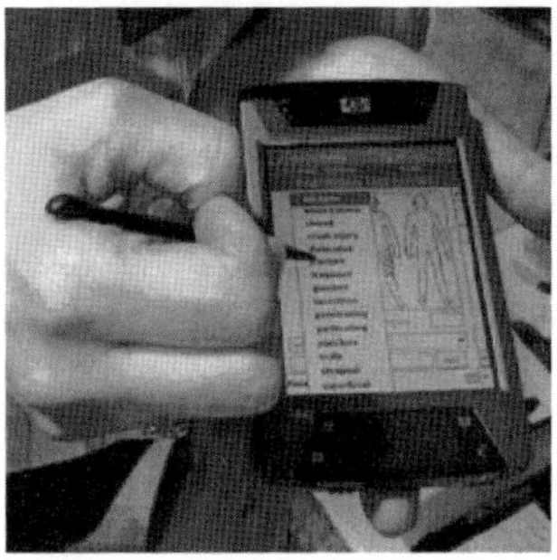
图 5-24 AHLTA-Mobile 应用程序

（6）伤员电子分类系统　在大批伤员的应急救治中，伤员的快速和准确分类是应急医疗响应的关键，将左右医疗和资源协调过程中一系列事件的发生和发展。为此，美军研发了用于大批伤员急救的下一代电子分类系统。该系统包括电子分类标签（electronic triage tag）、可穿着在身上的生命指征传感器、用于监测和管理伤病员的基地工作站便携式电脑、在灾害响应过程中可用于发现伤病员的伤员跟踪软件、用于支持文档处理和通信的个人数字助手。在户内和户外环境下，基地工作站接收来自伤员标签的伤员信息，并不间断监测伤员的生命体征和所处位置。基地工作站的便携式电脑可实时将伤病员信息发送给远方的伤病员记录数据库，以供储存并将这些信息传输给接收医院。该系统可与院前伤员救治软件系统整合在一起。该系统可大大减轻医疗应急响应人员的工作负荷和方便资源配置，以更好地适合应急救治伤员的实时需要。

（七）舰用“三防”装备

为应对各种核生化武器的潜在威胁，国外海军采用最先进的技术发展“三防”装备，包括对原有系统进行了全面升级改造或研发适合舰艇使用的版本。美军三军通用生物战剂识别与诊断系统已在美国海军水面舰艇上全面使用。该系统为便携式、可重复使用、可升级的生物战剂识别和诊断系统，可快速、准确、实时对 16 种病原体和 14 种生物战剂进行鉴定。2010 年美国海军又全面更新了舰用固定式化学战剂点源探测系统。新系统可更准确地自动监测和确认一定阈值内的化学战剂气雾，包括神经性战剂、糜烂性战剂和血液性战剂，并通过全舰广播系统报警。此外，美国海军还在舰上配备了便携式三军通用化学剂探测器和最新型生化防毒面具（MCU-2A/P 型），拥有过滤器、聚氨酯透镜通信装置，可防所有已知的生化战剂。

二、国外海军卫生装备发展趋势

从国外海军卫生装备的发展来看，具有以下趋势。

（一）高新技术应用于卫生装备发展

国外海军卫生装备在研制中将自动化技术、新材料技术、传感技术、生物技术、信息技术等高新技术用于卫生装备，发展了一系列高效、智能、轻小的医疗卫生装备。特别是通过信息化卫生装备的应用，使卫勤指挥决策、远程医疗、医疗后送等能力大大提高。

（二）重视机动化卫生装备发展

国外海军的卫生装备主要从实战需要出发，在突出高技术的同时，更紧贴实际作战需求，强调卫生装备即时救治、快速后送和快速部署能力的建设。

（三）加强前沿卫生装备发展

国外海军为了使战场伤员得到尽早救治或处理，并快速后送，大力发展战场前沿卫生装备，包括机动医疗救治平台、急救装备、前沿医疗器材、伤员后送装备等，以提高战场伤员的生存率。

（四）注重卫生装备通用化发展

联合作战将是未来信息化战争的基本形式。海军将承担多种非战争军事行动，卫勤任务种类、规模和环境也更加多样，国外海军许多卫生装备都为三军通用型或军民用通用型，这样既能更好地适应未来战争卫勤保障模式，又能利用已有军队或地方技术，缩短了研发周期。

（卢姗姗　李旭霞　喻锡成）

第六章

国外海军辐射防护医学研究现状与趋势

海军辐射防护医学是在一般辐射医学防护学的基础上发展起来的，它着重研究与解决海军放射医学防护中的特殊问题，主要包括海军舰艇部队核武器损伤及医学防护的特殊规律性；核动力潜艇的辐射卫生防护，包括艇员防护与环境保护、平时防护与辐射事故中的防护、辐射损伤的救治等。

一、国外海军辐射防护医学研究现状

（一）辐射卫生学

1. 制定了放射卫生防护标准和各种辐射卫生规定或指南

美国、俄罗斯、英国等国海军均制定有严格的放射卫生防护标准，包括舰员照射限值、放射工作人员照射限值、应急照射限值等，并对他们实施全面、系统、持久的辐射监测和防护，确保他们的辐射剂量不超过限值。此外，外军还制定了各种辐射防护管理规定、标准及工作指南。例如，美军制订了“核生化医学防护手册”“海军辐射健康防护手册”“放射防护指南”“辐射损伤伤员医学处理手册”“受照射或放射性污染人员的初步处理措施”“反应堆设施应急响应指南”“舰船核武器事故应对措施”等。俄军制定了“辐射安全标准 HP-761K7”“从事接触放射性物质和其他辐射源工作的基本卫生规则（JPS3）”“海军核舰艇使用时保证辐射安全性条令”“对核舰艇工作人员的外部环境放射性污染和人体内部放射性污染的辐射检查指南”及其他的指导性文件。

2. 制定了放射工作人员的辐射卫生监督措施

美国等国家海军都制定有完备的放射工作人员的体检制度，包括各类检查和标准。辐射检查种类有换岗检查、复检、情形检查、终结检查。

美国海军制定了完备的辐射健康记录制度和报告制度。对接受辐射监测的所有人员都建立个人辐射暴露档案。该档案记录了暴露剂量、时间、地点等内容，对医疗、流行病调查、法律方面等工作有重要意义，可为放射工作人员是否超过职业暴露限值提供依据。辐射健康记录为计算机暴露记录系统，个人的健康档案至少每年都要输入该系统。对电离辐射、内部辐射、外部沾染、肢体辐射、眼辐射等都有专门的记录要求。此外，辐射卫生人员需对舰上辐射健康状况做经常性分析和报告，要求提交的报告包括：人员电离辐射暴露年度报告、海军海上系统司令部报告、发给个人的报告、终结报告、向指挥官上报的电离辐射的月度报告、情形报告等。

俄罗斯海军负责辐射安全性、实施卫生防疫监督方面起重要作用的是放射生物学实验室，它是辐射安全勤务部门的医学勤务分队。目前，卫生防疫监督计划中规定，核舰艇上的辐射卫生工作主要有：①对全体人员的身体和工作能力进行医学检查；②研究和分析放射卫生状况，研究和分析维护核动力装置的专业人员的劳动性质；③检查全体人员执行辐射安全性规则的情况；④检查和分析全体人员受照射的剂量；⑤对执行卫生监督任务人员的医学培训；⑥航行中的食品和水进行辐射测量分析，并且对结果进行评估；⑦针对接触放射性物质和其他放射源工作的劳动卫生问题进行卫生教育工作。按规定，每个船用反应堆都应有卫生证书一式两份，其中标明核动力舰船上辐射状况的基本参数和其他相关数据等。

3. 辐射监测和分析

（1）核动力舰艇人员监测计划　自1958年以来，美国海军每年对核动力舰艇人员辐射暴露剂量进行监测和分析。美联邦政府辐射暴露的终身限值允许年龄达18周岁以上者每年的累积暴露剂量可达5 rem。1969～1994年，参与海军核动力推进计划（NNPP）的地方或军队人员都没有超过5 rem的限值，自此以后，也没有人超过联邦政府规定的限值。事实上，1980～2010年，参与海军核动力推进计划的人任何一年都没有超过该计划规定的年限值的40%，即在过去的30年中，任何一年都没有超过2 rem。根据估算辐射暴露危害的标准方法，暴露于与核动力装置相关的此类人员，其癌症危险性低于遭受本底辐射暴露的同类人员。

内照射监测也是核辐射监测的一个重要部分，美国海军内照射放射性防护的重点是海军核动力推进装置所产生的钴-60。虽然大多数钴-60体内放射性物质主要是β照射，但是钴-60所产生的γ照射更容易被检测。任何人，不管是在船厂、供应船、核基地还是在核动力舰船上，只要在放射性作业区的出口处接受定期监测时，其皮肤表面的放射性沾染度超过规定限值，均应用灵敏的放射检测装置对他进行内照射监测。同时，任何人，只要可能吸入了空气中的放射性物质超过限值，也应接受内照射监测。在 2010 年，接受体内沉淀放射性检测的海军核动力装置的人员总共有 7 718 人。检测结果显示，他们的受照剂量为百万分之一居里的钴-60，即约为规定年摄入剂量限值的 0.05%，内照射剂量均未超过限值。美国海军核动力舰艇人员辐射暴露剂量远远低于限值主要与美国海军核动力舰艇的反应堆的安全性设计和舰上的防护措施有密切关系（图 6-1）。

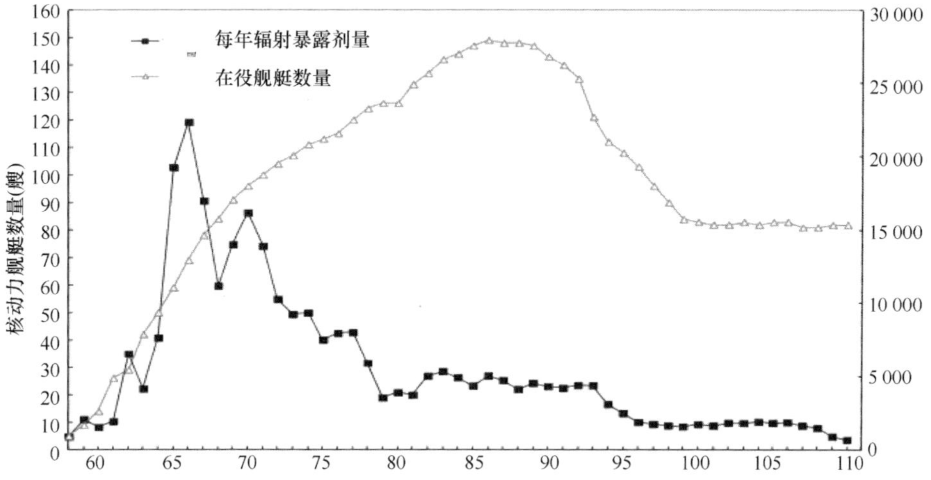

图 6-1　1958～2010 年海军核动力推进计划中军队和文职人员所受的总辐射暴露剂量

（2）驻泊核动力舰艇港口的辐射监测　为防止核辐射对环境和人体的潜在危害，美国海军十分重视对驻泊核动力舰艇的港口、码头和船厂进行辐射监测。海洋监测包括分析与海军核动力推进装置所致放射性有关的港口水质、水底沉积物和海洋生物，并对港口沿岸进行辅助监测。取样和分析的目的在于检测水和沉积物是否存在钴-60 放射性物质，因为钴-60 是核舰艇活动所产生的主要放射性核素。2006 年所进行的钴-60 采样调查结果表明，大多数港口在水底沉积物中未明显检测出钴-60。在驻泊核舰艇的港口，水体采样（在上游和下游采样点）每季度进行 1 次。在相关港口所采集的任何水样中，未发现钴-60。同时，在监测港口还进行了海洋生物（如软体动物、甲壳纲动物和海洋植物）采样，结果发现，在这些海洋生物样品中也未见钴-60 积聚。此外，研究人员还使用灵敏的 γ 闪烁检测器对落潮时的滨江和海岸暴露区进行了检测，看水底的放射性物质是否被冲刷到了岸边。调查结果与这些地区的本底放射水平是一致的。由此可见，美国海军核动力力舰艇活动未对港口造成核污染。

（二）辐射检测装备

1. 美国海军

（1）个人剂量计　个人剂量计可提供灵敏、精确、可靠的个人剂量数值。海军所使用的剂量计和处理设备都需经专门机构批准。美国海军主要使用的个人剂量计主要有 DT-526/PD、DT-702/PD、DXTRAD 戒指监测仪，主要用于特殊情况下，出现相对局部高暴露的情况，如放射性 β 射线。口袋式和电子剂量计为自动显示剂量，可在需要时立刻显示 γ 或 X 射线暴露剂量。这类仪器对震动、潮湿和其他环境因素敏感，有可能产生错误报数。因此，只被用作辅助剂量计（secondary dosimeter），在佩戴主要使用的剂量计外附加佩戴的。电子剂量计有内置电池供电，可设置报警功能。

1）DT-702/PD 剂量计：DT-702/PD 剂量计替代了原先的 DT-648 剂量计，用来测量 β、γ、X 和中子辐射。该系统包括 1 个卡和 1 个卡夹。卡上有 4 个氟化锂热释光成分，对光子、β 和中子射线敏感，可监测个人和区域电离辐射。用来监测中子时，须佩戴在腰部，监测非中子辐射时，可佩戴在胸部（图 6-2，图 6-3）。

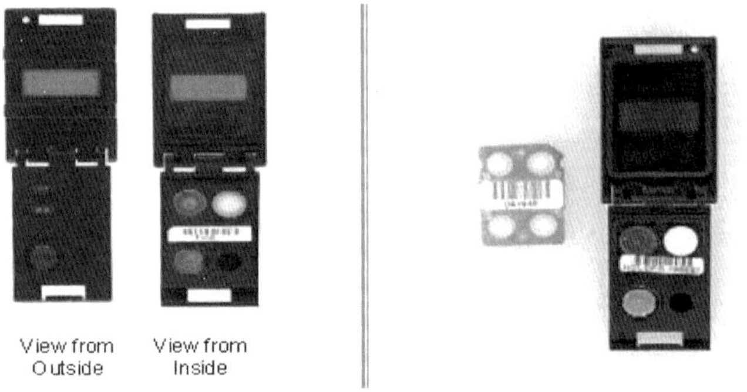

图 6-2　DT-702/PD 型个人剂量计

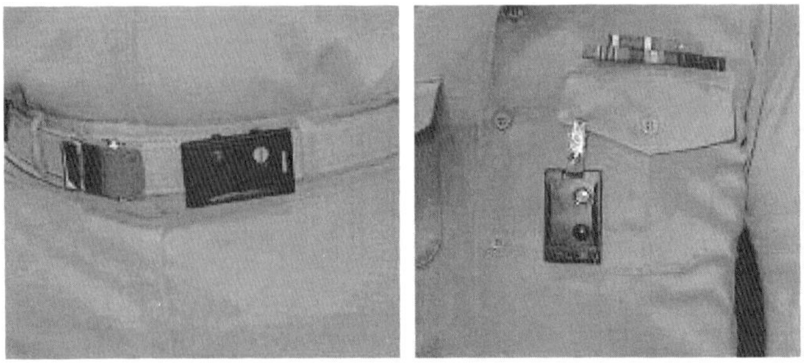

图 6-3　DT-702/PD 型剂量计佩戴于腰间和胸前

2）MK2 个人电子剂量计：是利用固态经迹探测（solid state detector）技术和电子技术新进展研发的新一代电子剂量计，受震动、电场等因素影响较小。其可在涉核工作、射线照相、核医学、放射肿瘤学等需要立刻显示剂量的场合作为辅助剂量计使用。其量程为 0～1 600 rad，可监测 β、γ、X 和中子辐射（图 6-4）。

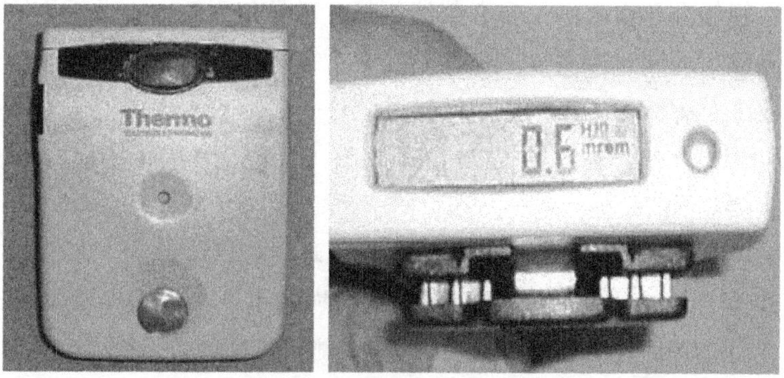

图 6-4　MK2 个人电子剂量计

3）DXTRAD 戒指监测仪：一些在核医学、放射治疗、研究和工业应用领域工作的人员需要佩戴特殊剂量计。特别是在超过 1 mCi 的手部无屏蔽的高能 β、光子或 X 射线下，需佩戴戒指监测仪（图 6-5）。

4）IM-270 个人事故剂量计：IM-270 剂量计为个人事故剂量计，使用金属氧化半导体场效应晶体管技术，它可用来监测 X 射线和 γ 射线。量程范围在 10～1 000 rad，其电池可使用 10 年（图 6-6）。

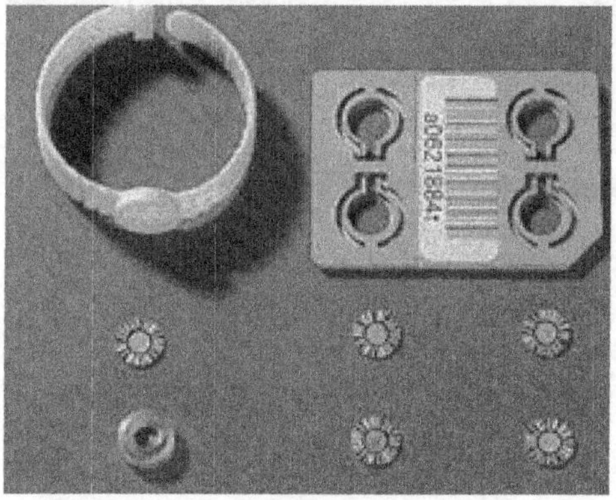

图 6-5　DXTRAD 戒指监测仪

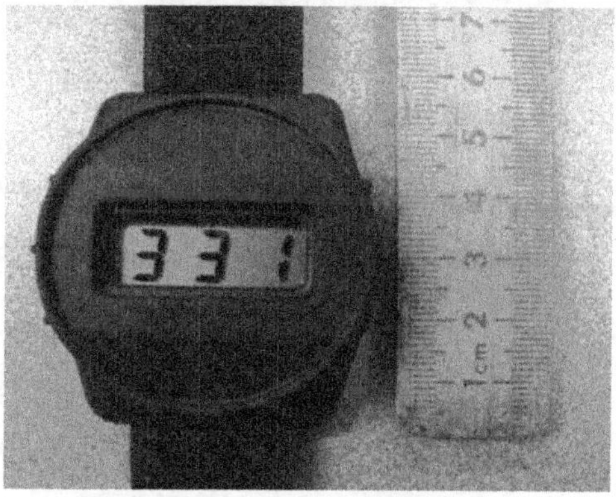

图 6-6　IM-270 个人事故剂量计

（2）环境和区域监测仪　用来监测与职业相关的放射区域周边的剂量，以确保公众和非放射工作人员的暴露在规定限值以内。这类监测仪不放在高放射区域或受限制的区域。美国海军使用的这类剂量计主要有 DT-526/PD、DT-702/PD 及放入 DT-702/PD 剂量计卡的中子区域监测仪。美国海军舰上监测装备有 AN/PDR-27、AN/PDR-43、AN/PDR-56、AN/PDR-65、AN/VDR2 等几种型号的辐射探测仪，可用于测量多量程的 β、γ 射线。AN/VDR-2 辐射测量仪可用于测定陆上、空中、舰船内和水中的 γ 和 β 射线剂量，重量仅 1.8 kg；美国海军还将研制几个新探测仪，可同时检测 α、β、γ 射线，并能检测较低水平的中子辐射。中子辐射检测仪主要有 NAM 系列中子区域监测仪，BTI FNS-100 高分辨率快中子光谱仪，PM-1703GN、PM 1710 GN、PM 1401 GN 型 γ 和中子辐射监测仪，BDR-Ⅲ中子探测器等。

DT-702/PD 剂量计的热释光片可用来进行环境和区域监测。将 DT-702/PD 剂量计的热释光片放入卡夹内，放置在受限区域附近，可有效监测周围环境光子（photon）和 β 辐射。美国海军的中子环境监测仪（NAM）就是将 DT-702/PD 剂量计的热释光片放入聚乙烯圆桶中用以进行中子监测。该监测仪有两种型号，单抽屉型和五抽屉型，外部都用铝箱包罩，起到便于放置和保护作用（图 6-7，图 6-8）。

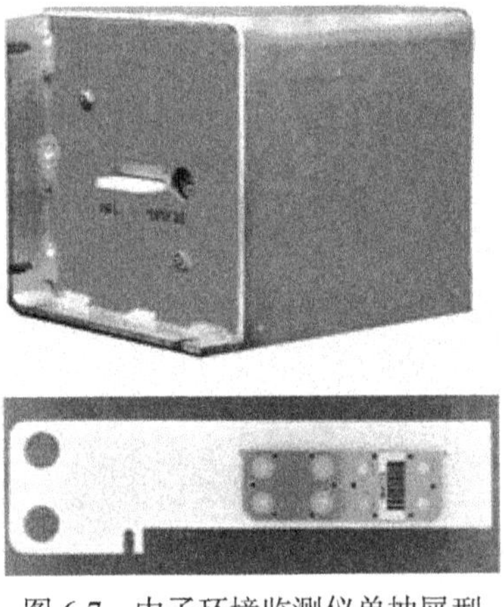

图 6-7　中子环境监测仪单抽屉型

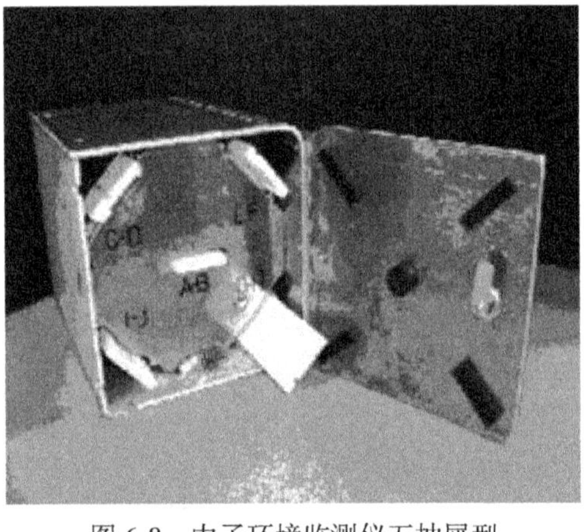

图 6-8　中子环境监测仪五抽屉型

（3）事故剂量计　事故计量计用来监测发生事故后，出现高剂量辐射的区域或人员。这类剂量计不如个人剂量计准确，但量程大得多。它可和个人剂量计同时使用或放置在区域内，方便剂量监测。

1）DT-518 事故剂量计：该事故剂量计也是一种被动式辐射剂量计，一般安装在核动力装置二次屏蔽周围的舱壁或置于徽章式个人用辐射剂量计上。DT-518 包括含硫丸、铟箔和热释光粉。两颗含硫丸和铟箔用于检测中子剂量。热释光粉

则用于检测 γ 剂量。在发生高剂量辐射情况下，DT-518 事故剂量计将被送往美国海军剂量检测中心，以准确读出剂量读数。DT-518 剂量计的中子检测范围为 10～50 000 rad，γ 辐射的剂量检测范围为 1～10 000 rad（图 6-9）。

（4）战场用辐射剂量计　战场用辐射剂量计用来评估个人受到高水平电离辐射暴露的情况，用于辐射伤员的检测和分类。虽然其精度不如个人用剂量计，但量程要大得多。

1）DT-60 战场用辐射剂量：该型辐射剂量计是一种被动式剂量计，采用遭受高能量 γ 和热中子辐射时会变暗的银磷酸盐玻璃。剂量计则放置在一只黑色的塑料盒中。DT-60 剂量计采用 CP-95/PD 来阅读其剂量读数，有 0～200 rad 和 0～600 rad 两个量程（图 6-10）。

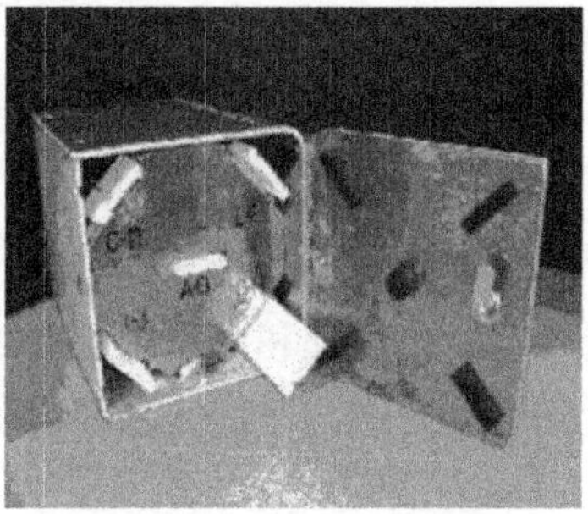

图 6-9　DT-518 事故剂量计

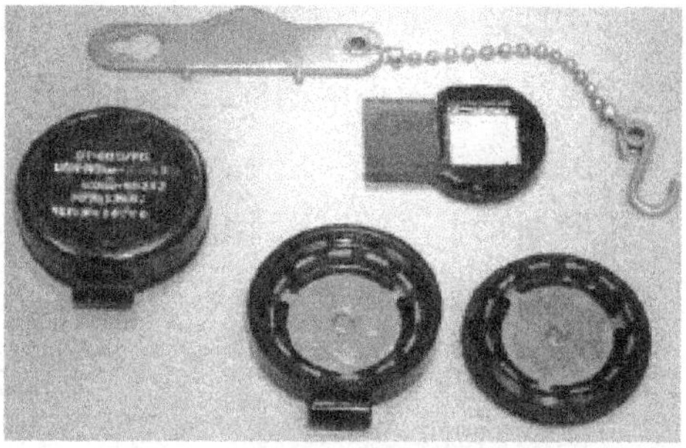

图 6-10　DT-60 战场用辐射剂量计

2）DT-236 海军陆战队战场用辐射剂量计：该型辐射剂量计置于一个表形的外壳内，是专门设计用来检测短时、高强度中子和瞬时 γ 辐射的。其宽座硅晶体二极管用于检测中子辐射，银活化磷玻璃用于检测 γ 辐射（图 6-11）。

DT-236 需用 AN/PDR-75 RADIAC 阅读器测出读数，使用 24 V 电源显示中子和 γ 剂量，剂量范围为 0～1 000 rad。该剂量计的工作温度为-32～52 ℃，可承受几乎所有军事环境因素，如冲击、振动、核轰击和除沾染等。

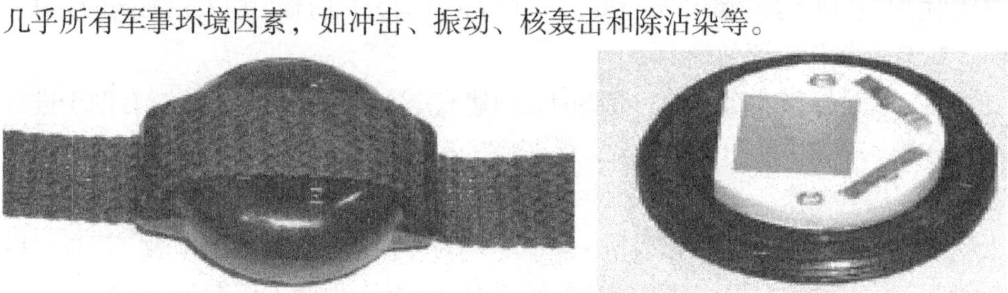

图 6-11　DT-236 战场用辐射剂量计

（5）可供野战条件下使用的辐射暴露评价实验室　美军还研制了首台可用

于野外部署的剂量测试实验室——“辐射暴露评价野战实验室”（FLARE），不仅可用于应急核事故处理，也可供核恐怖袭击、核武器事故处理等多种情况。

（三）辐射损伤防治

1. 辐射防护研究

（1）防护装备　美军开展了大量辐射防护医学研究，如研究了多种核防护装备，包括防护服、防护镜及手控式多功能辐射侦检指示系统、便携式应急皮肤沾染洗消包等。

（2）防护对策　在核爆炸后，会立即产生混合中子/γ 射线。几乎所有的辐射防护措施都是针对 γ 射线或 X 射线。中子可产生复杂的损伤，这种损伤更难修复。许多针对 γ 或 X 射线的对抗措施对混合中子/γ 辐射是无效的。研究显示，与用纯 γ 射线照射的小鼠相比，混合中子/γ 辐照小鼠的 T 细胞群表现出较长时间的损伤。美军确定了混合中子/γ 照射的防护对策。

俄罗斯军事医学院军事航海和辐射卫生教研室研究包括：辐射源的安全防护；切尔诺贝利核辐射事故对生态环境的影响；报废核潜艇的处理和再利用研究等。英军与美国武装部队放射生物学研究所及加拿大国防军开展合作，开展辐射防护对策方面的研究。

2. 辐射生物效应研究

研究辐射损伤复合其他创伤、疾病、化学暴露伤和其他战场危险因素的生物效应；内部沾染和军事相关金属的毒性，如贫铀和钨合金对健康的潜在影响。研究人员通过啮齿动物模型开展了钨合金生物效应研究，通过动物模型发现贫铀可引发白血病；美军开展了小剂量放射的远期效应研究，如引发癌症的可能性。长期小剂量效应的分子学机制不同于急性效应的机制，研究低剂量辐射效应机制对改进辐射防护和研制药物都十分重要。美军也正在研究预防辐射引发白血病的方法。

3. 辐射损伤的评估

当出现放射损伤伤员时，重要的是快速确定实际损伤的程度，这有助于进行检伤分类，确定治疗和处理方案，提高治疗效果。

（1）辐射医疗数据表格　美军制订了一系列辐射医疗数据表格。例如，成人/儿童战场医疗记录表，该表格一页纸，填写方便；生物剂量工作表，记录包括放射源、放射种类、损伤情况等放射暴露内容；放射性铯工作表等。

（2）生物剂量计评估　生物剂量剂是评估临床样本辐射暴露剂量的快速、准确的检测分析方法，有助于放射伤员的分类和医疗处理。细胞遗传学方法，即分析染色体畸变是标准的生物剂量分析方法。然而，为了在出现批量伤员时能够快速检测，美军正在确定多种新的生物标记物，要求其具有精确、敏感、非侵入性、高通量适用、分析快速、适应作战环境等特点。美国武装部队放射生物学研究所已确定了多种辐射剂量生物标记物。例如，确定循环（circulating）白介素-18和白介素-18结合蛋白是全身辐射暴露可靠的生物标记物。该所还发现一种新的参数，即细胞周期进程指数。此发现有助于在早期的染色体缩合试验中评估吸收辐射剂量。此外，美国武装部队放射研究所与一家私人公司合作生产一种便携式设备，可在非医院环境下快速评估生物标记物，便于辐射损伤伤员的诊断、伤情分类和医疗管理。

（3）辐射损伤辅助评估工具　美军研制了多种辐射损伤辅助评估软件系统。生物剂量学评价工具（biodosimetry assessment tool，BAT）为事故后的诊断分析工具，可帮助救治人员确定伤员辐射暴露程度及做出合适的治疗决定。辐射评估分类工具是供事故第一反应人使用的辐射评估分类软件，美军的该软件可在个人数字助手上运行，输入若干简单数据后，如伤员的生命指征和症状、淋巴细胞计数和剂量数据，便可对受辐射暴露人员进行分类，提供诊断信息、住院评估和死亡概率等。

4. 辐射损伤的救治

（1）辐射复合伤的研究　辐射事件后，很大比例的伤员遭受的是复合伤，包括辐射伤、烧伤和创伤等。辐射伤合并其他损伤，可产生有害的生物效应，包括加重急性放射病、伤口愈合困难、死亡率增加等，而针对辐射损伤的药物对复合损伤难以取得好的效果，有些药物甚至降低了伤员的生存概率。美国武装部队放射生物学研究所与其他科研机构、制药公司等合作正在研究放射复合伤的生物学机制，并研究放射复合伤的防治药物。目前，正在研究的治疗药物主要包括生物反应调节剂、新型抗菌制剂和干细胞等，确定环丙氟沙星制剂（CIPRO）、胃饥饿素（ghrelin）和母育酚（tocol）对辐射复合伤治疗有效。

（2）内沾染医学对策研究　美军早期开展了贫铀损伤的生物效应研究，现逐渐扩展为对放射性核素和重金属的内沾染生物效应的研究，金属合金的毒性研究。美军正在研究贫铀的长期健康影响及这些效应的分子学机制，并探索新的从体内排除放射性核素的促排剂。英国皇家海军与国家辐射防护部门合作研究发生内沾染伤员的处理原则。

（3）骨髓移植研究　美国海军医学研究中心骨髓研究部从事骨髓移植方面的研究工作已有20年。近年来，该部继续深入该方面的研究。通过应用骨髓移植的科学理论和临床技术，使潜在的受到核事故或化学战剂（芥子气）暴露的伤员获得救治。该部通过在移植基因学方面的基础研究、DNA 分型科技方面的开拓性研究，对临床移植要求的深入理解，以及在国内和国际范围内搜索骨髓相配捐献者行动的开展，使该部需要骨髓移植的伤员已可常规性地找到组织相容抗原等位基因相配的捐献者进行骨髓移植。美国海军与国家骨髓捐献计划合作，移植配型（HLA）数据存储和数据搜索能力得到提高，医生可快速发现与患者相配的捐献者。现在，通过国家骨髓捐献计划，每天可协调 10 例骨髓移植。

（4）辐射损伤防治药物研究　美军研究人员通过理解放射损伤机制，研究新的预防电离辐射致死致伤效应的药物。利用细胞和分子学方法及动物模型开展这类药物的研究，并争取获得 FDA 批准。

美军武装部队放射生物学研究所开发小组针对急性辐射综合征（ARS）研发出 7 个有效的辐射防护药物。这些制剂毒性较低，给药途径方便实用。其中 5 种药物是在美军武装部队放射生物学研究所研发的，它们是 5-AED、母育酚、染料木黄酮（genistein，也称 BIO 300）、盐酸环丙氟沙星制剂和胃饥饿素。2 种药物处于与公司合作研发早期阶段，即 EX-Rad®和 CDX-301。6 种药物进行了人体安全试验，为 5-AED、染料木黄酮（BIO 300）、Ex-Rad®、CDX-301、盐酸环丙氟沙星制剂、胃饥饿素。多次试验都显示这些药物可以提高辐照后动物的存活率。其他药物包括：2 种经 FDA 批准的电离辐射防护药物，即 Neupogen®[粒细胞集落刺激因子（G-CSF）]和 Neulasta®（聚乙二醇粒细胞集落刺激因子）、三烯生育酚（Delta-tocotrienol）及 NF-κB。

印度国防研究与发展机构一直致力于辐射防护药品的研制。目前，该机构还致力于研发来自已知安全性较高的植物草药的辐射防护产品。已确认有 3 种植物成分具有显著的辐射防护能力，并且安全性较高。2 种辐射防护剂的分子结构已被确定，并已从草药中分离，正在进行安全性试验。铯-137、碘-131、锶-89、锶-90 及像铀、钚这样的重金属会以各种化学形式进入人体，并聚积在目标器官中，成为内照射损伤的来源，最终通过基因的改变，导致中期或长期致命性效应。利用医学发展的新技术、给药技术和人体模型，印度国防研究与发展机构研发了一套口服缓释复合配方药物，可使特定的放射性核素在 3 天内的排出量提升 40%左右（服用剂量是传统配方的 1/5）。该机构还研发了一种可替代传统注射药物的配方。这些产品能快速螯合人体内及血液中的单价、二价及多价放射性金属离子。该配方的最大优势在于性价比高、代谢速度快、给药方便。

（四）核事故医学应急响应

1. 核事故应急响应资源

美军发生核事故时，美国国防部和国防危害降低局（DTRA）将协调国防部应急响应资源予以应对。海军核反应堆加入了国家核应急响应计划，也就是说，在需要的时候，海军发生核反应堆事故和核燃料事故时可动员国家应急响应网的广泛资源。美国军队内主要的应急响应资源包括以下小组。

（1）医学放射生物学咨询小组　该小组隶属贝塞斯塔的武装部队放射生物学研究所。它可对军事指挥官和医疗人员提供放射和医学方面的专业意见，包括伤口除沾染、放射防护药物的使用和人员除沾染。该小组可部署 2～20 人的专家组，具备医学、健康物理学、核工程学和放射生物学、化学、爆炸专业知识。此外，如需要，也可动员各军种专业小组帮助应对核/放射事故。

（2）空军放射评估小组（AFRAT）　该小组基地在得克萨斯州圣安东尼奥。其使命是对放射危险进行评估。它是一个 40 人的机动放射响应小组，配备有辐射检测仪，具备空气、水、土壤和食物检测能力的响应资源，可对人员是否吸入或食入放射物质进行确定，提供放射污染区域的地图，并可实施除沾染和放射性废物处理。

（3）陆军放射医疗咨询小组（RAMT）　该小组总部在华盛顿的陆军华尔特里德医疗中心。它可为事故指挥官提供医疗帮助，也可帮助地方应急响应工作。该小组具有多种辐射检测仪，辐射分析软件和伤员剂量评估计，具备每小时对 20 名卧床伤员放射检测和除沾染的能力，每小时对 200 名非卧床伤员的检测能力。

英国海军医学研究所潜艇医学和辐射医学研究室向英国国防部核事故处理机关负责，在发生核武器和核反应堆事故时按要求派人员赴现场进行处理。为有潜在受核辐射暴露可能的军事行动及地方当局的行动提供咨询和保障。该研究室为国防部核事故应急组织提供 24 h 保障，并为 2 个核基地，核武器和特殊核材料运输、部署于海上及驻港潜艇提供保障。

2. 核事故应急响应预案

（1）海军核事故应急响应预案　美国海军制订有应对不同紧急情况的核事故预案，并定期进行演练，不断评估和提高海军核事故应急准备水平。应急预案的制订建立在对海军核动力大量技术分析的基础上，并参考各种具有应急预案制订经验机构提供的建议和指南，如能源部、环境保护局、国家放射防护和测量委员会、国际原子能机构等。制订的应急处理方案包括发生核事故时的组织指挥体系；快速估算辐射危害的程度；医学应急机构与其他应急机构的协调、配合；受照射或放射性污染人员的初步处理、急救、治疗和后送及救援人员伤害的预防等；公众的医学防护等。

（2）核潜艇核事故公众健康应急预案　美国、英国等国针对各核潜艇基地都有军地相关部门共同制订的旨在保护公众健康的舰船核反应堆事故的应急预案。其目的为保存生命、保护公众、保护环境、减少恐惧、协调公共信息、建立指挥、控制和联络体系。预案内容包括在发生事故时采取的措施，如隐蔽于室内、分发碘片、限制使用食物和奶制品等；划定危险区域、撤离等。海军应急保障组织的任务是：①派出流动监测车，对事故潜艇周围进行放射监测；②派出流动应急监测指挥车，协调监测设备等；③利用自动辐射监测设备，持续监测潜艇，收集、分发监测数据；④样本采集车分析样本；⑤辐射防护专家评估放射环境，提供对策建议。

3. 核事故应急响应措施

（1）潜艇核事故辐射水平检测　俄罗斯海军总结了核潜艇发生核事故时的辐射水平检测方法。核动力装置出现故障情况下的辐射检测任务总体上与平时相类似，但出现故障时各种放射性因素复杂，辐射水平可能升高，许多表现依具体事故情况特点而不同。出现故障情况下，辐射检测的主要任务是测量 γ 射线和中子射线的剂量，空气中放射性气体和气溶胶的总放射性剂量，工作设备表面、人员的皮肤和衣服及食品和饮用水的放射性物质污染水平。最重要的任务是测定外部照射和内部照射的个人剂量和群体剂量。根据专业人员所处位置和事故性质，各种辐射因素的影响是不同的。对于隔舱（通常是反应堆舱之相邻的隔舱）的工作人员来说，热载体和第一回路的设备、放射性气体和气溶胶等都有射线辐射源。在后一种情况下产生所谓的“体积照射”，其受照效率实质上高于通常辐射源关闭情况下的照射。在相邻隔舱执行战斗值班的人员也遭受不均匀照射。受照情况取决于核动力装置的布局、生物防护材料的情况和射线相对于人员身体不规则部位的有效半径的数值。对于位于与事故隔舱相邻舱室的人员来说，还会受到 γ 射线辐射的散射影响，由于可以通过种种不同设备系统造成舰上舱室的射线负荷程度加大，这种散射剂量甚至可以达到事故隔舱辐射水平的25%以上，形成与均匀照射相接近的环境。事故舱室空气中所含的放射性物质，尤其是放射性碘，是强 β 射线辐射源。这时皮肤作为“危险器官”的受照射剂量几乎全由 β 射线辐射所致，能导致真皮层受到强烈的放射性损伤。

现代化核舰艇上都配有固定式和便携式辐射检查仪，在出现反应堆故障情况下，这些仪器既可以测量所有辐射参数，还可以测量人员受照射的剂量。除了表面剂量，还测量γ射线辐射、中子流的密度、放射性碘和气溶胶的容积辐射性。例如，俄罗斯海军 KMK-1 型固定式辐射测量装置可测定中子辐射剂量，皮肤表层受γ、β射线照射的吸收剂量，金属表面上的放射性碘悬浮微尘水平等指标。

（2）潜艇核事故的医学应对措施　在发生潜艇核事故时，分散的悬浮微尘在核泄漏情况下在空气中形成气溶胶。当“辐射危险”信号启动时，人员应进入“有准备”状态，迅速穿戴好防护用具。如果这个过程没有及时使用好防护用具，放射性物质可通过呼吸道进入人体。在吸入较大放射性微粒情况下，受照射影响最严重的器官是鼻咽部，而吸入较小放射性微粒情况下，受照射影响大的器官是肺部。

美国海军确定了核应急医学小组的任务。若失事潜艇发生了核泄漏或反应堆事故，海军援潜救生部门将派出核应急医学小组（nuclear emergency medical team，NEMT）至失事现场参加救援。核应急医学小组负有以下职责：①在救生支援船的伤员分类区和医学处理区建立一个辐射卫生控制站，在三防除沾染军官的协调配合下，对脱险艇员和伤员进行检测。②对辐射剂量进行实时评估，收集剂量监测仪并将它们迅速送往国家辐射防护部门进行分析。③对脱险保障船上的伤病员收治区进行辐射检测。④向脱险艇员分发碘化钾片。⑤在失事潜艇位置的下风处，监测空中有无核裂变产物。⑥向潜艇脱险与救生支援组的高级医务官提供有关最新情况报告及处理意见。⑦应熟悉辐射检测程序和方法，且能配合医疗小组对核辐射损伤伤员进行治疗。

美国海军还制订了对受照射或放射性污染人员的初步处理措施，包括一般处理措施，体表污染、伤口污染、体内污染、中子照射及铬照射、钴照射、钚照射、贫铀照射、氚照射污染处理措施。美国海军军医局强调，任何医务人员不可拒绝对放射性污染人员的治疗。首先需对威胁生命的与可造成永久性损伤的症状进行急救，其次才是去污染与防护措施。

俄罗斯海军也确定了在发生核舰艇辐射事故情况下，医学勤务部门的具体任务：①参与对辐射情况的评估，提出使用防护装具的建议；②规定事故舱室工作人员和应急救助组的容许受照射剂量，计算在事故舱室的允许逗留时间和应急救助组的允许工作时间，向指挥员提出建议；③制订在核动力装置故障条件下人员使用的方案，其中包括根据受照射剂量限值使用应急救助组的建议；④指导并检查应急救助组成员使用防护装具（自我感觉检查、过热现象的预防等）；⑤抗放射性损伤药物的预防使用；⑥对受伤人员提供医疗救助，必要时将受伤人员撤离事故现场；⑦对各种伤员进行医疗处理，对各类战勤人员进行预防性方法的帮助和指导；⑧参与对受污染舱室的通风顺序方案的制订；⑨评估个人辐射剂量测定的结果，计算内照射剂量；⑩估计人员受超标照射后的近期结果；⑪确定受伤人员的安置位置；⑫根据当时辐射状况检查个人卫生规则的执行情况和人员食品的组织情况（为了避免可能发生的放射性物质污染，应准备接收另外食品）；⑬对食品和饮用水进行检验，检查是否有放射性物质的污染。

4. 核事故应急处理和救护装备

国外海军还积极开发用于核事故的应急救援方舱，内配有应急救援用辐射剂量检测仪器、防护服装、核伤员救治用药物及其他医疗器械。美军还研制了多种用于核事故应急处理和救护的辅助软件系统。例如，生物剂量学评价工具和供事故第一反应人使用的辐射评估分类软件。

（五）辐射防护医学研究设备

武装部队放射研究所是美军唯一的核辐射医学研究机构，拥有 200 000 平方英尺（6 096 m^2）实验用地，位于美军医科大学内，拥有多种先进的研究设备。

1. 辐射源

（1）小型 TRIGA 核反应堆　研究所拥有美军唯一用于放射生物学研究的小型 TRIGA 核反应堆。这个 1.1 MW 的 TRIGA（training、research、isotopes、general atomics 训练、研究、同位素、普通原子物理学）MARK-F 核研究反应堆能够将混合传能线密度的裂变中子和 γ 射线传递给多个实验目标。大剂量照射大厅可以通过调节屏蔽配置来灵活提供中子/γ 射线活度比。比率范围可从纯中子场过渡到纯 γ 射线场。此外，通过调节堆芯和中子屏蔽材料，在照射大厅内提供可变的中子能谱。其他实验设施包括气动传输系统、可移动波束端口、内芯实验管和网格板样品架。反应堆稳态运行时在堆芯内提供的最大中子通量约为 1 013 n/（cm^2·s）。反应堆的脉冲波可以用于核武器爆炸模拟。

（2）高剂量钴源　钴-60 放射源可提供 1.17 MeV 和 1.33 MeV γ 射线辐照，覆盖较大剂量范围。钴源为双边放射结构，可满足急性和慢性剂量方案，超过 75 Sv/min（7 500 rem/min）。

（3）长期低剂量辐照源　长期低剂量辐照源为钴-60 放射源，可长时间提供低剂量 γ 射线辐照。

（4）临床直线加速器　Elekta Infinity™ 临床直线加速器（LINAC）是一个综合的图像引导放射治疗系统，通过模拟处理台架位置和速度，多叶式准直器，剂量率和准直器角度达到辐射传递最优化。它与飞利浦 Brilliance Big Bore™ 公司计算机断层扫描仪（CT）联合使用，可对口径 85 cm 的大样本精确成像。直线加速器对局部照射很有用。

（5）小动物辐射研究平台　小动物辐射研究平台结合 CT 影像和 X 线照射，可提供先进的图像引导微照射，用于具体靶器官的照射。

（6）铯-137 辐照源　铯-137 辐照器可提供较大剂量范围的 662 KeV γ 射线辐照，高达 0.2 Sv/h（20 rem/h），也可用于设备的校准。

2. 实验室

（1）细胞分子实验室　该实验室用于生物样本的操作和分析，配备有细胞培养箱、层流罩、微波炉、冰箱、-80℃和-20℃冰柜、天平、pH 仪、电泳仪、高效液相色谱仪（HPLC）、热循环仪、IQ5 实时荧光定量聚合酶链反应（PCR）仪、Experion 全自动电泳系统、微孔纯水系统、DNA 合成器、DNA 测序仪、分光光度计，微型离心机、液氮存储罐、电穿孔仪、真空转移器、光学显微镜、倒置显微镜、二氧化碳培养箱、库尔特颗粒计数器、组织切片染色机、细胞离心涂片器、蛋白凝胶电泳、超声降解仪、平板计数仪、酸性溶剂柜、洗消间和水浴锅等。

（2）细胞遗传实验室　该实验室用于细胞遗传学生物剂量分析，配备有 TECAN Evo 200 全自动液体处理工作站、HANABI Harvester PⅡ和 PⅢ全自动染色体收获仪、HANABHI Spreader 全自动染色体滴片仪、自动染色器、自动影像捕捉数码显微镜、激光电离质谱仪。

（3）微生物实验室　该实验室用于病原微生物的操作，配备有层流罩、冰箱、二氧化碳培养箱、水浴锅、细菌鉴定用 Vitek 分析仪、分光光度仪、传统细菌培养设备等。

（4）仪器实验室　高压灭菌器、实时 PCR、FACScan 流式细胞仪、FACSCalibur 流式细胞仪，光度计、分光光度计、光学密度计、Luminex 100 流式荧光检测仪、BioRobot 工作站。

（5）美军医科大学生物医学仪器中心　该中心可提供 EPICS ELITE ESP 细胞计数仪、EP ICS XLMCL 流式细胞仪、Amnis 成像分析流式细胞仪、LSRII 流式细胞仪、Confocal 激光共聚焦显微镜等仪器。

3. 动物设施

研究所拥有实验动物房，主要饲养啮齿类、小型猪和灵长类等实验动物。

二、国外海军核辐射防护医学发展趋势

（一）辐射检测装备小型化、多功能化、数字化

当前，单一检测装备已趋淘汰，一机多用、易于操作、灵敏度高和多功能检测系统是装备发展的主流，并进一步朝着自动化、数字化、智能化、可直读和工作可靠的方向发展。尤其是随着现代信息技术的发展，辐射检测不仅要求快速、灵敏，而且要求实时、准确，并可立即获得剂量值。

（二）完善辐射卫生防护标准、规定、监督措施

国外海军研究和制订了辐射暴露标准、海军辐射健康防护手册、核事故应对措施和伤员医学处理手册等多种辐射卫生防护标准和规定，并制订了完备的辐射检查、记录和报告等卫生学监督措施，以确保海军涉核人员的辐射健康。

（三）重视核事故应急医学研究

国外海军重视核事故应急响应机制、应急预案、应急医学措施的研究。美军确定了核事故应急响应机制，应急响应资源，海军制订了应对不同紧急情况的核事故预案，并定期进行演练，不断评估和提高海军核事故应急准备水平。美国、俄罗斯等国海军都制订了具体的核事故应急措施。

（四）加强了对中子辐射的研究

以往针对中子辐射的防护研究较少，而中子辐射产生一种复杂的损伤，这种损伤更难修复。近年来，国外海军加强了对中子辐射的研究，美军研制了多种针对中子辐射的剂量计，确定了混合中子/γ照射的防护对策。

（五）小剂量辐射越来越受到重视

小剂量辐射研究越来越受到重视。长期小剂量辐射生物效应，以研究 DNA 损伤与修复机制为突破口，从细胞、亚细胞、分子水平探讨小剂量辐射伤的生物效应和有害阈值及发生和发展过程，并研究长期小剂量辐射暴露对机体和健康的主要影响和防治措施。

（六）研发新一代更有效的辐射伤员防治措施

继续研究新一代辐射伤员防治药物和方法，包括抗辐射药物、骨髓移植辐射治疗方法、辐射损伤评估辅助工具、生物剂量学快速评估方法及治疗药物等。

（李旭霞　栾　洁　甘辉亮　张建平）

第七章

国外海军流行病学研究现状与趋势

海军流行病学是流行病学的一个分支，主要是研究海军疾病，特别是传染病发生与流行的原因、规律及预防、控制和消除措施等。

一、国外海军流行病学研究现状

（一）流行病学监测和防控

1. 部署区域传染病监测和防控

从20世纪90年代后期开始，美国海军开始在军队新兵训练点监测腺病毒。2009年，美国海军在美国发现第一例A/H1N1流感病毒。之后，为应对禽流感（H5N1），美国海军保健研究中心扩大了监测范围，除了加强了军队新兵和舰上人员的呼吸系统疾病的监测，并将监测人群扩展至军人家属，中心还开展了全球传染病监测系统计划，主要对部署军人传染病进行监测，开展疫情暴发调查。目前，美国海军保健研究中心被认为是圣迭戈乃至整个美国西南部舰队区域的主要疾病监测和诊断中心。

美国海军在海外还有3个海外研究所，主要开展部署区域传染病的研究和监测，确定军队和公共传染病威胁，研究和评估为降低此类威胁应采取的措施。位于埃及开罗的美国海军医学研究3队主要开展中东、西南亚、非洲的传染病学研究和监测，包括流感、急性发热疾病、腹泻、出血热、艾滋病、脑膜炎等。位于秘鲁利马的美国海军医学研究6队主要开展南美传染性疾病的研究和监测，包括预防措施、临床试验、化学疗法、生态研究等，重点开展疟疾、登革热、腹泻、急性发热疾病、耐药菌感染、诺如病毒感染、细螺旋体病，其他包括肺结核、立克次体病、美洲锥虫病、丝虫病。位于新加坡的美国海军医学研究亚洲分部主要开展南亚和东南亚传染病研究和监测，包括呼吸疾病监测、疟疾的药物预防、新的虫媒传染病的防控等。鉴于 2014 年西非埃博拉疫情的大爆发所反映出的西非生物防御薄弱问题，海军医学研究 3 队的研究人员与海军医学研究中心和华尔特里德陆军研究所及其他军队、政府、学术机构的合作者成立了联合西非研究组（Joint West Africa Research Group）。该机构力图通过建立地区关系及学术合作关系等帮助西非国家的传染病监测和防控工作。

2. 免疫接种

美军制订了免疫接种计划，对不同人群及完成不同任务者采用不同的疫苗接种方案。海军新入伍的士兵和军官在基础训练时都需接种腺病毒、流感（全年接种）、麻疹、脑膜炎，腮腺炎、脊髓灰质炎、风疹、白喉破伤风（针对缺乏可靠免疫接种史者）、黄热病疫苗。海军人员如部署到国外或其他地区，根据到访国家或部署区域的常见传染病发病情况，需接种甲型病毒性肝炎、流行性乙型脑炎、脑膜炎、伤寒等疫苗。霍乱、瘟疫、狂犬病不是常规接种疫苗，通常只给部署到高危风险地区的人员或高危暴露者接种。在有生化战剂威胁时，根据情况接种天花、炭疽等疫苗。相比其他军种，美军对海军人员的疫苗接种要求更高，如黄热病疫苗是海军人员的常规接种疫苗，而其他军种只对部署到高风险地区的人员接种。海军在新兵训练期间需全年注射流感疫苗，而其他军种只在流感暴发季节接种流感疫苗。

3. 战时流行病监测和防控机动力量

前沿部署预防医学队　美国海军为加强不断变化的前沿战场的疾病预防和控治，研究成立了前沿部署预防医学队（Forward Deployable Preventive Medicine Unit）。该预防医学队是一个快速部署、根据任务组织的专业预防医学平台，拥有轻便、耐用的采样、分析、疾病媒介控制装备，包括前沿部署实验室，负责核生化战剂的侦检和战剂种类的确认，侦检和评估环境中有害健康危险物，评估危害风险，监测部署部队的健康，向指挥官提示危险、建议和预防措施等。前沿部署预防医学队由 4 个部分组成。其中，预防医学组负责战地卫生、职业和环境疾病和流行病工作。化学组负责侦检、确认和监测化学战剂、环境和放射危险和暴露。通常，前沿部署预防医学队可通过增援一个放射组进行基础放射侦检、收集数据、收集样本进行分析或船运回实验室分析。微生物组负责对自然环境出现的和生物武器战剂造成的传染性疾病进行侦检、确定和检测，以及对军队公共卫生疾病开展实验室检验。虫媒组负责对可潜在造成损伤或传播疾病的动物和昆虫进行检查、收集、确认和控制。这些小组都依据自己的专业向指挥官提供建议。前沿部署预防医学队基础人员配置包括 1 名预防医学军官、1 名环境卫生军官、1 名昆虫学家、

1 名劳动卫生军官、1 名微生物学家、5 名预防医学技师、1 名实验师，以及 1 名独立看护兵，共 12 人。基础人员配置可完成所有最基本的使命任务。如果再增援一个辐射防护小组，包括 1 个放射卫生官和 1 个放射卫生技师，则总共为 14 人。在完全部署状态，前沿部署预防医学队人数为 39 人。在非部署状态，该医学队的大部分人员则被派往海军环境和预防医学队、疾病虫媒生物控制中心工作。

前沿部署预防医学队装备有环境健康分析、流行病分析、媒介生物快速评估、昆虫实验、啮齿动物监测、微生物检测、节肢动物监测、手持喷洒、背负式杀虫喷洒、车载超低容量喷雾等设备及多种杀虫剂和驱虫剂等。

4. 生物战剂防护研究

美国海军医学研究中心生物战剂防护研究部承担着美国军人和地方人员生物战剂防护的科研任务。该部在生物战剂的侦检和分析方面处于世界领先水平，在疫苗和基因研究方面也取得了很大进展。生物防护研究部有 5 个主要研究重点：免疫诊断、分子诊断、疫苗研究、基因研究、部署功能。

生物战剂防护研究部的重要任务是研发生物战剂检测仪。该部共研发了 30 种检测仪，可对当今主要生物战剂进行检测。近来，该部还研发了一款手持式生物战剂检测仪。这些检测仪在国防部和其他机构得到了广泛应用。

生物防护研究部承担着生物战剂检测和分析的国家实验室工作，可快速赶赴出事地点，使用先进检测仪进行快速分析。在 2001 年发生“9・11 事件”后，该部移动检验室在不同地点进行了检测。同年，在美国国会受炭疽战剂袭击后，该部人员检测了 16 000 个样本，并在最高法院和一些邮件处理机构发现了炭疽战剂。该部还负责对舰队进行防护，保证海军和海军陆战队具备生物武器防护检测能力，并训练人员如何使用防护装备。

该部还从事疫苗和其他生物战剂防护医学对策研究。疫苗研究重点为研制多种应对战剂的疫苗，研究分析人类免疫反应。研究人员试图研制一种可自我注射、一次注射起效、可在室温下储藏并可长期保存的疫苗。该部一直在研究一种新的炭疽疫苗。目前，在前一阶段研究基础上，该部正在通过结合疫苗靶向，研制多种战剂（炭疽、瘟疫）疫苗。自然免疫（innate immunity）是生物战剂防护研究部的另一生物战剂医学防护策略。其研究目的是通过暴露于一种生物战剂后刺激人体广泛防护性自然免疫反应，为确定和治疗伤员受到暴露的某种毒剂赢得时间。该研究获得的信息还可用于提高疫苗的效力。

生物战剂防护研究部还从事大量传统生物战剂的基因排序工作。研究人员不仅研究现有战剂，而且研究一些通过基因改变可被用作生物武器的传染性疾病。每年，研究人员通过 454 生命科学/Roche GS20 排序仪，2 台 454 生命科学/Roche GS-FLX 排序仪可对 100 个基因进行排序。

（1）便携式常见生物战剂分析设备　美国海军医学研究中心研发的便携式常见生物战剂分析设备是以反转录-聚合酶链反应（RT-PCR）为基础的检测方法，用于确定性检测。该设备在国防部、联邦调查局及联邦经情局内广泛使用，对炭疽等生物战剂的分析只需 15 min 即可完成。这些化验设备被生物防御联合项目办公室选为国防部生物战剂标准的分析设备。

（2）联合生物战剂识别和诊断系统　美军联合生物战剂识别和诊断系统（JBAIDS）是一种快速识别和诊断生物战剂暴露或感染的综合系统（图 7-1）。该系统基于民用技术，具有便携式和可重复使用的优点，能够同时确定生物战剂、H1N1 流感和其他可用于作战的病原体。该系统包括采样分析设备、显示测试结果的笔记本电脑及鉴定试剂测试盒。该系统将代替所有航母和大型两栖战舰上医疗舱室现用的荧光反应仪（聚合酶链反应）系统。

2010 年末，该系统已经用于 19 艘大型战舰，另有 5 套用于延长维修期和新建的舰船。该系统在其他大型舰船的配置安排在 2013～2015 年度。2011 年，海军还投放了 15 套该系统用于保障岸基医疗机构，如前沿部署预防医学队。

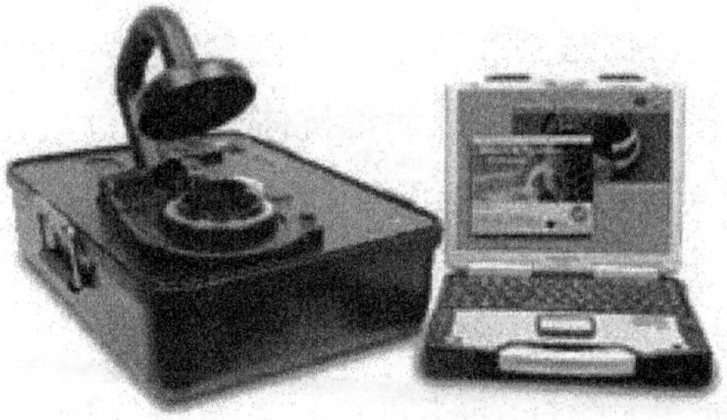

图 7-1　联合生物战剂识别和诊断系统

（3）生防移动检验室　海军医学研究中心研发了第一个能够在野外进行分子生物学检测的便携式检验室，使得军队能够迅速确定是否存在生物战剂。移动检验室重约 1 000 磅（454kg），可以通过商业航空公司运输。实验室运行只需 3 位工作人员，可对 150 份样品开展 PCR 和酶联免疫吸附测定（ELISA）检测，可在 15 min 内检测鉴定炭疽杆菌等常见生物战剂。检验室还包括人员防护设备、发电机、冰箱、野外照明、不间断电源等。

（二）流行病学疾病

1. 传染性疾病研究

传染性疾病研究目标是通过预防感染或加强治疗传染性疾病使这些疾病对部队的影响最小化。在大多数的情况下，达成该目标的最佳途径是研发有效的疫苗。因此，美国海军开展了大量的疫苗的研发和测试。

美国海军医学研究中心传染性疾病研究室拥有可研发新型疫苗的能力：从概念提出到疫苗构建、试管评估、动物模型测试、志愿者体内安全和免疫原性测试最后再到大规模志愿者试验验证其有效性，从而获得美国 FDA 疫苗许可证。传染性疾病研究室也与陆军华尔特里德研究所同行合作，直接利用重组 DNA 技术进行疫苗研究，并通过基因组和蛋白组学方法发现新的疫苗组分。传染性疾病研究室重点研究的传染性疾病包括疟疾、细菌性腹泻、登革热和恙虫病。

（1）呼吸道传染病

1）流感：美国海军保健研究中心呼吸系统疾病研究部开展影响军人及其家属的传染病研究和监测，重点是针对呼吸系统疾病的病原体，进行药品、疫苗及新的诊断方法研究。该部注重先进诊断技术研发，建立了甲型 H1N1 检测实验室，还开展了腺病毒疫苗临床测试。

2）中东呼吸综合征：2014 年，美国海军专门为冠状病毒引发的中东呼吸综合征研发一种检测方法，即微中和测定法。该方法为一种血清学诊断法，以检测血清中是否存在中东呼吸综合征冠状病毒抗体。

（2）消化道传染病

1）感染性腹泻：感染性腹泻一直是造成美军参战人员死亡的最主要原因，并且至今仍是参与反恐战争作战的美军士兵死亡的主要原因。感染性腹泻的致病菌包括弯曲杆菌、产肠毒素大肠杆菌（ETEC）、志贺菌。急性感染一般 3～5 天自愈，50%的感染者称疾病会影响工作表现，1/10 的感染会发展成感染后肠易激综合征。肠道传染病研究组的研究项目主要是研发有效预防或减轻细菌性腹泻的措施，研发相关疫苗。目前，研究方向主要是针对大肠杆菌和空肠弯曲杆菌，开展发病机制、寻找抗原、疫苗的研发和临床试验研究。

2）痢疾：痢疾一直都困扰着执行海外任务的人员，严重影响部队战斗力。志贺菌（shigellosis）是主要致病菌。志贺菌在人员密集并缺乏医疗卫生条件的地区极易传播，而这种情况对于前往不发达地区的旅行者或参与任务部署的军人来说十分常见。鉴于痢疾恢复后仍可能引起严重的感染后遗症及抗生素耐药性问题，研发安全有效的志贺菌疫苗就变得十分紧迫。来自华尔特里德陆军研究所（WRAIR）和海军医学研究中心的研究团队经过几年的研究，研发了一种抗志贺菌的疫苗。该疫苗含有高度保守的志贺菌蛋白和血清型特异性脂多糖（LPS）。目前研究人员已开展第一阶段的临床研究。美国海军医学研究中心将继续合作研发新一代痢疾及肠道疾病疫苗。

（3）虫媒传染病

1）疟疾：前往疟疾流行区域执行任务使美军士兵感染疟疾的风险极大。事实上，在20世纪，在疟疾流行区的美军军营内因疟疾造成的损失比弹伤造成的损失更多。对于旅行者来说，疟疾也是一个主要威胁。为了应对这些威胁，美国海军医学中心的研究者对控制和应对疟疾的研究已有20余年，并已走在世界疟疾研究的前列。

感染人体的疟原虫蛋白质组成比病毒复杂300倍。与病毒一样，疟原虫需要宿主，但与大多数病毒不同，如果不治疗的话，疟原虫能躲过免疫系统，生活在血液中并长期感染人类宿主。这使得疟原虫进化至能与人类宿主共生，使其很难通过疫苗刺激免疫反应。疟原虫的生命周期也比细菌和病毒复杂。因此，疫苗必须引起一个相当复杂的免疫反应从而能够杀灭多个生长阶段的疟原虫。

2010年，美国海军医学研究中心的科研人员宣布，经长达数十年的努力，他们终于发现了一种高效疟疾疫苗，可对致死性疟疾进行防护。疟原虫基因组计划（对最为致命的恶性疟原虫基因组全图谱进行测序）在疫苗的研发过程中起到至关重要的作用。然而，还需更多研究以进一步完善这种新的疫苗。

2）登革热：该病是由登革热病毒引起，由伊蚊传播的一种急性传染病。20世纪90年代，美国研制出了第一个疫苗，即登革热-1DNA。这种疫苗对灵长类的活病毒可产生 85%～90% 的免疫作用。2008 年已经完成了用这种疫苗的临床人体试验，之后，美国海军医学研究中心科学家以复杂的腺病毒为载体的四价染色体登革热纯化的灭活疫苗（TPIV）对实验动物进行接种后，再使用减毒活疫苗（TLAV）进行强化免疫，结果所有接种过的动物对 4 种类型登革热病毒均产生了低度疫苗中和体抗体。这一结果为新的疫苗接种策略提供了支持。目前，四价染色体登革热 DNA 疫苗已进入人工合成阶段，未来将用于人类的 I 期安全性试验及免疫原性试验。他们还建立了一个高级生命科学实验室，专门用于研究和评价登革热疫苗，这项工作将会进一步促进登革热疫苗研究及疫苗免疫应答的分析。

美国海军研究人员还发现被登革热感染的人，其体内的免疫系统发生了明显的改变，研究人员已经掌握在人类外周血中有 2 种树突细胞亚型，即髓样和浆细胞样树突细胞，并发现了它们对登革热感染的趋异免疫反应特征。最著名的发现是钟型受体 7（TLR-7）通路，这一发现将促进新药的开发或新的免疫治疗方法的发现。

对登革热还没有特效治疗方法，因此准确的诊断对减少该病的扩散及因此而造成的人力资源损失至关重要。IgG 和 IgM 双重诊断方法（也称登革热免疫色谱图表法）临床试验显示出 94.5%的敏感性和 85.7%的特异性。此法能够区别初次和二次感染，该双重方法设计中使用了较安全的登革热重组体抗体，可以用全血或是血清进行检测。基于非结构蛋白 NS-1 抗体的试验可以对早期的登革热进行检测和诊断，它对目前大家所关心的在登革热感染的全过程 IgM/IgG 含量测定将是一个重要的补充。在登革热分子诊断领域，美国科学家正在进行登革热种群特异实时 RT-PCR，这种测定方法可以节省大量的时间，整个过程仅需 2 h，对医院诊断极具价值。

美国海军对登革热采用的预防方法是减少暴露皮肤，使用被认可的热带昆虫驱虫剂，用杀虫剂处理服装。美国海军医学研究代顿分队开展了杀虫剂评估，研究杀虫剂，如四氟苯菊酯（transfluthrin）等和蚊虫之间的暴露-反应关系，为不同杀虫剂在不同蚊虫种类间的有效性提供依据。印度国防与发展研究组织研发了一种新产品，以引诱剂结合昆虫生长调节因子形成诱杀药剂，该药剂可成功地吸引雌蚊将卵产在含有引诱剂的水中。这些卵孵化成幼虫但是不能形成成虫。实地试验结果已证实该诱杀药剂在控制登革热载体在人群中传播的有效性。

3）立克次体病：美国海军医学研究中心目前已经确定 2 种立克次体的疫苗备选，即 56 kDa（r56）的重组体抗体和 47 kDa（HtrA）DNA 质粒。并已证实，这 2 种疫苗具有相同的预防效果，且 47 kDa 抗体的预防范围更为广泛。另外，胚细胞研究发现，47 kDa 抗体的基因顺序和人类的丝氨酸蛋白酶同源。美国海军医学研究中心拥有世界上最大的立克次体收集渠道之一，并可为全世界的实验室，以及国家安全委员会提供血清学分析和分子检测。分子生物学诊断技术已广泛应用于立克次体病的诊断中，如采用保守基因设计引物进行各种 PCR、限制性内切酶片段长度多态性（RFLP）及基因序列分析等。中心还研制出一种便携式、适用于战场的诊断恙虫热斑疹伤寒的产品，这种产品是通过利用 3 种恙虫热立克次体蛋白重组体（Kpr56，Ktr56 和 Gmr56）来进行诊断。该中心在基因组学和蛋白组学研究方面也有很大进展，对进一步研制出更好的诊断试剂将有所帮助。中心还评估了部署在世界的军事人员中传播立克次体病的风险。

（4）体液传染病

1）埃博拉病毒感染：在利比里亚爆发埃博拉疫情时，当地缺乏可快速和准确诊断血液样本中埃博拉病毒的实验室。2014 年 10 月，美国海军在蒙罗维亚岛屿诊所（Island Clinic，Monrovia）附近开设了一个移动检测实验室。该实验室对疑似患者血液样本的检测只需 3～5 h，而原本则需要 2～5 天，并可同时对 16 个血液样本进行检测（图 7-2）。

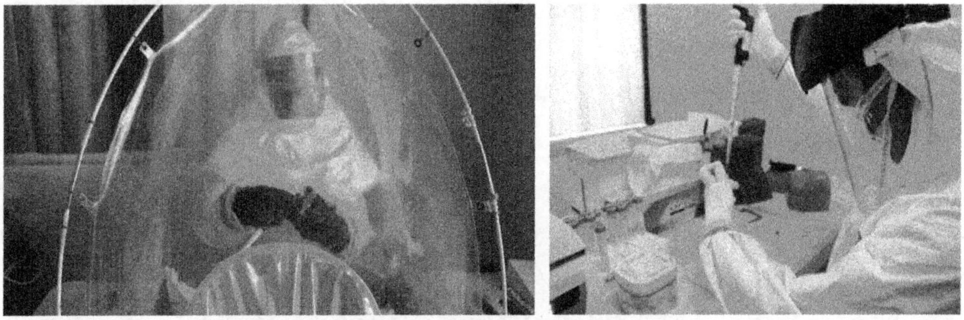

图 7-2　美国海军埃博拉病毒移动检测实验室

2）艾滋病：美国海军医学研究中心艾滋病预防计划部的主要任务是减少部署在非洲及其他国家的军人艾滋病发病率。该部与其他美国政府、非政府组织及联合国合作，帮助制订并实施军队艾滋病预防计划。该部已为世界超过 70 个国家的军队提供艾滋病预防指导，并定期向每个国家提供报告和各国的评估结果。

2. 非传染病研究

（1）军人部署健康研究　　1991 年海湾战争后，出于对军事部署健康影响的关注，美国国会和美国医学研究所建议国防部进行流行病学研究以评估军事行动对人员健康的影响，包括长期部署对健康的影响。美国海军开展了对以往部署的军事人员纵向健康研究，健康监测策略的制订和评估。研究包括军队和地方在内的国防部所属各类人群的症状、入院率、生殖情况、死亡率及其他健康结果。研究重点包括千年群组研究（millennium cohort study）、千年群组家庭研究、新兵评估计划（recruit assessment program）、出生和婴儿健康登记、接种后流行病学研究。

1）千年群组研究：这是军队最大的健康研究，超过 150 000 人参加了此项研究。尽管研究的发起者并没有预见到 2001 年后的军事行动，但该研究恰好满足了军事行动的需要。研究中的被调查者中的 50%都曾部署在伊拉克和阿富汗战场，使研究人员可对其部署前、中、后的数据进行很好的评估。研究关注创伤后心理应激障碍、抑郁、酒精滥用、呼吸疾病、慢性疾病。千年群组研究为了解军事人员的长期健康提供了关键信息，有助于部队健康保障。该研究计划持续 22 年。

2）千年群组家庭研究：该研究开始于 2011 年，目的是研究在长达 12 年的战争后，军人家庭如何能更好地应对军事生活。千年群组研究的已婚军人的配偶被邀请参加家庭研究。该研究开始准备调查 10 000 名配偶，其中一半是部署于伊拉克和阿富汗的军人家属。研究将确定一些具体的干预措施以减少部署相关应激，帮助家庭成员恢复，提高家庭成员对部署军人的支持能力。

3）新兵评估计划：该计划于 2001 年开始。它收集新兵在入伍基础训练前的基线综合健康数据，基础训练后 1～3 年对这些新兵进行随访调查和健康评估。超过 133 000 海军陆战队新兵参加了该项调查。这些研究将有助于了解军事部署对军人健康的影响。

4）出生和婴儿健康登记：该计划始建于 1998 年，目的是更好地了解军队服役对军人生殖健康的影响。该计划对国防部所属人员的出生婴儿进行登记，评估健康，包括出生缺陷和早产。每年有大约有 100 000 新生儿登记，目前，登记的新生儿已有 100 万。这些数据有助于了解军人子女出生缺陷发病率，并评估造成缺陷相关暴露因素，如注射了天花疫苗或战场部署等。

5）心肌炎、心包炎登记：心肌炎、心包炎登记开始于 2010 年，研究接受 ACAM2000 天花疫苗注射的人员发生心肌炎、心包炎的病例。该研究提供了疫苗对军事人员的潜在影响相关数据，并确定影响预后的因素。

（2）职业疾病研究

1）潜艇艇员病死率研究：美国海军对 1969～1982 年在潜艇上服役的 9 000 名艇员进行了病死率流行病学跟踪调查。

2）海军陆战队员腰背痛研究：2013 年，美国军队有超过 975 000 人次因腰背部疼痛就诊，椎间盘退行性病变发生率也逐年攀升。美国海军保健研究中心研究人员发现坐姿与下腰背部疼痛高发和椎间盘退行性病变密切相关，并开展了“海军陆战队腰椎姿势”研究，以确定训练中某种姿势与腰背疼痛的相关性。

3）肌肉骨骼损伤流行病学调查和预防：军人肌肉骨骼损伤是美军现役人员高发疾病，造成美国海军陆战队每年大约百万美元的医疗花费及 35 000 天的人员缺岗日，因此预防损伤的发生十分重要。美国海军利用掌上电脑对训练场上士兵进行大数据现场测试，分析部队人员各类肌肉骨骼损伤风险分布情况，部队指挥官参考风险等级，在需要时，在训练中加入损伤防护的内容。研究损伤与体能水平的关系，确定造成损伤的危险因素，进而提高人员战备水平。

（3）心理疾病研究　美国海军对罹患心理疾病的海军士兵进行长期追踪研

究，主要对以下问题进行行为科学和行为流行病学调查：与任务部署有关的健康问题、作战和作业应激、创伤后应激障碍、行为不当、药物滥用、自杀/自杀倾向、工作中的暴力、睡眠问题、个人应激反应、应激生理和整个服役期的身心健康等。该研究主要分析海军人员心理疾病发病的决定性因素；不良生活方式对健康、作业表现的影响；急性应激对军事人员的影响。该研究预计于 2019 年 3 月结束。

二、国外海军流行病学研究发展趋势

（一）重视部署人员传染病监测和防控

重视对作战人员及海外部署人员开展持续有效的流行病学监测和防控。美国海军十分重视对新兵和舰上人员的呼吸系统疾病的监测，并将监测人群扩展至军人家属。美国海军保健研究中心开展了全球传染病监测系统计划，主要对部署军人传染病进行监测，开展疫情暴发调查。美国海军在海外有 3 个海外研究所，也主要开展部署区域传染病的监测和研究。

（二）传染病研究种类不断增多

对于传染病研究，不仅继续对威胁海军部队的既有传染病开展防治研究，如疟疾、结核病、细菌性腹泻、登革热和恙虫病等，而且还对一些新发传染病开展研究，如 H5N1 禽流感、埃博拉病毒感染、寨卡病毒感染等。

（三）运用现代生物医学技术研发疫苗

美国海军医学研究中心传染性疾病实验室直接利用重组 DNA 技术进行疫苗研究，并通过基因组和蛋白组学方法发现新的疫苗组分。通过疫苗研发，美国海军可望在 21 世纪对目前威胁部署于全球的美军士兵身体健康的大多数传染病得以有效的控制。

（四）注重病原体的快速检测方法研究

对于多种传染病，外军重视开展病原体现场快速检测方法的研究，以便及早开展预防和治疗。例如，针对甲型 H1N1 流感，美国海军保健研究中心建立了甲型 H1N1 检测实验室；针对中东呼吸综合征，美国海军研发了微中和测定法；针对伤寒，美国海军研制出一种便携式、适用于战场的诊断恙虫热斑疹伤寒的试剂盒；针对利比里亚暴发的埃博拉疫情，美国海军还建立了一个移动检测实验室，检测时间只需 3～5 h；针对寨卡病毒，海军医学研究中心及位于利马的美国海军医学研究 6 队都建立了寨卡病毒检测能力。

（五）影响海军人员健康的非传染性疾病研究得到重视

近年来，国外海军流行病学研究领域不仅关注传染病，也对影响海军人员健康的非传染性疾病研究加以重视，如开展部署人员健康研究，关注战争部署人员的心理疾病、慢性疾病；开展特殊作业平台人员健康研究，如潜艇艇员病死率研究、海军作业损伤研究、职业损伤研究等。

（张　建　李旭霞　林永丽　莫琳芳）

第八章

国外海军舰艇卫生学研究现状与趋势

舰艇卫生学是研究海军舰艇特定生活环境和作业条件对人体影响和预防其不利影响的一门学科。舰艇卫生学的内容主要包括：海军作业环境中各种物理因素（高温、寒冷、噪声、振动、微波、磁场、照明等）的卫生学问题，舰艇环境微小气候及其卫生标准，舰艇舱室中的有害气体及环境毒理学研究、海军营养卫生研究等。

一、国外海军舰艇卫生学研究现状

（一）噪声环境卫生

1. 水面舰艇人员听力保护研究

国外海军开展了航母人员听力损伤调查研究，甲板人员听力防护技术与听力保护与修复技术研究，听力保护设备的使用和维护研究。美国海军研制了多种航母甲板人员使用的听力保护耳塞和带耳罩的噪声衰减头盔，并为水面舰艇人员研制了超级吸音材料制作的听力保护耳罩、双重听力保护装置；研发了个性化深插式耳塞，开发数字耳膜制造工艺，精确控制耳塞尺寸，研发飞机噪声减轻材料，并安装到航母甲板上。圣迭戈美国海军医学中心研究了 *N*-乙酰半胱氨酸预防脉冲噪声引起的听力损失。英国皇家海军对战场噪声防护进行了研究，对战斗部署前后听力损伤和防护计划有效性进行评估研究，研发了多种战斗人员耳塞和个人综合听力防护系统（图 8-1，图 8-2）。

2. 潜艇艇员听力保护研究

（1）诱发耳声发射进行早期听力损失预测　潜艇艇员长时间持续暴露于低水平噪声下，因此，对他们的听力保护十分重要。美国海军潜艇医学研究所正评估利用诱发耳声发射（TEOAE）方法发现早期噪声性听力损失，包括研发用于成

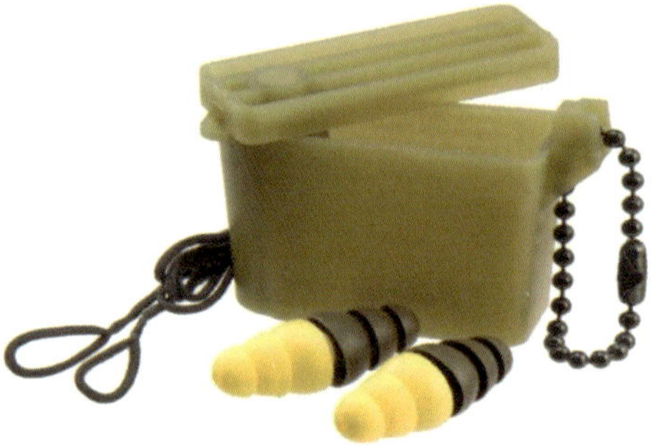

图 8-1　英国皇家海军的作战人员耳塞

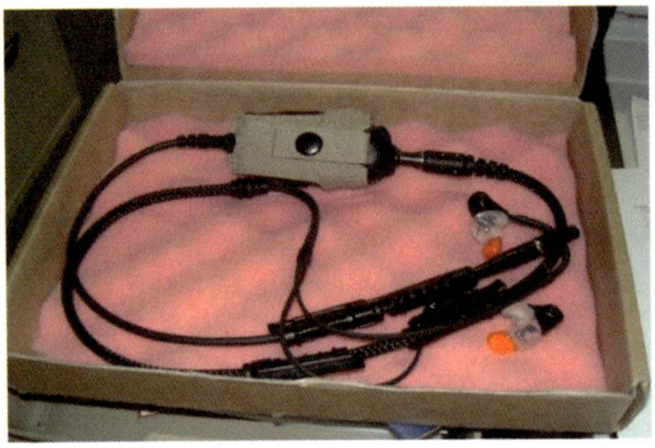

图 8-2　英国皇家海军的个人综合听力防护系统

人听力保护的耳声发射装置，并对耳声发射方法进行实验室和实地评估。研究人员对暴露于武器噪声的海军陆战队员训练前后的听力及诱发耳声发射数据进行了分析，还对 339 名部署在“艾森豪威尔”号航母上 6 个月的舰员部署前后的听力和诱发耳声发射进行了测量，发现诱发耳声发射较听力而言对早期内耳噪声性损伤更敏感。如果确定耳声发射确实是监测噪声性听力损失的敏感指标，海军可及早对目标人员采取听觉保护措施甚至调离危险岗位。

（2）听力损失模拟器　　噪声性听力损失在潜艇艇员中发病率很高，但是艇员不大乐意佩戴配发的听力防护装置。为解决这一问题，美国海军潜艇研究所正在研发一种听力损失模拟器。这一具有互动功能的装置可给不使用护耳器的艇员呈现一种未来听觉状况，告诫其听力损失已在不知不觉中加重，从而有力地促使艇员养成佩戴护耳器的习惯。

3. 潜水员水下噪声防护

海军潜水员在水下使用工具或在声呐附近工作时，受到水下噪声的威胁。水载噪声可损伤潜水员的听力及肺和大脑等脏器。美国海军水下噪声防护的任务主要包括 3 个方面：水下噪声指南——提供水下噪声的暴露限值，研究范围从持续噪声到冲击波；水下噪声测量——包括岸上人员使用的水下噪声测量仪和水下个人使用的声量计；减少潜水员水下噪声强度的防护技术和装备。其主要研究有湿式潜水服头罩的声音衰减性能研究、低频水下噪声对潜水员的生物效应研究。美国海军已研发了潜水员穿戴式声量计、潜水点水下噪声水平监测装置（图 8-3～图 8-6）。

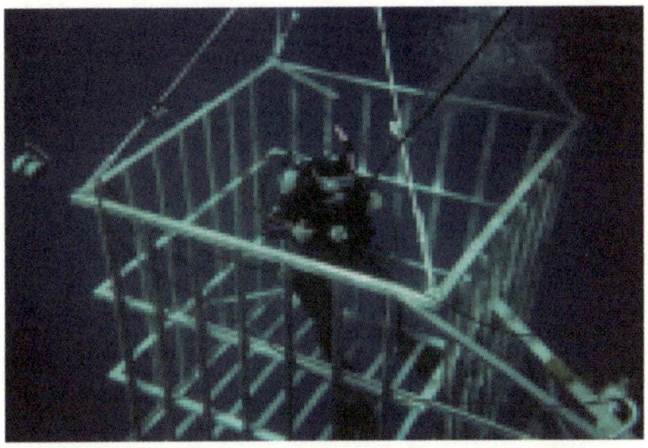

图 8-3 潜水员进行海上水下噪声测试

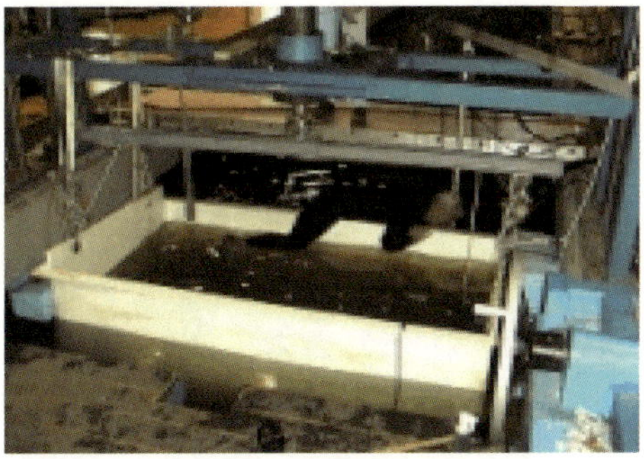

图 8-4 潜水员进入水下噪声实验舱

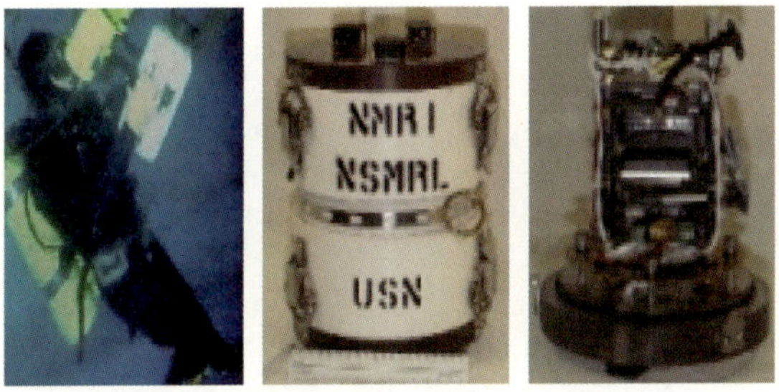

图 8-5 潜水员穿戴式声量计

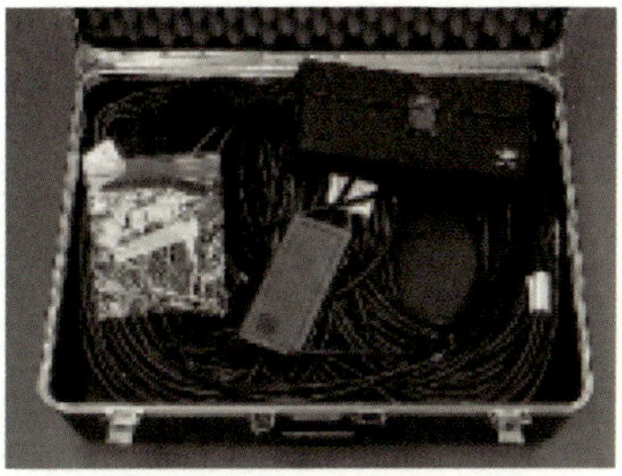

图 8-6 潜水点水下噪声水平监测装置

（二）振动环境卫生

海军有大量的机械操作者，车辆、飞机驾驶者及舰艇人员都会受到振动暴露的威胁。持续过量水平的振动暴露可对人体造成不可逆转的损伤。船舶振动会导致舰艇人员发生运动病。振动暴露除了带来人员身体伤害，需要花费大量治疗和康复医药费，还会由于人员的缺岗影响和作业能力下降影响工作任务的完成，对部队带来严重损失。因此，国外海军十分重视振动暴露的防护。根据振动作用于人体的部位和传导方式，可将振动相对分为手臂振动和全身振动。

1. 手臂振动

手臂振动是因经常使用由手控的振动性风动、电动、液压或汽油动力工具造成。海军中，使用手动磨具，切割工具及类似工具的工作者都有可能患病。这种振动导致流入手指的血流减少，可导致手臂振动综合征或雷诺综合征，典型的症状表现为振动性白指，导致手部不可逆转损伤。寒冷气候也可加重病情，因为低温降低肢体血液流通，减少肌肉力量和灵活性。美国海军研究制订了振动暴露指南和标准；开展相关培训和教育；选型并采购经过减振和功效学设计的全指防护、

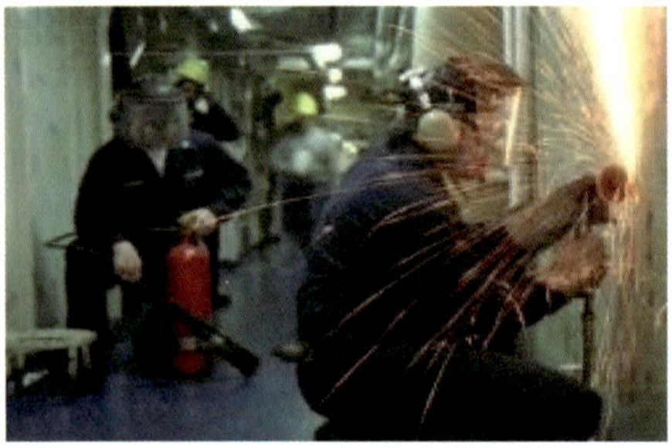

图 8-7　海军切割作业可导致手臂振动综合征

可控性好、温暖和干燥的抗振防护手套为受到暴露的工作者提供个人防护；定期监测振动环境，研究制订了保护性的操作程序。例如，以最轻的握力操作电动工具，保持手和身体温暖干燥，不宜吸烟，维护电动工具及相关器具处于良好状态，定时休息等。英国皇家海军医学研究所开展了手臂振动生物效应研究，测量和评估了多种手控工具的传导振动情况，研究了手套对手控工具振动向手部传导的阻尼性能（图 8-7～图 8-10）。

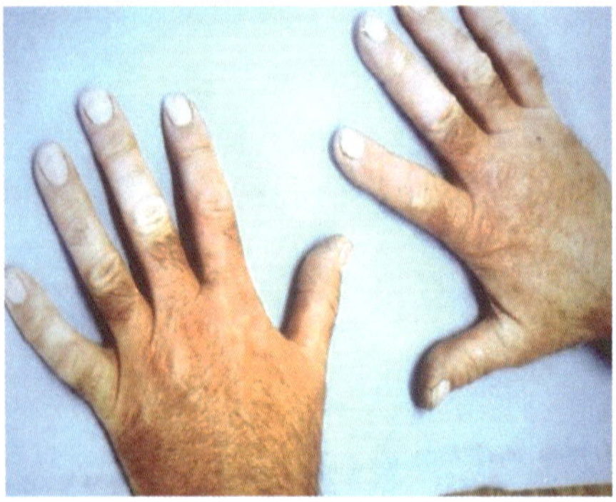

图 8-8　手臂振动综合征出现白指症状

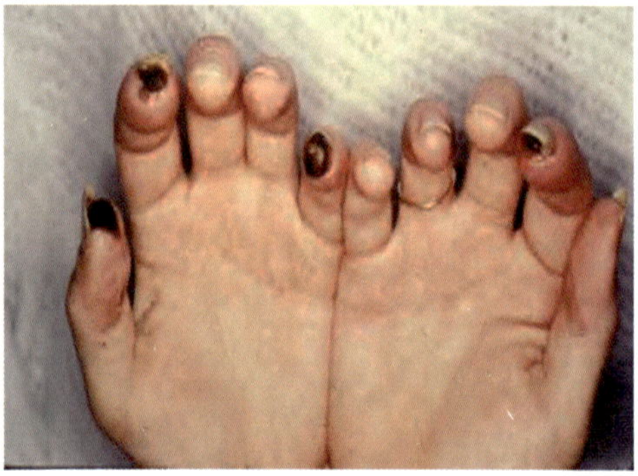

图 8-9　手臂振动综合征出现坏疽症状

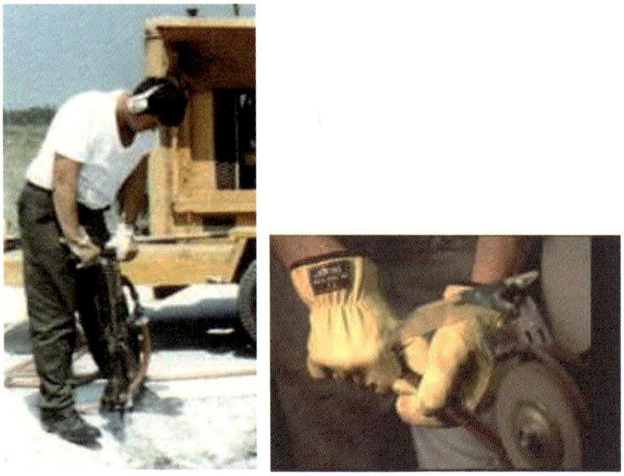

图 8-10　工作中使用全指抗振动手套防护手臂振动

2. 全身振动

另一类人体受到的振动暴露，为“从头到脚”的振动，称为全身振动。经常驾驶卡车、汽车、重型机械设备、叉车、固定翼和旋转翼飞机人员可受到全身振动暴露。海军中许多职业都可受到全身暴露的威胁。例如，海军快艇、气垫船驾驶员、直升机飞行员、推土机操作员、航空部门移动武器和货物的叉车驾驶员等都受到较大程度的全身振动暴露。船舶在海上晃动也属于全身振动的一种。全身振动可导致肌肉疲劳和挛缩，高强度或长时间的全身振动可影响人体骨骼肌肉、消化系统，导致工作者发生椎间盘疾病，腰背疼痛，劳动能力大大下降。有些情况下，由于振动作用，可使操作者失去对方向盘的控制，导致安全事故。操作者也可受到全身振动引起的疼痛影响，产生疲劳和注意力不集中，引发工作事故，造成损伤甚至死亡（图 8-11～图 8-14）。

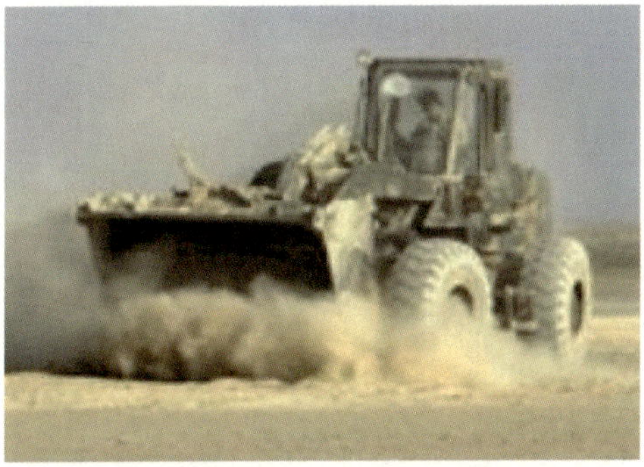

图 8-11　全身振动发生在重型机械操作者

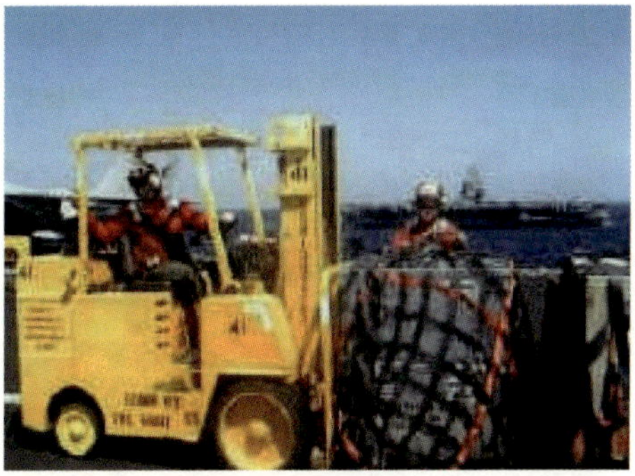

图 8-12　全身振动发生在航空部门叉车操作者

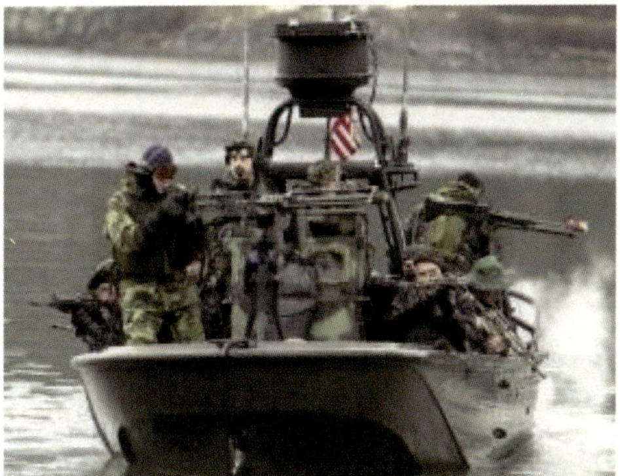

图 8-13　全身振动发生在快艇艇员

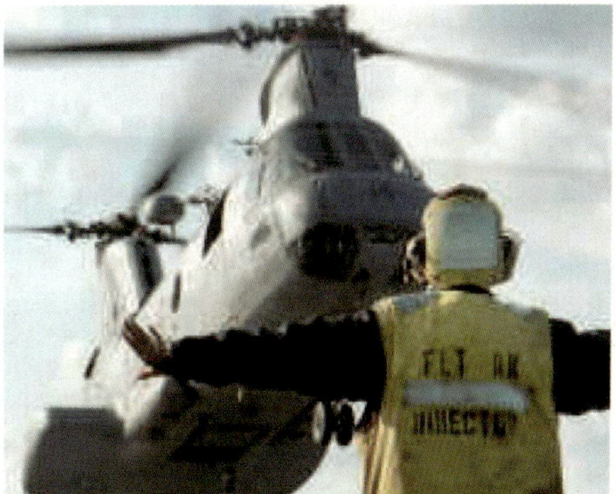

图 8-14　全身振动发生在直升机飞行员

美国海军通过制订了全身振动暴露指南和标准；开展相关培训和教育；在舰

船和岸上设施设计建造阶段，采用更好的减震材料和技术；采购带有悬架系统或机械隔离/浮力舱的车辆减少振动强度；购买带有充气式座椅的车辆或舰船，在气垫船、快艇等一些振动强烈的船艇上使用充气式座椅；定期监测振动环境；制订保护性的操作程序等，如受到振动暴露的工作者每工作 1～2 h 休息一下，长时间受到暴露后，不要立刻抬重物，工作者应了解全身振动暴露可导致的背部疾病征兆，如果发现有征兆，要及时就医和报告。英国皇家海军开展了多种职业的振动暴露调查，包括舰船、快艇、车辆、坦克、拖拉机、飞机、直升机模拟器等百余种交通工具的全身振动强度、振动速度等变量的关系，操作者的暴露时间等。英国皇家海军还开展了全身振动生物效应及防护措施的研究，在行进和开火时振动与冲击对越野军车乘员的潜在影响，开展了头盔冲击试验。

（1）快艇振动防护研究　英国皇家海军医学研究所研究了快艇船体运动对皇家海军舰艇人员骨骼关节的影响，对上艇艇员加装舰艇运动状态监测装备，监测在各种海况及艇速条件下艇员相关身体状况数据。该所已积累了 50 年的快艇船体振动相关资料，研制了 51 项防振动、冲击训练操，对振动预防和防护等工作发挥了重要的作用（图 8-15～图 8-18）。

（2）船舶颠簸和运动病研究　船舶晃动可导致人员作业中断或因此引发嗜睡或运动病。运动病症状包括胃部不适、精神萎靡、出冷汗、脸色苍白、恶心及呕吐等。目前，国外常见的运动病防治研究主要从药物防治及营养保障防治方面开展。抗运动病药物主要分为单体化学药、复方制剂、中草药或中药组方，运动

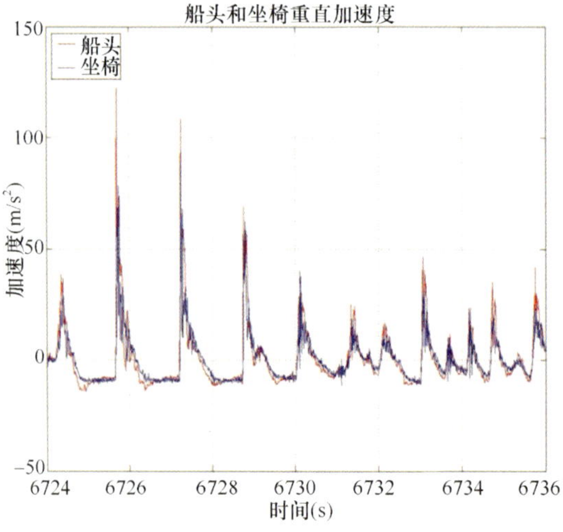

图 8-15　快艇振动强度研究

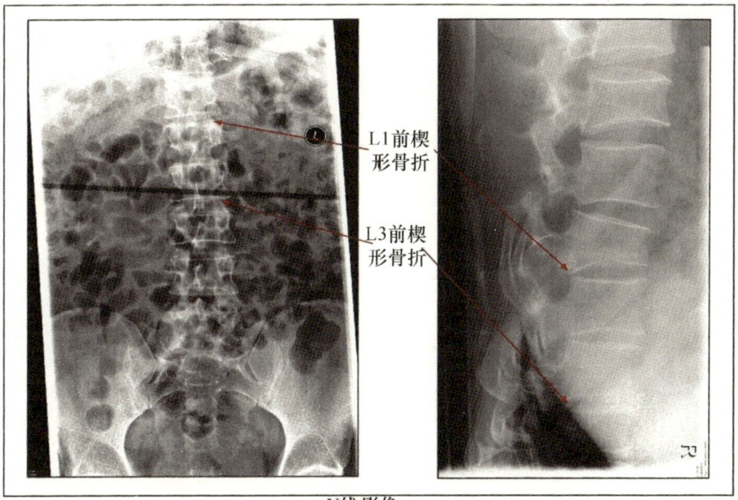

X线影像

图 8-16　快艇振动和冲击对人体的损伤研究

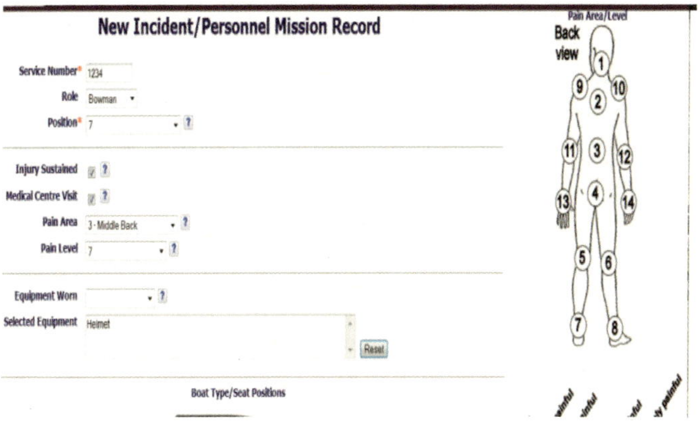

图 8-17　快艇振动对人体的影响监测数据

病的营养保障主要包括营养补充剂和膳食的调整。美国海军医学研究代顿分队的运动病研究主要开展了病因及影响因素与易感性研究、药物防治研究，相关的药物主要有芳香剂、右旋苯丙胺、口服东莨菪碱、鼻内东莨菪碱（鼻内东莨菪碱凝胶）、莫达非尼、美克洛嗪。英国皇家海军开展了船舶振动强度及振动强度和速度的关系研究、振动和运动病的关系研究（图 8-19）。

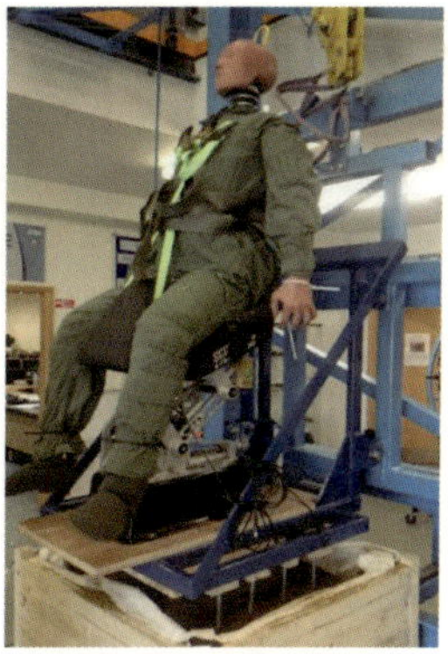

图 8-18　减震椅

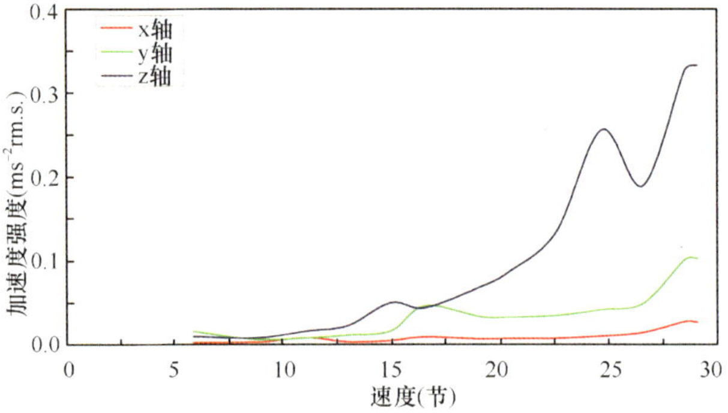

图 8-19　英国皇家海军开展船舶甲板振动强度研究

（三）非电离辐射环境卫生

非电离辐射源在海军中广泛使用，如通信、干扰、目标指示、侦察、医疗等。这些辐射源放射出各种波谱的射线，包括无线电波、微波、光频。美国海军医学研究圣安东尼奥分队定向能生物医学研究部主要开展非电离辐射方面的研究。

1. 非电离辐射暴露标准

制订人员暴露于无线电波、微波和可见光等非电离辐射暴露标准，制订的标准能确保在辐射源周围工作的人员的健康和安全。

2. 定向能在医学和生物医学领域中的应用

对定向能在医学和生物医学领域中的新的应用进行研究。研发非电离电磁波在疾病或损伤的医学诊断和治疗中的应用技术，如目标药物输送（targeted delivery）、微型手术等。

3. 射频和微波安全评估

评估引爆临时爆炸装置人员携带的背包式无线电干扰装置的射频和微波剂量，研究发现对携带者来说，射频和微波的剂量低于安全限值，对人体是安全的。

4. 激光研究

激光和激光系统用于指导和跟踪，确定目标和探测目标，并在医学和生物医学领域有大量应用。定向能生物医学部开展多项激光方面研究，包括海军作战/作业行动中的激光的生物效应，利用激光侦检生化战剂（use of lasers to detect chemical-biological agents），研究利用激光进行医学治疗，评价激光眼保护装置的可接受性等。

（四）海军高温环境卫生

在海上或陆上或舱室中，军事行动常常要求海军人员在高温环境下作业，加之个体活动、健康情况、装备和服装等因素，可能会造成军人热损伤。

1. 美国海军

在过去的28年，美国海军保健研究中心的环境生理学家一直在开展热损伤防护研究，以减少或预防热损伤，优化人员作业状态使海军人员更加健康，并处于良好的战备状态。1989年，海军保健研究中心的杰伊·希尼博士开展了第一项热生理研究，之后多年里，他的团队开展了多项预防军人热损伤的研究，包括评估个体热调节能力、确定安全暴露限值、微气候降温方法研究（冰背心、液体降温背心）、研发先进的环境监测技术、提供实时热暴露指南等。美国海军新尝试用冰背心来对舰上热环境中的舰员降温。9磅（4kg）的冰背心中包含有冰冻的袋装胶状物。该袋装胶状物每2 h更换1次，以保持其制冷能力。冰背心在“星座”号航母的轮机间和洗衣房及“林肯”号航母的甲板和机库等场所接受了测试，结果说明冰背心在航母的一些区域使用是有效的。此外，为了防止热应激对舰员造成损伤，航空母舰还专门为甲板高温暴露人员和主机舱等高温舱室里人员配备热天气候服。为飞行员配有通风服和液冷背心等防暑降温服装，以保证舰员和飞行员的工作能力不受热环境应激的影响（图8-20）。

美国海军保健研究中心于1997年开发了自动热应激系统（AHSS）。自动热应激系统可自动监测环境温度，计算生理热暴露限值（PHEL）曲线，为人员提供在某一特定工作区可停留的时间指南。在没有自动热应激系统前，舰上预防热损伤通常是要求相关人员在每个有热应激因素的工作场所巡视，手工记录温度，在常规的海军驱逐舰上，这一项工作可花费3 h（图8-21）。现在，只需按下按钮，自动热应激系统便可在几秒钟将所有相关热应激区域数据打印出来，并提供生理热

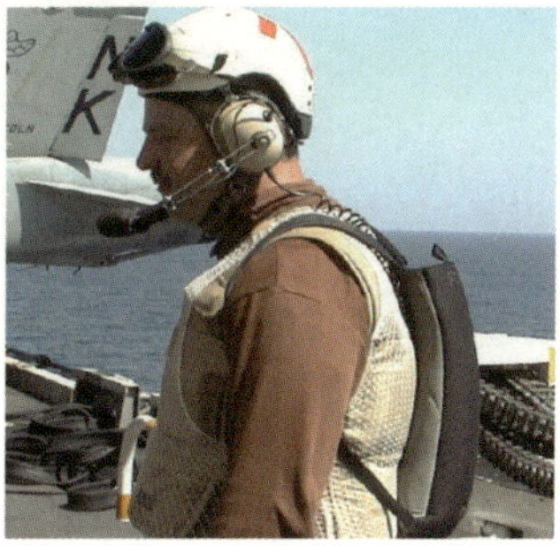

图8-20　美国海军舰员的冷却背心

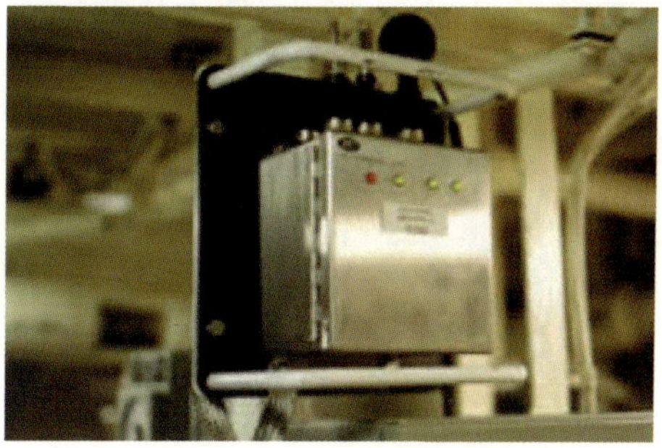

图8-21　美国海军舰船自动热应激系统

暴露限值曲线图。自动热应激系统于1997年第一次在驱逐舰上安装。2003年后，在每一艘新造驱逐舰上都安装该系统，已在60艘海军舰船安装。2002年，该系统在岸上一些场所也开始安装。目前，该系统已在大约50个岸上部门安装。

美国海军生理热暴露限值曲线是20世纪60年代制订的，自此之后，一直未修改过。由于先进操作技术的应用，舰上日常工作在之后的57年里发生了很大的变化。近期希尼的团队将上舰测量各种操作环境下舰员的体温、心率和新陈代谢活动数据，以对目前的生理热暴露限值曲线指南进行修改。

2. 英国皇家海军

英国皇家海军的一些热损伤病例发生在伊拉克和阿富汗战争中，但更多是在英国本土发生的。英国皇家海军医学研究所拥有一个热损伤三军门诊部，开展热损伤评估、治疗和研究，提供热损伤预防和治疗方面的建议，并且在实验室和野外进行研究以证实这些建议。该所在阿富汗战场帐篷内开展了热习服研究。帐篷内温度和湿度可以控制，研究人员测试受试者在热习服期间的反应，包括心率、核心体温、出汗等。实验研究证实，9天的热习服训练即可使受试者部分适应热环境。科研人员还开展了饮食和热习服的关系研究。此外，该所每年接诊约140名热损伤患者（图8-22，图8-23）。

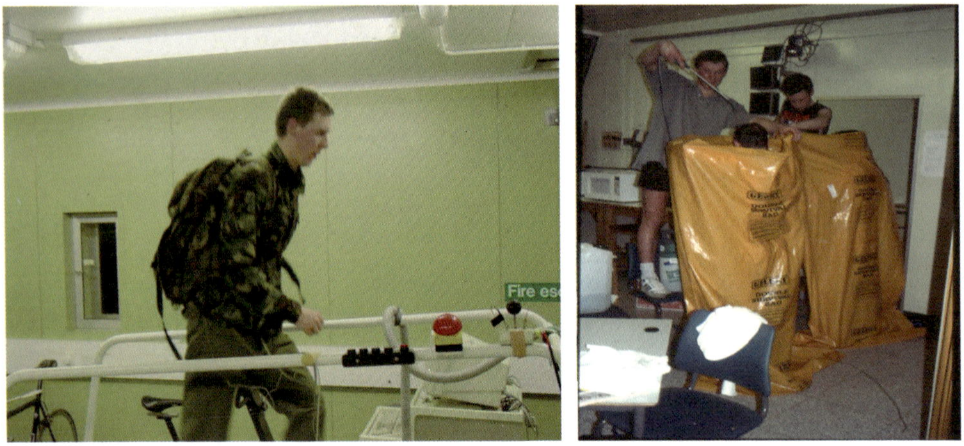

图8-22　英国皇家海军开展热损伤实验研究

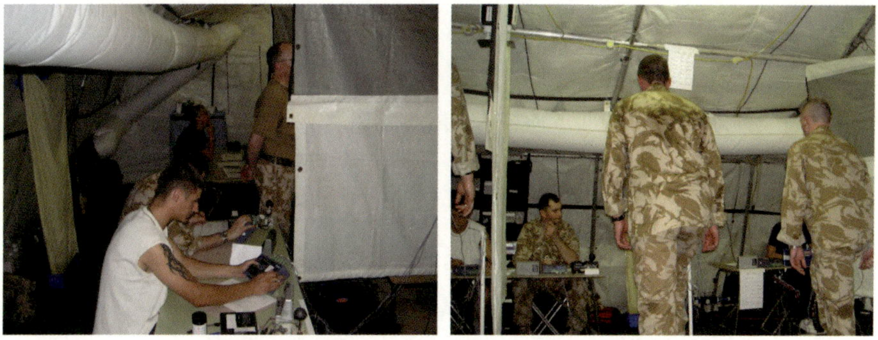

图 8-23 英国皇家海军在阿富汗开展热习服研究

（五）海军寒冷环境卫生

1. 冻伤防治

英国皇家海军医学研究所环境医学研究队开展了寒冷环境医学研究。该所有专门的冻伤实验室，装备有红外热成像设备（图 8-24），可从事冻伤评估和研究。该所研究提出了冻伤预防策略，并可提供冻伤培训课程，每年还接诊约 700 名冻伤患者。近年来，该所开展了非冰冻性创伤研究，非冰冻性创伤主要是由于郁积造成的循环不畅，见于湿冷环境，尤其是穿着较紧的鞋子立于水中。科研人员研究发现非冰冻性创伤存在遗传易感性：加勒比黑种人相对于高加索白种人的相对风险高达 30 倍。

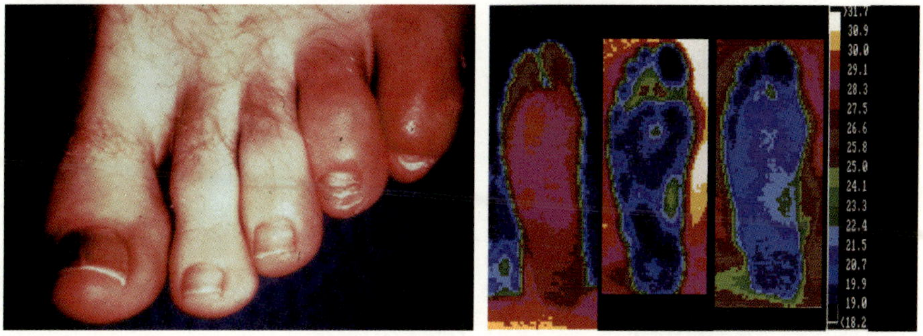

图 8-24 英国皇家海军医学研究所冻伤红外热成像

2. 冷水浸泡反应

英国皇家海军医学研究所还拥有一套浸泡环境舱，可调查了人体对冷水浸泡的反应，提出了相关的解决方案。研究人员利用该舱研究了失事潜艇艇员 7 天冷水暴露的反应。该项目正在进一步的研发中，以便应用到潜艇及两栖交通工具的人员中。

3. 胶囊式核心体温计

美国海军陆战队的训练中，学员要在极端的环境、睡眠剥夺的情况下完成超负荷的训练任务。在过去 25 年里，美军在高强度训练及任务中使用一种可消化的胶囊体温计来监测有关人员的体心温度。胶囊体温计为 3/4 英寸（约 2 cm）的涂硅胶囊（传感器是生物相容的有色聚碳酸酯），里面带有一个微型电池和石英晶体温度传感器。在 2 h 内，石英晶体温度传感器根据人体体温按一定频率振动，并穿过人体传输无害、低频信号。胶囊能在 18～30 h 安全通过消化道系统。目前，该胶囊体温计仅供特种作战训练用，供学员和教员了解寒冷水温对人体的影响，并依此做好相应的训练预案，保证训练安全。

3. 冷水暴露保暖研究

美国海军海豹部队运载器的操作员与作战游泳员经常需要在冷水环境完成作战任务。保暖问题成为对作战游泳员影响最大的问题之一。美国海军开展了大量的生物医学研究，对多种保暖防护服、在不同水温、不同体力消耗水平及不同暴露时间的条件下进行了大量试验。

（六）潜艇大气监测与控制

1. 潜艇大气健康评估

美国海军制订了潜艇大气健康评估计划。美国海军潜艇医学研究所是美国海军潜艇大气健康评估项目的主要负责单位，承担核潜艇大气监测。

2. 潜艇内有害物质浓度限值研究

美国海军潜艇医学研究所密闭生活空间环境问题工作小组从事该方面研究。研究人员开展了潜艇长航时大气污染物最高允许吸入浓度研究，以及女性艇员和胎儿二氧化碳浓度暴露限值研究等。

3. 有害气体监测和控制

美国海军研究了潜艇第二代中央大气监测系统（CAMS II），北约研制了失事潜艇脱险舱用气体监测装置、深潜救生艇（SRV）使用的气体监测装置。美国海军潜艇医学研究所密闭生活空间环境问题工作小组从事该方面研究。在美国海军潜艇医学研究所和海军海洋系统司令部合作开展的潜艇大气卫生评估项目（the submarine atmosphere health assessment program）中，科研人员开发了一种干胶纸样（wafer-like）传感器，可用于潜艇远航期间监测气态污染物的浓度（图 8-25）。潜艇返回基地后，监测人员在陆上对这种干胶纸进行分析，并分析结果呈报潜艇艇长。除此之外，潜艇还有其他有害气体检测方法，其中包括真空管采样技术。

此外，国外海军的二氧化碳吸收装备有单乙醇胺和氢氧化锂吸收幕条，二氧化碳吸收单元、自持式二氧化碳吸收装置、基于纳米技术的二氧化碳吸收系统。产氧装备有氧气再生药板、氧烛等。氧气再生药板是一种涂有过氧化钠的薄板，使用时吸收二氧化碳，释放出氧气（图 8-26～图 8-31）。

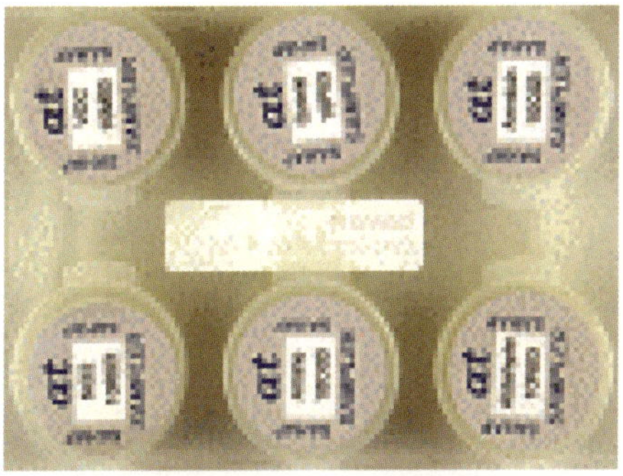

图 8-25　干胶纸样空气取样用传感器

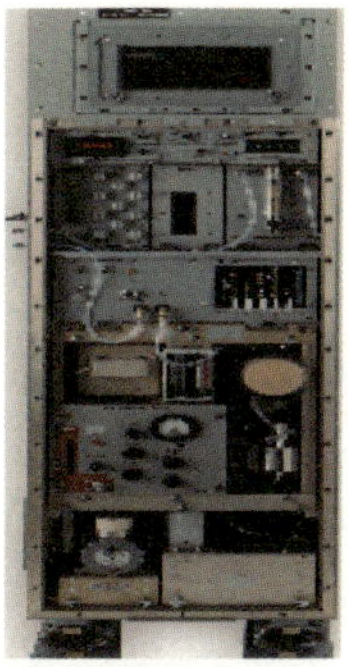

图 8-26　第二代中央大气监测系统

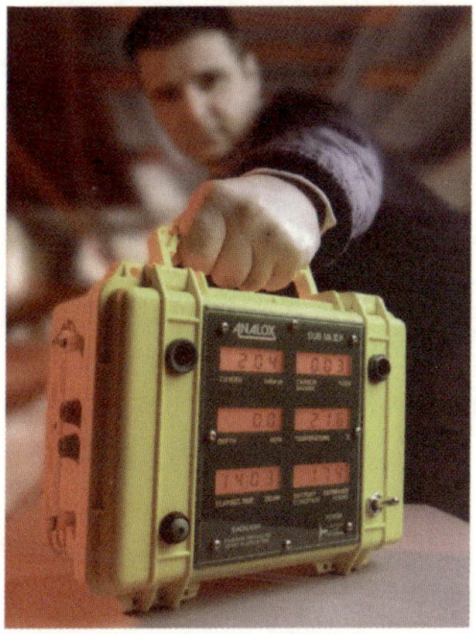

图 8-27　失事潜艇脱险舱用气体监测装置

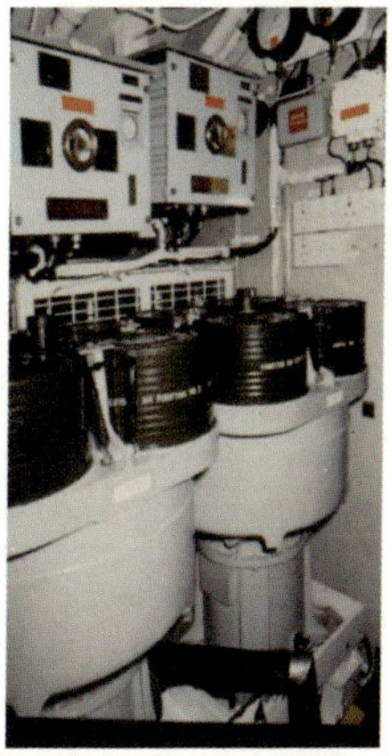

图 8-28　二氧化碳吸收单元

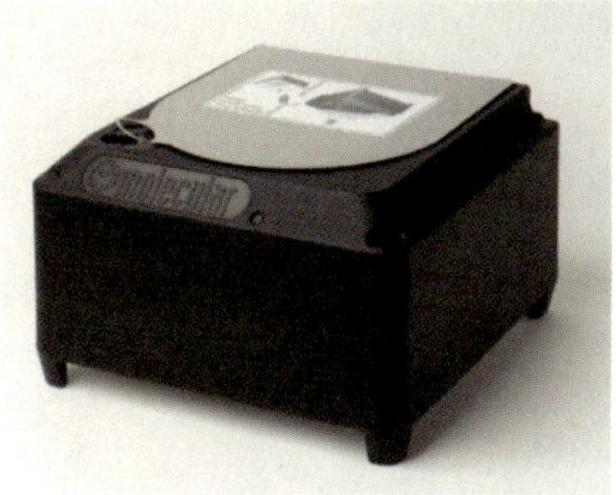

图 8-29　自持式二氧化碳吸收装置

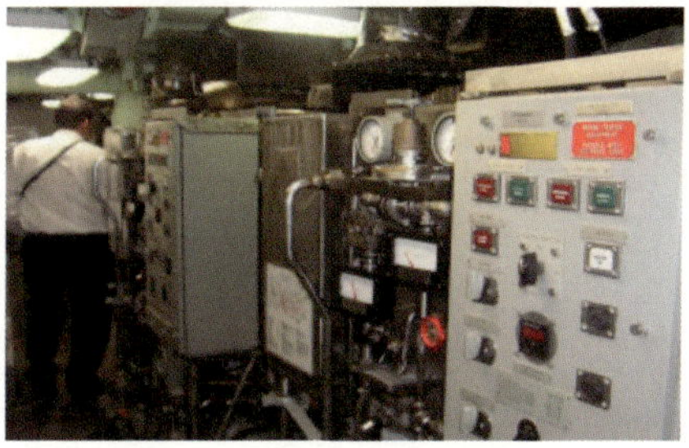

图 8-30　二氧化碳的清除装置

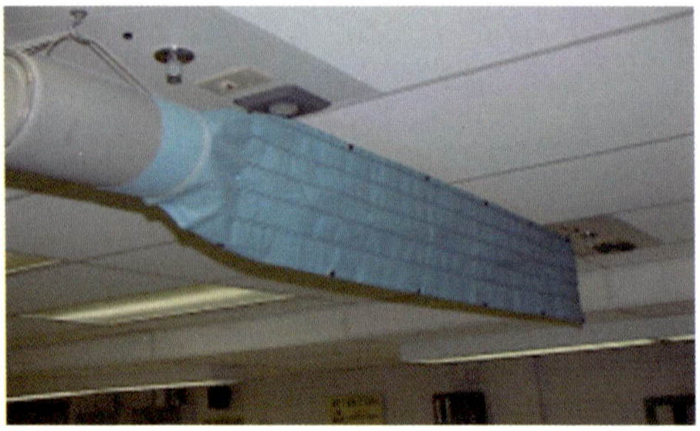

图 8-31　二氧化碳吸收幕条

（七）海军环境毒理学

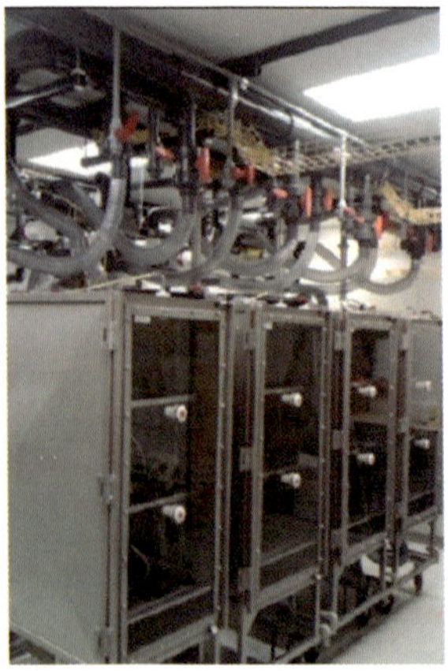

图 8-32　全身式 H-1000 吸入暴露舱

1. 环境有害物质毒理学评价

美国海军医学研究代顿分队环境健康效应研究部（Environment Health Effects Research Directorate）所属的环境吸入暴露实验室拥有 8 台全身（whole body）式 H-1000 吸入暴露舱（1 m^3）（图 8-32）和 4 台全身式 H-2000 吸入暴露舱（2 m^3）。这些设备通过自动化技术可在所需人员最少的情况下进行连续性的动物吸入暴露实验（1 天 24 h，连续工作 7 天）。依托良好的实验条件，美国海军开展了固体废物野外燃烧释放烟雾对战场人员吸入性毒性研究，颗粒物暴露和外伤性脑损伤关系的研究，喷气式飞机燃油吸入毒理学研究，生物合成燃油体外筛选，钨酸盐对人体免疫毒性的研究，毒性负荷模型计算方法的建立，旋风炸弹中三-硝甲基胺致肿瘤和非肿瘤疾病的危险研究。

2. 潜艇有害气体的毒理学研究

英国皇家海军开展了潜艇上有害气体对于女性艇员健康和生殖健康危害的研究；美国海军开展了潜艇 90 天长航时低浓度大气污染物的毒理学效应和最高允许吸入浓度研究，对可能释放神经毒素的 26 种舰用燃料、液压油、润滑油开展毒理学分析和评价，舰用材料毒理学研究。英国皇家海军还在 1997 年开始对潜艇大气进行系统研究，定性检测 88 种污染物。2007 年，他们又进行第二次潜艇大气毒理学研究，采取潜艇禁烟措施，降低潜艇大气中一氧化碳和气溶胶的浓度。目前，英国皇家海军医学研究所已连续 10 年对采自潜艇的大气控制记录数据进行处理。

美国、英国海军分别于 2010、2011 年正式决定在潜艇部署女兵，为此他们各自开展了潜艇环境因素对女性舰员生殖系统和对胎儿影响等研究。英国皇家海军医学研究所 1997 年的研究表明，潜艇环境中的核辐射水平对女兵和胎儿没有任何健康危害；2009 年的动物实验表明，潜艇二氧化碳浓度控制在 1%，不会对胎儿有致畸效应。

3. 航母有毒有害物质毒理学研究

航母有毒有害物质毒理学研究也正受到全面关注。

（八）海军营养卫生

1. 营养与健康

各国海军对军事作业时的营养问题开展了大量的研究，旨在了解海军舰艇作业与人员营养健康之间的关系，并据此制订相应营养标准及优化饮食保障。各国开展的主要研究包括长远航期间营养素水平变化（如维生素 D、维生素 B_6、维生素 A、维生素 C、钙等）及相应营养干预措施；水面舰艇及潜艇艇员身体代谢、能量消耗与营养水平；舰艇饮食营养与慢性疾病。此外，国外海军还针对不同作业环境，如舰艇在热带或寒带作业时的营养需求研究，制订了相应给养标准。为加强海军特勤人员的营养保障，各国海军开展了大量的有针对性的研究，如潜艇艇员能量消耗及营养素变化、潜水员营养需求、海军陆战队员/两栖部队人员及海军学员训练中营养需求等。

随着饮食保障水平提高，加上舰艇上作业环境小、体能锻炼时间少，国外海军舰艇官兵出现肥胖、心血管疾病等慢性疾病的人数有上升趋势。针对此种情况，国外海军开展了一系列的营养教育，并采取指导烹饪方法、推广健康食物等具体措施进行营养干预。国外海军还引入计算机技术，对舰艇每天营养摄入量进行计算和控制，以保证人员不会出现营养过剩的情况，同时减少食物的浪费。美国海军已将此技术嵌入智能厨房模块中，定期对核心食谱进行评估，减少脂肪、胆固醇和氯化钠的摄入总量。

2. 膳食补充剂

国外海军营养研究重点解决如何保证士兵在任何时候都能获得充足、恰当的营养摄入及采用何种营养干预手段保证士兵具有超常的作业能力。除进行长期、大规模的舰艇人员及特勤人员营养普查外，国外海军针对特殊岗位，如潜艇艇员、潜水员等进行有针对性的营养调查，并据此制订与修改相应的营养标准，其中对艇员营养过剩、肥胖及慢性疾病发病率及为研究重点。在营养素研究中，国外海军对功能性营养因子开展长期的研究，重点包括缓解运动病症状、提高作业效率和警觉性及对抗免疫抑制的营养因子。

服用膳食补充剂在国外海军人员中较为普遍，对此国外海军进行了跟踪研究，对各类膳食补充剂的效果和安全性进行评估，并制订相应的膳食补充剂使用规定，对海军航空人员、潜水员膳食补充剂的服用情况还进行了特殊规定。同时，国外海军对一些具有潜在作用的食品因子开展功能性研究，以期作为新型膳食补充剂的功能性成分。例如，美军从果蔬中分离得到的花青素、芥子油苷经处理后与可食性蛋白粉或面粉混合制成具有保健作用且能长期保存的功能性食物。这些来自果蔬的功能性食物热量低、质量轻且具有良好的风味，还能弥补长远航期间果蔬不易长期保存和供应的不足，可为士兵提供均衡的营养。

（九）国外海军舰艇卫生学研究设施

1. 美国海军

美国海军保健研究中心（NHRC）拥有完备先进的舰艇卫生学研究设施。该中心拥有环境生理实验室、生理和认知作业研究实验室、睡眠和疲劳实验室、功能评估实验室等多个实验室，可开展海军多种环境医学研究。美国海军医学研究代顿分队的环境暴露吸入实验室可开展大气监测与控制、毒理学研究。

（1）环境生理实验室

1）环境舱：中心的环境舱可模拟舰上环境，可进行工作负荷设置预定，使研究在可控制的环境中开展。实验室面积约有 8 000 平方英尺（2438 m^2）。1990 年，该中心建成了第一个环境舱。2010 年，又安装了新舱，为国防部最先进的环境舱，具有高机动性和多功能性（图 8-33）。该舱技术参数如下：

A. 舱室 29 英尺（8.83 m）长，20 英尺（6.09 m）宽。

B. 温度范围：–23～180℉（–30.5～82.2℃）。

C. 湿度范围：5%～95%。

D. 风速/空气层流范围：0.5～7 英里/h（0.8～11.3 km/h）。

E. 舱内可放置 2 台 4 人踏车（跑步机）。

F. 可记录反应时间的激光射击系统。

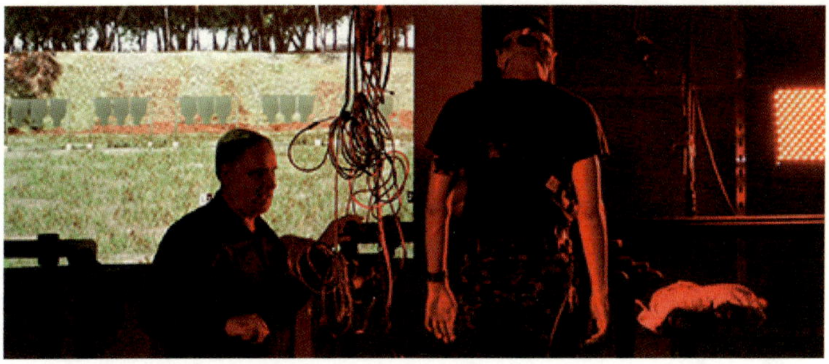

图 8-33　环境生理实验室

2）游泳水槽：世界上最大的游泳水槽之一，可开展在静态水中浸泡和在流动水中（4 节）游泳，温度在 45～90℉（7.2～32.2℃）的研究。游泳水槽与环境舱邻近使得研究人员开展特种作战或滨海作战系列干湿暴露研究十分方便。

3）生物力学研究设备：用于研究运动和地面反应力的作用力平台、肌电仪、电测角计、加速度仪、动作捕捉相机、3-D 运动分析系统等。

4）身体组分研究设备：人体测量系统、骨密度测量仪（双能量 X 线吸收测定仪）、生物电阻仪、水中称重法（hydrodensitometry）。

5）功力学研究设备：踏车、自行车测力仪、7 台自动和半自动代谢测量系统、渐进式吊运机、平衡测量仪、肺功能测量仪、Cybex、Kincom、Ariel 计算机肌肉功能测量系统、心率监测仪。

6）热成像设备：红外线相机对皮肤表面温度进行动态测量。全身热量计为液相管状服，可对从 6 个身体区域向防护服或环境中传导的热进行测量。

（2）睡眠和疲劳实验室　具有 2 间卧室，可采用黄金标准和新技术监测睡眠，并可诊断睡眠障碍。

（3）功能评估实验室（图 8-34）

1）高密度脑电仪：128 导，全头式脑电仪，带有皮肤电反应、温度、呼吸和心率传感器，用以监测脑电活动和相关生理指标（图 3-35）。

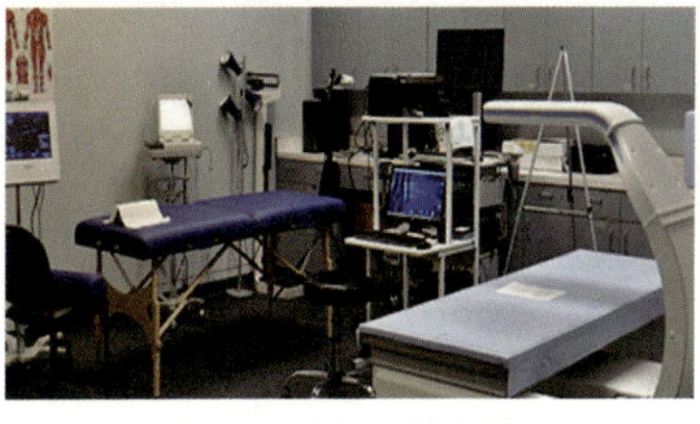

图 8-34　功能评估实验室

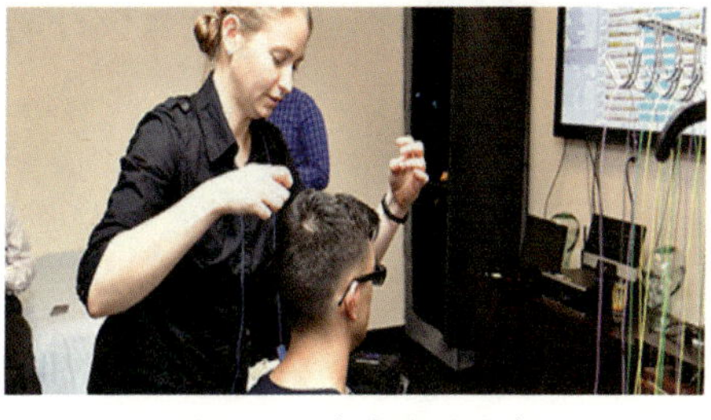

图 8-35　高密度脑电仪

2）双能量（dual-energy）X 线吸收测量仪：确定不同受试人群骨成分、非脂肪含量、脂肪含量。

3）低氧呼吸装置：模拟海平面至 10 370 m 的大气氧含量。

4）多导肌电描记仪和加速度计。

（4）环境暴露吸入实验室　美国海军医学研究代顿分队环境卫生学研究室拥有美国防部范围内规模最大的环境暴露吸入实验室（图 3-36，图 3-37），该室拥有 8 个容积为 1 m³和 4 个容积为 2 m³的动物全身暴露吸入实验舱。实验舱采用全自动化控制技术，可对动物进行全天候不间断全身暴露控制。全身暴露吸入实验舱主要功能特点：舱内大气组分浓度可实时监控；一旦舱内浓度偏离暴露设定值，即可通知值班人员或工作人员；为受试动物提供适宜的实验环境条件，包括通过

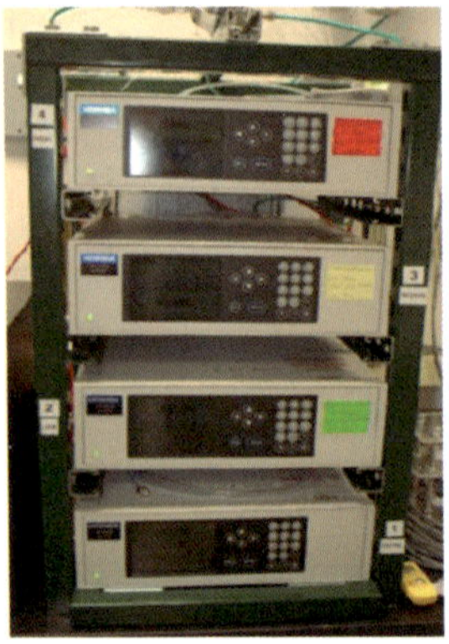

图 8-36　全身暴露吸入实验舱自动/手动控制器

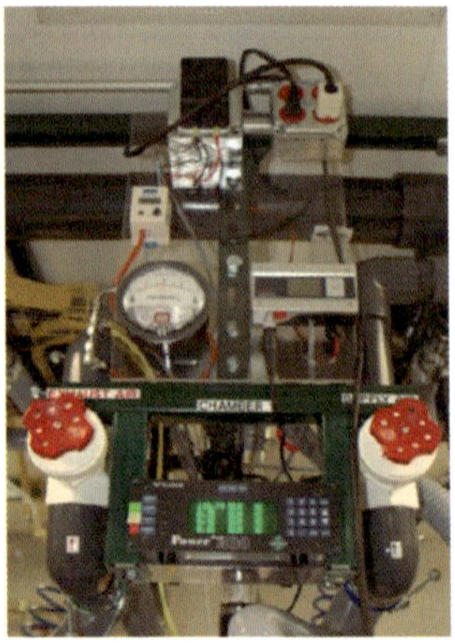

图 8-37　全身暴露吸入实验舱多气体分析仪

照明模拟昼夜环境，能控制环境中的各种气体、液体、气溶胶、烟雾和固体颗粒物浓度，以模拟军事人员可能遇到的各种环境条件；根据需要能给动物提供饮食和饮水供应；实验舱配备的各种分析设备精度高、可靠性好。

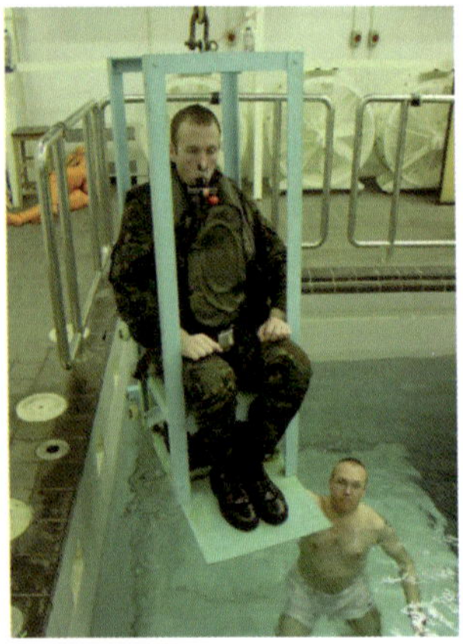

图 8-38　英国皇家海军医学研究所海水环境模拟舱

（5）听觉实验室　美国海军潜艇医学研究所进行了大规模的设备更新和改造，该所拥有听觉实验室，包含的研究设备有 10 间双层隔音测听室、1000 m^3 消音舱、145 m^3 混响室、海上潜水设施及声学测量设备、水下噪声发生装置。

（6）封闭大气测试室　该实验室位于美国海

军潜艇医学研究所。

2. 英国海军

英国皇家海军医学研究所环境医学研究室现拥有一个在欧洲先进的实验中心，其设施包括 1 个气温和水温均可调控并可模拟海浪和风的海水环境模拟舱，3 个环境实验舱（温湿度和大气组分可控制的人员居住舱、环境暴露舱、冷水浸泡设施），1 个现代化的功能评估实验室（可开展肺功能、人体测量学、人体组分和听力评估等），人因素实验室（图 8-38，图 8-39）。

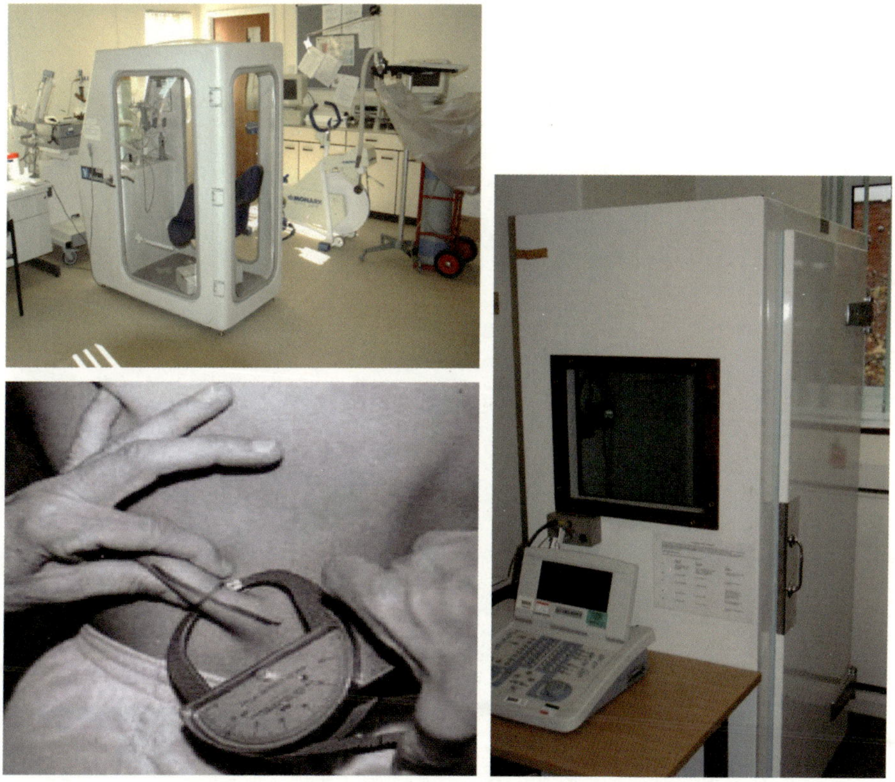

图 8-39　英国皇家海军医学研究所功能评估实验室

二、国外海军舰艇卫生学研究发展趋势

（一）突出海军特殊作业环境卫生学特色研究

海军水面舰艇、潜艇、潜水、航空等多种作业环境特殊，存在着多种特殊的物理因素（高温、寒冷、噪声、振动、微波、磁场、照明等）和化学因素（舰艇舱室中的有害气体及环境毒理）。国外海军尤其重视针对噪声、振动、非电离辐射、

高温、寒冷、密闭潜艇、有毒气体等特殊作业环境开展有害因素监测、防护、卫生学标准、疾病防治等问题的研究。

（二）注重海军人员听力保护研究

海军多种作业环境对海军人员的听力损伤仍是一个难以避免的且危害严重的问题，因此对海军各类作业人员，包括航母甲板人员、潜艇艇员、潜水员、舰载机飞行员、作战人员的听力保护和听力恢复研究将是舰艇卫生学的研究重点。

（三）改进潜艇大气监测与控制方法

继续改进潜艇大气的监测和控制的方法和手段，研究特殊情况下潜艇大气的监测和控制将是未来研究的方向。美国海军研制了第二代中央大气监测系统（CAMS Ⅱ），失事潜艇脱险舱用气体监测装置，潜艇救生潜水器用气体监测装置，二氧化碳吸收装置等多种潜艇大气监测与控制装备。

（四）加强非电离辐射生物效应和防护研究

非电离辐射在海军作业环境中广泛存在，一些新型武器，如激光武器，电磁炮等，也会带来非电离辐射危害。国外海军开展了大量非电离辐射对人体生物-行为影响、潜在危害及防护措施的研究。

（五）注重环境卫生学研究实验条件建设

为更好开展海军环境卫生研究，国外海军十分重视相应的实验条件建设。美国海军保健研究中心拥有完备先进的舰艇卫生学研究设施，包括可模拟舰上环境的环境舱和模拟海水环境的大型游泳水槽等。美国海军海军医学研究代顿分队的环境暴露吸入实验室可开展大气监测与控制、毒理学研究。美国海军潜艇医学研究所拥有大型听觉实验室。同样，英国皇家海军医学研究所拥有一个在欧洲先进的实验中心，有 1 个可模拟海浪和风的浸泡池和 3 个环境实验舱等。这些先进的实验条件有利地保障了海军环境卫生学相关研究。

（李旭霞　卢姗姗）

第九章
国外海军作业效能研究现状与趋势

军事作业效能研究主要是针对特殊自然环境和军事作业环境下维持和提高军人健康和作业效能的医学问题。军事作业效能研究属于能力医学范畴，是军事医学研究模式转变的具体体现，即从救治医学、健康医学向能力医学发展的研究方向。

一、国外海军作业效能研究现状

国外海军人员作业效能研究主要开展对海军军事作业环境下人员作业能力的评估、保持、恢复、作业能力增强及建模研究。重点是研究导致人员体力和脑力作业能力下降的原因和机制，保持或提高作业能力的对策，制订海军和海军陆战队人员安全有效作业的相关标准，以及从个体生理、心理与军事活动环境、军事作业行为的和谐交互出发，提高海军人员的作业能力。

（一）作业体能

1. 美国海军体能标准和测试标准研究

海军保健研究中心士兵作战/作业能力研究部制订了海军和海军陆战队体格标准；制订了海军体能测试标准和规程；建立了机体成分构成（body composition）分析技术和标准。

2. 英国皇家海军体能选拔和测试研究

英国皇家海军医学研究所一直开展海军人员和海军陆战队人员的选拔测试研究，目的是选拔合适的人员，减少海军人员在训练和作业中的损伤，提高人员作业能力。在目前的皇家海军体能测试中，有些项目的标准随着年龄/性别而调整，如长跑、多平台体能测试、乐步（Rockport）步行测试；有些项目不随年龄/性别调整，如为了补充泡沫灭火罐而设计的提重物测试。研究表明，女性在体能、力量、肌肉承受力、有氧体能，多种体能测试的表现也弱于男性。因此，英国皇家海军医学研究所着手针对不同的工作任务和岗位，设计出合理的体能测试标准，从而提高官兵的战斗力、提高人员-职业的匹配度、降低费用、降低损伤、保障安全、避免法律问题等。

3. 美国海军舰员体能训练研究

2012 年，美国海军研发了海军作战健身和营养系统（navy operational fitness and fueling system，NOFFS）。该系统是一种在岸上和在舰上保持水兵最佳体能的新方法。海军作战健身和营养系统使美国海军能够为世界各地的 42.5 万名水兵提供标准化的、循证的练习内容和营养指导，旨在提升水兵作业能力、减少事故、降低骨骼肌的损伤程度和提供基础的营养指导，对于海军舰员，尤其对于作业空间狭小的潜艇艇员具有十分重要的意义（图 9-1）。

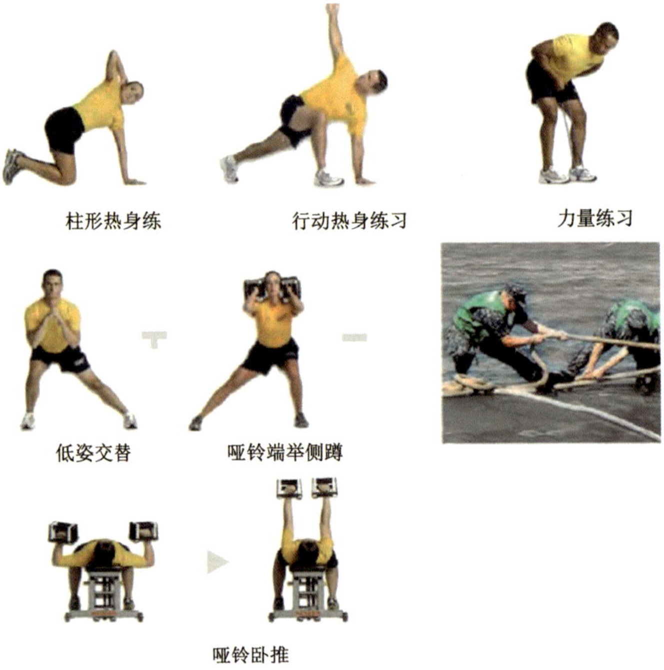

图 9-1　美国海军作战健身和营养系统部分训练示意图

海军作战健身和营养系统考虑了空间和装备的限制，通过将健身和日常训练相结合提升水兵作业表现。训练内容包括了举、推、拉、背等力量训练，还有多方向移动、运动热身准备、心血管训练和恢复训练。系统共有 90 多种练习内容，重点是预防骨骼肌损伤。营养系统包含了营养基础、饮食计划和能量管理。例如，提供健康、中等健康风险、高健康风险的食物列表和区分男性和女性的饮食结构等。

（二）昼夜节律

1. 光线调节昼夜节律

人体昼夜节律一般为 24 h 周期，主要是人体对环境中的光线和黑暗产生的规律睡眠和觉醒时间间隔及生理、心理和行为的变化。然而，军人需要在不与昼夜节律同步的时间进行部署和完成复杂的作业，有证据表明这种情况常会造成作业表现异常，导致危险或昂贵的后果。美国海军潜艇医学研究所研究人员与工业部门合作者开展了采用光线来调节旅行作业者生物节律，并改进军人作业表现的研究，目的是通过仔细安排的光线暴露来调节昼夜节律，以减少旅行作业者的作业表现错误。

2. 昼夜节律和潜艇艇员新颖作息制度研究

该研究旨在尽量减少艇员在长航期间因昼夜节律紊乱所致的疲劳和作业能力下降。在过去 40 年中，美国海军潜艇部队采用“6 h 值勤，12 h 休息”的值勤制度。但是，这种工作节奏和由此带来的昼夜节律紊乱，使艇员每天难以获得 6 h 的睡眠，致使其睡眠质量差，警觉性下降（图 9-2）。美国海军潜艇医学研究所设计出了一种新的“8 h 值勤，16 h 休息”时间表，并正在潜艇上进行实验。结果显示，该值勤表未对潜艇的日常安排、作业或训练造成影响，可从整体上增加睡眠时间，改善睡眠质量，提高艇员的警觉性。

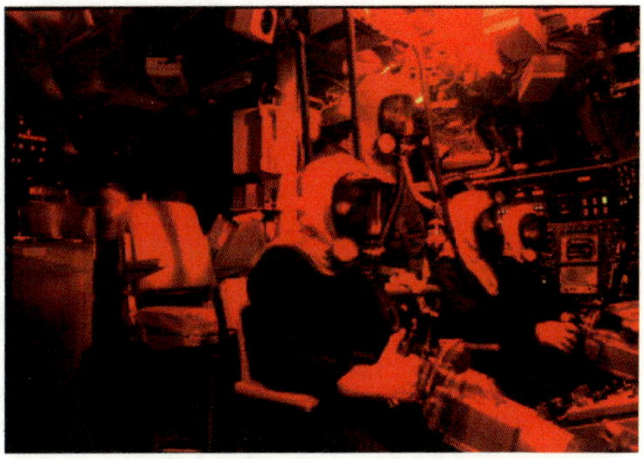
图 9-2　潜艇艇员昼夜节律紊乱

（三）人因素

人因素研究是通过改善人们的工具、设备、机器或周围环境，使其与人的能力（capabilities）、缺陷（limitations）和需求（need）之间能有更好的配合，从而提高系统效率、保障人机安全、并使人在系统中能够有效而舒适地工作。

1. 人机界面功效学研究

太暗、太亮或颜色繁杂的显示和控制面板可导致眼睛疲劳、头痛、注意力不

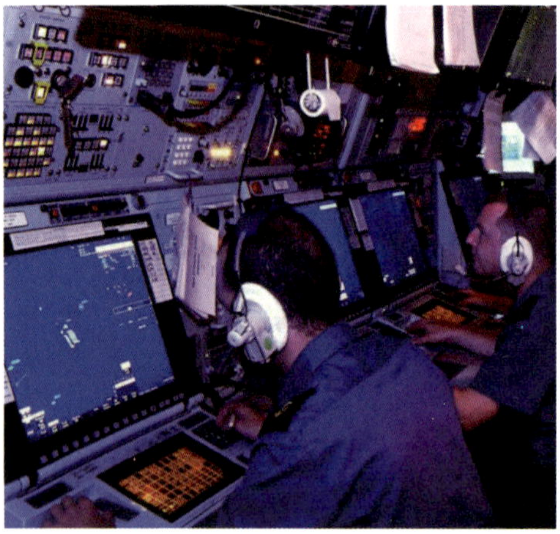

图 9-3　界面友好的显示/控制屏便于交流，减少疲劳

集中、思维混乱，从而导致操作错误。控制/显示界面太高或太低都会造成背部、颈部和肩部肌骨伤。控制界面难以理解或不易操作造成操作人员时间的浪费、脑力负荷加重，操作错误。

潜艇人机界面功效学研究主要是通过提高呈现给海军潜艇操纵人员（如火控和潜艇声呐控制）的信息质量，减轻操纵人员负荷，提高人机界面适配性来提高人员作业能力（图 9-3）。美国海军的主要研究方向：①制订人机界面人因素设计标准，降低使用者疲劳，减少工作失误。②通过模拟改进人机界面。美国海军潜艇医学研究所采用 GLEAN 等模拟工具，充分利用视觉、听觉和其他界面机制来改进信息传递。③测量和提高情景感知能力。保持情景感知能力是提高艇员警觉性的关键。该所正研究如何更好地展示操纵信息和战术信息，以便使潜艇操纵人员更容易、更快速地理解这些信息。此外，该所正探索“弗吉尼亚”级潜艇情景感知新的测试手段。④研发潜艇声呐系统人员使用的噪声衰减耳罩。该所正在与电子设备制造商合作，生产在潜艇声呐操作间使用的，可有效滤除背景噪声的耳罩，使声呐员能更清楚地听辨声音。⑤改进综合听觉环境。通过采用空间多路信号传输声学信号，使声呐系统操纵人员能同步监测多路信号。⑥降噪听诊器研发。该听诊器可在高噪声背景环境下，如机舱中使用，有效检测艇员心肺功能。此外，它还有远程传输装置，可方便远程诊断。⑦研究语音识别软件。通过该软件，操纵人员在舰艇噪声环境中，无须用手操作，输入语音就可建立和使用数据库，节省大量人工输入时间。今后该软件还可用于海军人员电子健康档案的建立。

2. 系统设计

设计、研发新设备和系统时需要考虑装备与使用人员、作业人员和维护人员是否匹配的问题。在系统设计之初，要考虑操作和维护人员的能力、活动范围和局限性。如果不考虑人因素和功效学问题，不仅会造成效率低下、设备损坏、费用增加等问题，还会导致人员损伤、安全事故甚至死亡。先进国家海军在装备设计的整个过程都注重考虑人的因素，从人员配备、安全和职业健康、生存性、舒适性、功效学等方面入手，要求达到人与系统的和谐统一。

（1）工位设计　舰船上有大量的工作和维护任务。由于舰上空间局限，工作岗位通常狭小，使人员处于不良的工作姿势。例如，工作台或设备太高或太低，工作起来不舒适，或是人员为了完成任务，需要身体扭曲、弯腰或过度伸展，或是设备与现代男女舰船人员力量或习惯不匹配（图 9-4）。

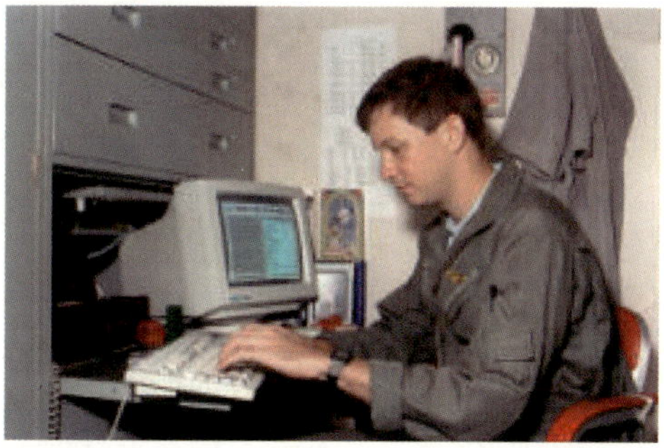

图 9-4　在狭小空间工作导致背部、颈部和腕部疼痛

美国海军制订了军标 MIL-STD-1472G 和 ASTMF1166-95，规定了舰上系统、设备和设施的人因素标准。工作岗位设计必须与人员高度、可及范围、力量相匹配。工作台、设备不能太高、太低，需设置在令人舒适的位置。

英国皇家海军为减轻不合适姿势和振动对人体骨骼的损伤，尤其是背部和膝关节损伤，开发了各种不同的“外置骨骼”保护装备（图 9-5）。

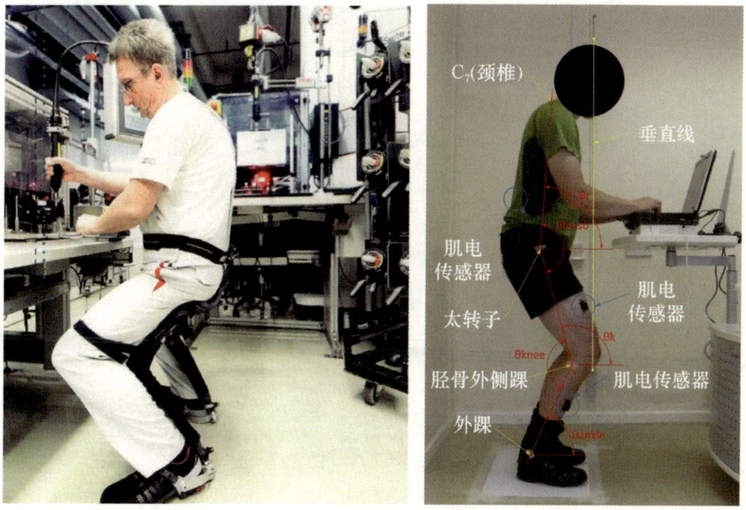

图 9-5　英国皇家海军开展肌骨损伤及“外置骨骼”研究

（2）值更场所　许多海军舰上的值更和换岗安排要求舰员长时间站立在硬质平面上。舰员站立在这类平面上长达 6 h 会造成肌肉和关节疼痛和僵硬、血液淤积和循环问题。因此，值更站位可采用具有抗疲劳性能的平面以减少肌肉和关节问题。

（3）维护和维修　设备在设计和安装时没有考虑维护和维修人员，使他们工作时处于别扭的姿势，动作重复，或付出更多体力，或使手臂或全身处于振动中。舰上一些阀门高出甲板 12 英尺（3.66 m），伸手扭转阀门十分困难，长期如此，可导致手臂和背部肌肉损伤疼痛，疲劳和注意力不集中。

因此，在设备设计和安装过程中需考虑维护和维修人员因素。对于从设计上难以改进的阀门和其他操作位置，应考虑采用电动控制设备（图 9-6）。

（4）搬运物品　在工作场所或甲板间装货、卸货或移动物品会带来危险因素。由于舰船上的空间局限，物品储藏位置常常不会邻近传送带或电梯。舰员常常要通过人力搬运重物，容易导致背部、腿部、膝盖和手臂肌骨损伤或带来安全问题，使用传统的滑轮操作也容易导致操作者肌肉和背部损伤。设计者应考虑从舰船设计方面减少舰上人员抬举和搬运任务量，特别是对人员编制少的舰船。简单的舰船结构变化和辅助设备的使用可减少移动物品的困难（图 9-7）。例如，美国海军许多舰船梯子都有可移动滑板，以使箱子和其他较轻物品滑下，而不用人工搬运。在船体上钉上孔眼可加装简单滑轮，吊运物品，搬运完成后可再去掉。在美国海军诺福克船厂，有一个功效学研究组专门研究舰上物品的升运方法，以减少人员损伤，减少工作量和工作时间。该研究组将这些方法在美国海军舰船“SAIPAN”和“NASSAU”两艘舰上进行初步测试显示，时间和费用可减少 50%，且没有人员损伤。

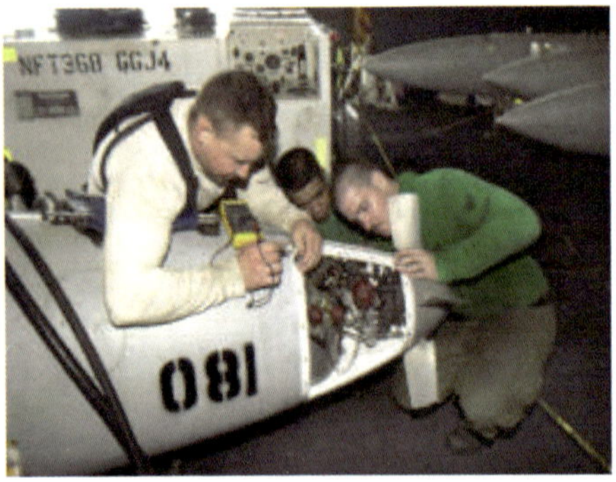

图 9-6　机械师在机库对飞机外部进行维护

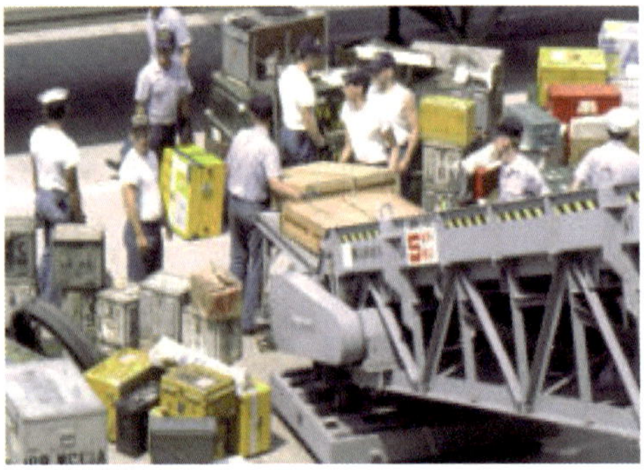
图 9-7　码头传送带帮助运输货物和补给

（5）铺位设计　英国皇家海军注重人因素研究，提高人机匹配度，提高人员健康和作业能力。以前在英国海军武器装备设计中由于缺乏人因素方面的考虑，或考虑不够，所以设计的武器装备往往空间利用不佳，位置安放不妥，操作不便，人在该环境作业易疲劳，且致伤危险大。例如，作战舰艇的空间不足，因此作战舰艇床铺设计标准一直远远低于商船的设计标准，对此，英国皇家海军舰员对作战舰艇上的床铺普遍不满意。此类问题也成为某些人在舰上易发焦虑和抑郁的根源（尤其是女性）；也正是这类问题，使舰员在海上工作效率低下，并易使他们未到服役合同时间就要求离开皇家海军。英国皇家海军针对上述情况，根据现代青年人成长特点和生活条件，积极开展人因素研究。英国皇家海军人因素研究室对铺位采用全尺寸木制模型设计，对舰艇铺位进行彻底改进，如去掉下面储藏室，扩大铺位上面空间（图 9-8）。

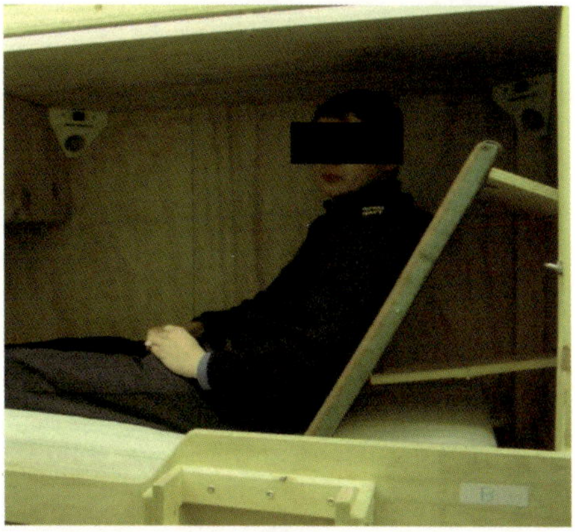

图 9-8 英国皇家海军利用木制模型设计改进舰艇铺位

（6）医疗设施设计 英国皇家海军通过虚拟模拟设计，探索海上救生艇医疗设施的合理布局，提高空间的利用率和卫生人员的工作效率（图 9-9）。

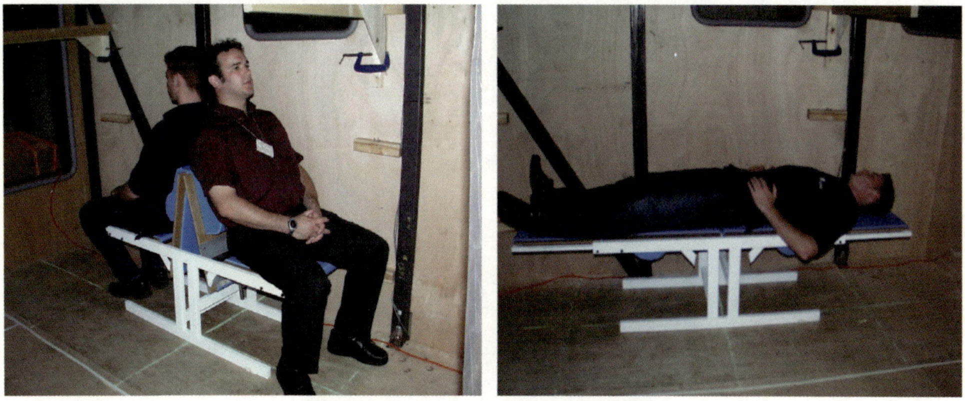

图 9-9 英国皇家海军救生艇设施设计

（7）快艇座椅设计 为减轻高速快艇振动对舰员损伤，英国皇家海军研究对快艇的座椅进行设计改造，座椅座位为具有减震作用的充气式座椅，座椅方向进行了调整，并设计了靠背，可有效防护快艇振动对人体的损伤（图 9-10）。

（8）装备的设计 对作战装备开展人因素测试，提高装备的舒适性和接受性，从而提高作战人员的作业表现（图 9-11）。

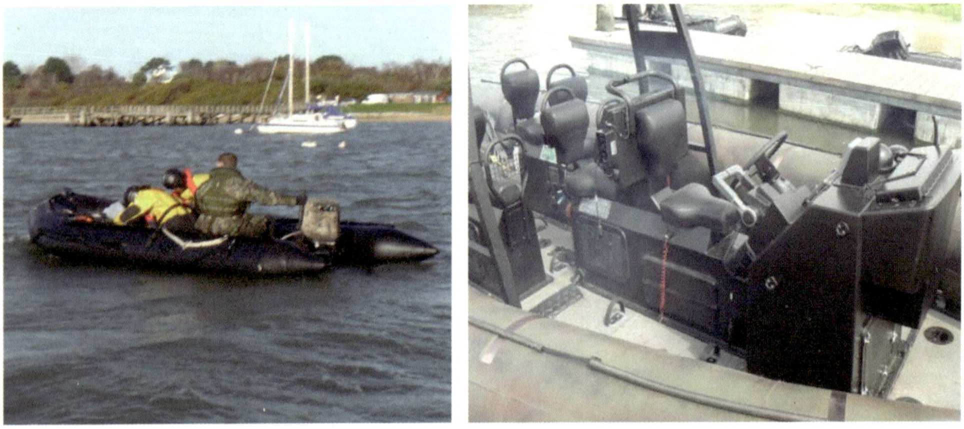

图 9-10　英国皇家海军快艇座椅减震设计前后对比

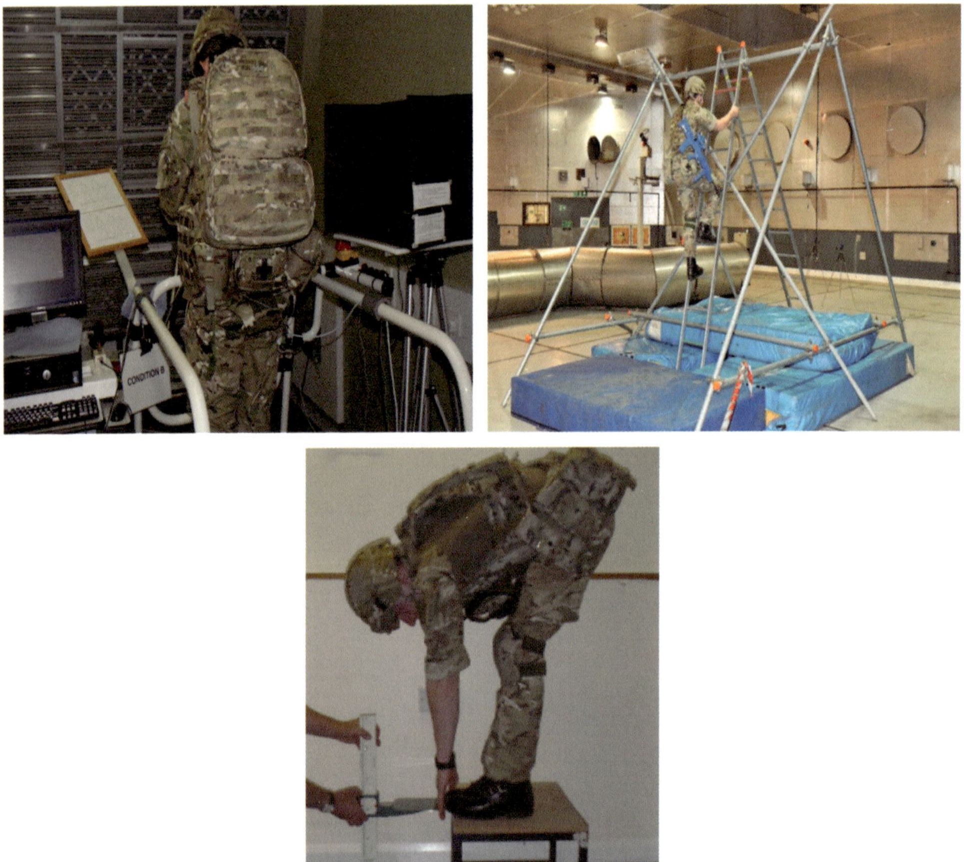

图 9-11　实验室条件下开展装备人因素测试

3. 照明研究

工作在合适的光线环境里，可增加人员注意力，减少疲劳、紧张和失误。设计者应使区域光线与工作任务相适应。美国海军制订了工作区域、控制/显示、标识的具体光线指南。精细的工作需要平衡协调的光线。电脑操作需要较低强度的照明，避免眩光。控制和显示界面需要适当的照明以确保快速和准确的信息交流（图 9-12）。

4. 作业负荷研究

通过作业负荷研究，可根据具体任务的负荷，合理安排和使用人员，采取相应的措施，减少人员损伤和操作失误。又如，船舶运动会影响舰上人员的作业能力，引起人员作业中断或作业表现下降。美国海军开展了舰船晃动对医务人员手术操作的影响研究（图 9-13）。

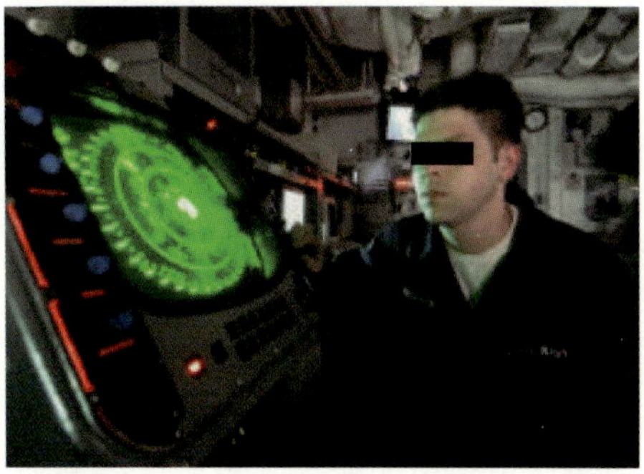

图 9-12　光线太暗、太亮或界面难以理解可导致操作错误

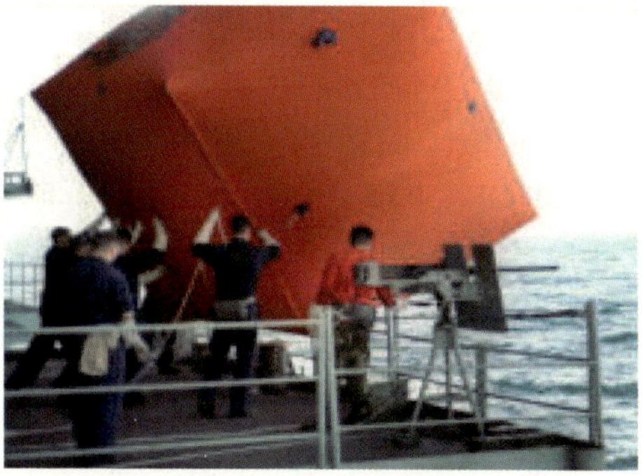

图 9-13　合理的人员配备可减少人员损伤

（四）睡眠

军事任务后，参加人员最常抱怨的问题就是睡眠质量差和睡眠时间短。美国海军保健研究中心有五项有关睡眠的研究正在进行中，内容涵盖确定不同职业及年龄段人员的睡眠需求、制订提高睡眠质量的策略、寻找应对睡眠障碍的方法，最终有效提高人员作业能力。

1. 利用智能服等技术开展睡眠研究

研究人员正利用智能服（smart textile shirt）开展睡眠筛查研究，睡眠数据由智能服面料中嵌入的传感器收集。以期寻找一种廉价且客观的工具，来了解部队人员的睡眠状态。利用体动仪（actigraphy）——一种类似腕表的装置来检测睡眠模式是另一种评价睡眠情况较为准确的方法。这些技术将有助于睡眠问题的诊断和治疗，最终提高人员的战备状态。

2. 利用光谱成像技术开展睡眠研究

研究人员利用光谱成像技术（intuitive spectral display）来分析数据，从而能够更容易地使整晚的睡眠结构可视化，以及显示脑电活动主频率对应的点。此外，皮电活动在睡眠时也同时被记录下来，以确定不同的睡眠阶段与皮电活动之间的关系。通过对研究数据的分析，研究人员检测到了 2 个独特的生理学深度睡眠阶段，根据主频率高于或低于 1 Hz，区分为“高深度睡眠”和“低深度睡眠”。研究人员发现皮电活动主要与“低深度睡眠”相关，很少与“高深度睡眠”及其他睡眠阶段有关。根据已有的研究发现，“低深度睡眠”的缺乏可能有损脑部健康。根据这些研究，美国海军制订了特殊人群睡眠调整指南。

（五）疲劳和应激

1. 冷热应激研究

美国海军探讨了冷热应激对人体作业能力的影响及人体对冷热应激的生理适应机制，并研究加快潜水员在冷水环境中潜水的习服能力，以提高潜水员在极端温度下的作业能力。外军还通过改进潜水服保暖材料，改善潜水员的主动保暖和（或）被动保暖技术，延长有效潜水时间和作业能力。

2. 心理弹性生物标志物的研究

通过检测心理弹性生物标志物了解个体应激状态将有助于提高飞行人员作业表现并降低训练中的减员率。美国海军医学研究代顿分队和海军医学研究圣安东尼奥分队的研究人员与美空军研究单位一起开展的一项研究，通过监测士兵训练中的生物标记物，如神经肽 Y（NPY）和脱氢表雄酮（DHEA）的变化以了解发生应激时人体的应对机制。研究人员试图证实当人员处于高应激状态下时，神经肽 Y 或脱氢表雄酮在皮质醇及去甲肾上腺素（norepinephrine）水平的控制中起重要作用。当确认了这些关系后，研究人员将会建立一套可由医务人员操作的实验，从而确定在训练或军事作业中，哪些人员已处于高应激状态。

3. 手持式应激生物标记物荧光偏振计

海军航空作业会给飞行员带来较大的应激反应并可能影响睡眠，从而减弱人员的生理及认知能力。美国海军建立了一种可检测体液（包括唾液）中应激生物标记物（stress biomarkers），如皮质醇、褪黑素、分泌性免疫蛋白 A 等的方法，并以此为基础研发了一种手持式荧光偏振计（fluorescence polarimeter），可在战地对人员的应激状态进行快速检测（图 9-14）。

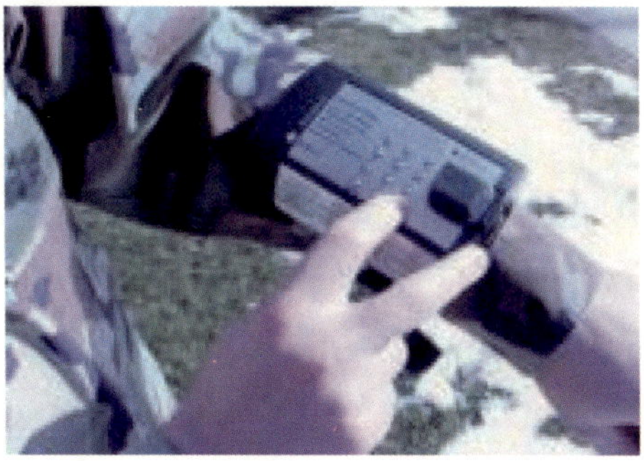

图 9-14　美国海军手持式荧光偏振计

4. 疲劳

疲劳可以导致认知和生理性能下降，削弱维持高负荷作业的能力、降低警觉性、减缓反应时间等，是导致军事人员，特别是海军航空飞行事故的主要原因。美国海军提出了使用快速个性化疲劳评估工具的需求，用以在执行飞行任务前评估个体作战人员疲劳水平或总体战备情况。美国海军目前已有的该类评估工具包括：①Flight Fit 评估工具。这是一种计算机控制的综合测试仪器，测试耗时 7～8 min，可测试疲劳所致的认知和心理运动能力下降程度。②PMI-Fit 2000 评估工具。该系统使用眼部追踪和瞳孔测量法对疲劳相关损害进行短暂评估，耗时约 30s。该仪器不仅可测量瞳孔扩张等特征，还可测量眼跳或眼动速度，可用于检测因疲劳、药物、毒品、酒精及睡眠剥夺引起的认知功能损害。该系统目前有移动型 FIT 2000-3 系统（图 9-15）和固定型 FIT 2000-2 系统（图 9-16）两种。③疲劳预防日程安排工具（FAST）。该工具是一款预测特定工作和睡眠模式下作业能力改变的软件，它可预测参与测试人员的疲劳水平和作业能力。

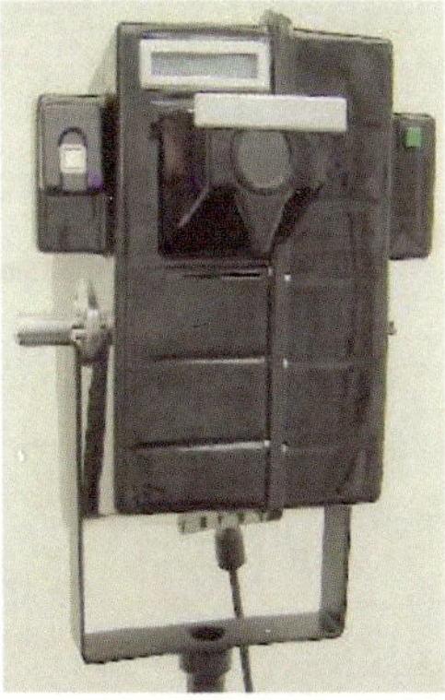

图 9-15　移动型 FIT2000-3 检测系统

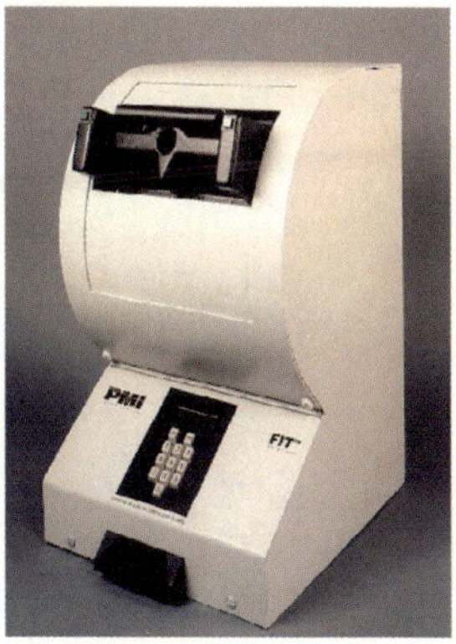

图 9-16　固定型 FIT2000-2 检测系统

（六）药学

美军开展了大量研究评估药剂对人体睡眠、觉醒、认知和心理运动表现的影响。药剂包括兴奋药、催眠药、某些膳食合成物。其研究目的是通过药理学技术，以提高和保持作战士兵的作业能力。

1. 兴奋剂

苯丙胺对中枢和外周神经均有兴奋作用。在中枢神经系统，它是强力的类交感神经胺，能够提高警觉性、集中注意力、振奋精神、缓解食欲、改善注意力等。在外周神经，能够提高心脏收缩压和舒张压，减缓心率。右旋苯丙胺对中枢和外周神经都有很强的作用，而甲苯丙胺对外周神经作用较弱。低剂量苯丙胺主要提高警觉性，随着剂量增加，副作用明显增加。实验发现，休息状况良好的个体服用 5 mg 右旋苯丙胺可以抵消东莨菪碱引起的小幅度性能下降。因此，间断性的低剂量摄入可以保持飞行员的性能且不会出现不良的药物作用。这与“沙漠风暴”行动美空军飞行员的报告相符，他们定期服用 5 mg 右旋苯丙胺，成功地保持了飞行员警觉性，且未引起情绪和感知方面的其他变化。

咖啡因也能够有效逆转疲劳所致的一些影响。咖啡因对人体在疲劳时保持作业能力方面有效，尤其对平时摄入咖啡因较少的人群更为有效。与苯丙胺相比，它在提高认知能力方面较好，但在保持警觉性方面效果较差。单纯从效果上讲，它是仅次于苯丙胺的第二选择。

除咖啡因外，酪氨酸和色氨酸作为神经递质氨基酸前体，在严重应激时也有助于保持人体警觉，其效果仍在进一步研究中。

2. 催眠剂

苯化重氮能引发“最自然”的睡眠品质，因此是催眠剂的最佳候选者。其最主要的两种药效是：让人产生睡意（这是希望得到的催眠作用）；在药效期间对事物的健忘（所谓的顺行性遗忘）。苯二氮卓类药物的主要缺点就是顺行性遗忘。美军将服用替马西泮（苯二氮卓类药物）后的作业限制时间定为 7 h。因为有实验发现服用 15 mg 替马西泮 7 h 后无健忘情况，而且在“沙漠风暴”行动中服用替马西泮 6～8 h 后起飞未见有飞行员报告其副作用。另外一种具有较短半衰期的非苯二氮卓类药物是安必恩（唑吡坦），服用后平均 1.6 h 出现浓度峰值，其平均半衰期约为 2.6 h。

3. 补充剂

（1）脱氢表雄酮补充剂　脱氢表雄酮和硫酸脱氢表雄酮为合成代谢激素源，

参与睾酮的合成。两者都在应激中产生神经保护作用。研究人员调查了在海军飞行员生存训练中的军事人员服用脱氢表雄酮 12 天应激指标的变化。结果显示短暂的低剂量摄入可使唾液脱氢表雄酮浓度显著提高，并提高整个军事应激训练中合成代谢平衡。

（2）酮酯补充剂　有研究显示，运动员选择生酮饮食或其他生酮补充剂可表现出更好的耐力、认知能力和更强的力量，并且更容易保持和恢复肌肉力量。国外海军研究在海军潜水员执行任务前使用酮酯补充剂，能快速提高作业能力，并使海军潜水员长时间保持较好状态。

（3）营养补充剂　运动病的营养保障主要包括营养补充剂和膳食的调整。德国海军研究发现维生素供给不足，尤其是维生素 B_6 及维生素 C 不足时，会加重晕船反应，并建议在上舰之前及航行中为舰艇人员提供复合维生素制剂。

4. 抗晕药物

船舶颠簸导致人员作业中断或因此引发嗜睡或运动病而影响舰船人员作业表现。运动病症状包括胃部不适、精神萎靡、出冷汗、脸色苍白、恶心及呕吐等。对有些个体来说，运动病会影响一些重要任务的完成。船舶运动还会影响人员的平衡，增加艇员能量消耗，常常会引起疲劳和困倦，影响人员作业能力。

目前，国外常见的运动病防治方法主要有药物防治及营养保障防治。抗运动病药物主要分为单体化学药、复方制剂、中草药或中药组方。美国海军医学研究代顿分队则对东莨菪碱鼻腔给药减轻运动病症状进行了长期的研究。

（七）作业能力康复和训练

位于美国海军保健研究中心内的作战士兵作业能力实验室（war fighter performance laboratory）致力于优化士兵的作战作业能力、增强士兵的适应力、改进对受伤士兵伤情评估与诊断的方法，并提出更先进的康复策略。实验室拥有电脑辅助康复环境系统（CAREN），能模拟和交互式体验陆地和海上各种环境条件，配有 6 个自由度运动平台、可捕捉 3D 运动的 12 台摄像机、双带式跑步机、嵌入式测力板、高达 3 m 的 180°全景式屏幕及逼真的音效和气味模拟系统。该系统不仅可作为伤病员康复训练工具，还可以作为海军特种作业人员作业环境适应性训练和能力评估工具，如新型防护装备的防护性能检测、士兵各种个人便携行具和装备对人员作业能力影响、认知负荷、疲劳和运动相互之间关系的研究等，该系统可同时作为海军陆战队人员训练伤预防和作战应激控制模拟训练器（图 9-17）。

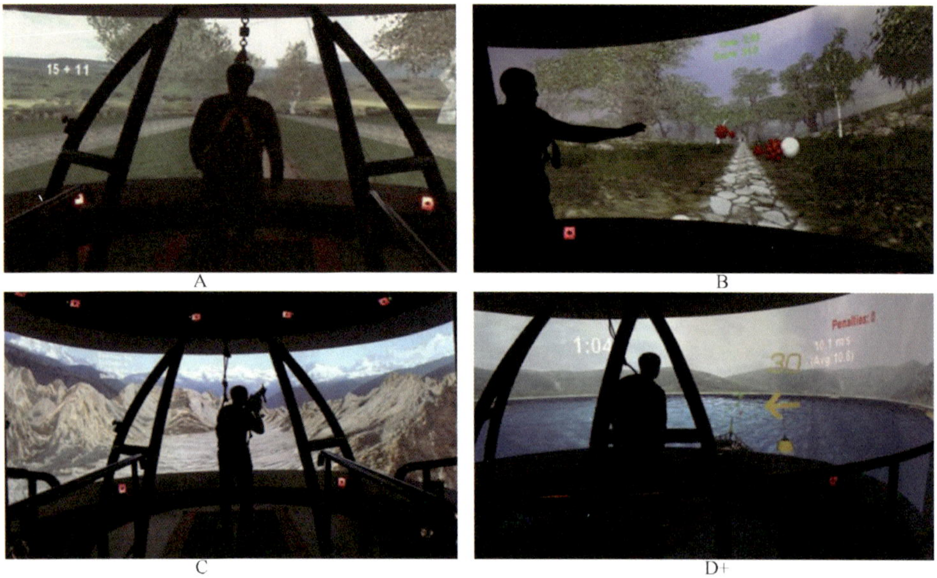

图 9-17　电脑辅助康复环境系统模拟的 4 种情景

A：乡间小路；B：丛林小道；C：山地巡逻；D：海上航行

二、国外海军作业效能研究发展趋势

（一）以提升海军各种平台人员作业能力为核心

近年来，海军作业效能越来越受到先进国家海军的重视，先进国家海军医学已逐渐从保障人员身心健康向促进能力强健发展，通过增进体能、加强康复，改进作息和人机功效，提高应激能力等措施提升各种平台作业人员，包括水面舰艇人员、潜艇艇员、潜水员、海军航空人员的作业能力。海军作业效能研究有着良好的发展前景。

（二）以多学科合力研究为特点

提高海军人员的作业能力涉及多学科研究。人因素、军事应激、药理学、营养学及模拟和仿真训练等领域研究在海军作业效能中都发挥着重要作用，共同促进海军各种作业平台人员作业能力的提高。未来，随着生物医学领域更多先进技术和方法的发展和应用，海军军事作业效能研究对人员战斗力的提升会发挥更加显著的作用。

（三）以海军人因素研究为重点

人因素研究，注重“人”的因素，通过研究人与武器装备系统相互作用，提高人–机的协同性，从而达到人–机和谐统一，作业能力的提升。近年来，美国、英国等先进国家海军注重人因素研究，通过舰船设计、防护装备、人机界面交互、照明等多方面开展人因素研究，并将人因工程设计融入武器系统上游设计阶段，从武器系统设计源头解决海军作业中的人因素问题，从而提高海军人员的作业能力。

（李旭霞　喻锡成）

第十章

国外海军航空医学研究现状与趋势

航空医学是介于医学和航空科学之间的边缘学科，是以研究航空医学问题为主的专门学科。其任务是探索人体与航空环境、设备、任务间的相互适应关系，提高飞行人员的飞行能力和工作效率，最大限度地发挥人机功效，以保证飞行人员的作业效能和安全健康。海军航空医学主要是研究和解决舰载飞机在海上飞行时所出现的种种航空医学问题，以保证飞行员安全、健康并高效地完成所赋予的任务。

一、国外海军航空医学研究现状

（一）航空生理

1. 缺氧研究

美军统计，大量飞行事故与飞行员缺氧有关。2010年开展的一项对美国海军飞行人员的调研也显示缺氧情况在海军飞行人员中发生率较高。美国海军正在开展的缺氧研究项目主要研究缺氧暴露对作业人员作业表现的负面影响，这些影响的时间进程及如何通过生理传感器早期检测。最终目标是提高飞行人员对缺氧的认识，减少缺氧而导致的舰队飞行事故。主要研究有：①急性缺氧应激对高级认知功能的影响。该研究旨在了解飞行员在发生急性缺氧应激后的有效认知时间，为发生急性缺氧应激后认知完全恢复所需的时间提供依据，并提供更为准确的急性缺氧后恢复阶段的生理反应和神经认知反应。对缺氧暴露后认知恢复的全面了解有助于今后选择传感器技术和制订相关应急程序。②多种血氧饱和度传感器的应用研究。用于监测和警示飞行机组人员即将发生缺氧的方法可挽救飞行人员的生命，使财产免遭损失。传导式脉搏血氧仪是现行监测氧合血红蛋白水平的标准测量方法。然而，在航空条件下，该方法有许多局限性。该项目对几种脑部和非脑部血氧饱和度传感器应用于航空飞行的准确性和敏感性进行比较，以确定近红外光谱血氧仪技术或其他反射性脉搏血氧仪是否可在缺氧情况下提供更好的报警功能（图 10-1～图 10-3）。

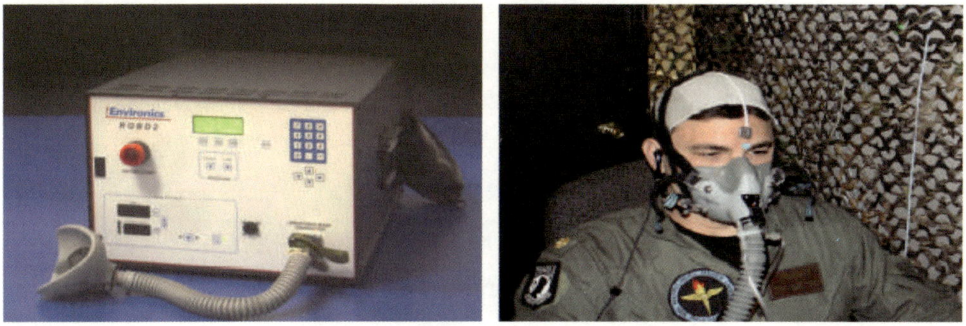

图 10-1　用于缺氧研究的低氧呼吸器

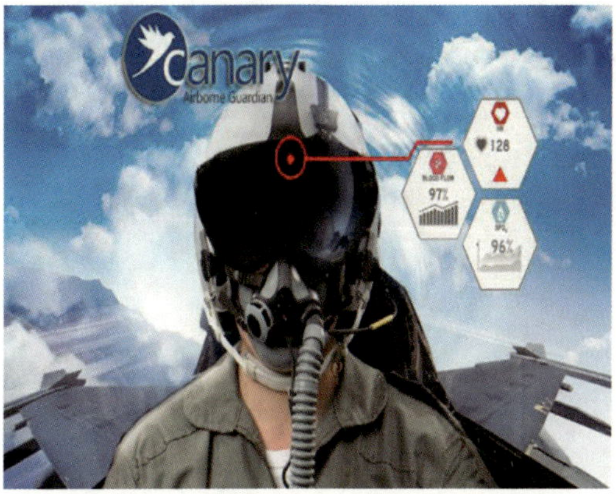

图 10-2　飞行面具上的低氧症监测传感器套件

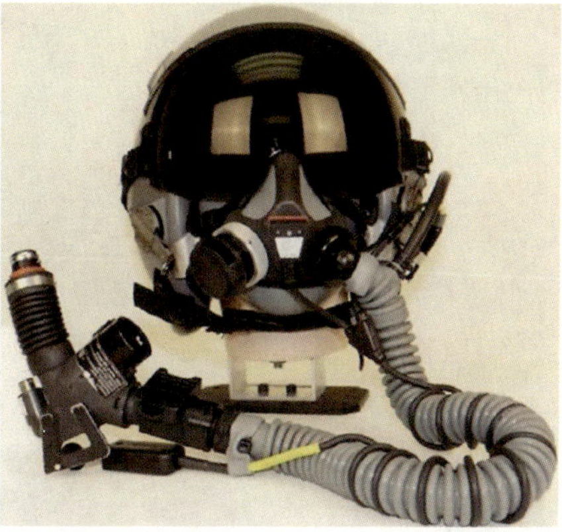

图 10-3　以色列飞行员头盔传感器

2. 途中生理监测系统

美国海军医学研究代顿分队和赖特•帕特森空军基地的空军研究实验室的第 711 人员绩效研究队合作开展一项外部产品比较测试项目（FCT），为空军和海军飞行员提供生理监测和警报系统。研发的非侵入式生理监测系统可监测心率、血氧饱和度、二氧化碳浓度、眼速、并将有可能记录心电图。此类监测仪可对处于无法正常操作的飞行员进行报警，监测器的数据也可提供飞行事故前的关键信息。以色列空军研发了一种生理感知飞行头盔，可以以非侵入方式测量血流变化、血氧饱和度和心率（图 10-3）。此外，日本空军研发了一种可携带的口袋大小的红外光谱监测系统，将它用于飞行中的生理监测。

3. 加速度生理

近年来，美国海军在加速度生理方面重点开展了高 G 值防护研究及抗荷训练研究。近期研究项目主要有：①冲击加速度的测量和损伤评估。飞行员损伤通常是由于高速撞击所致。美国海军研究将小型、轻便的加速度感应器固定在飞行服或生存服上，用以记录加速度值。医务人员可依据建立的撞击加速度损伤数据库来评估可能造成的损伤。研究人员还研制了背腰部运动检测仪，用于研究加速度运动对脊柱的损伤，并预测发生损伤的风险值（图 10-4）。②G 反复暴露缺失对 G 耐受力的影响。由于飞机性能大大提高，飞行人员不可避免发生因 G 暴露引起的意识丧失。海军和空军的合作研究探讨了经训练的受试者在停飞 1～2 周后，G 耐受力是否会降低。如果发现有影响，造成 G 耐受力下降的时间究竟有多长。此外，研究人员还对 G 暴露缺失后，飞行员的各种生理指标进行了监测。该研究结果有助于改进飞行员训练程序、预防事故、提高飞行员作业效能。

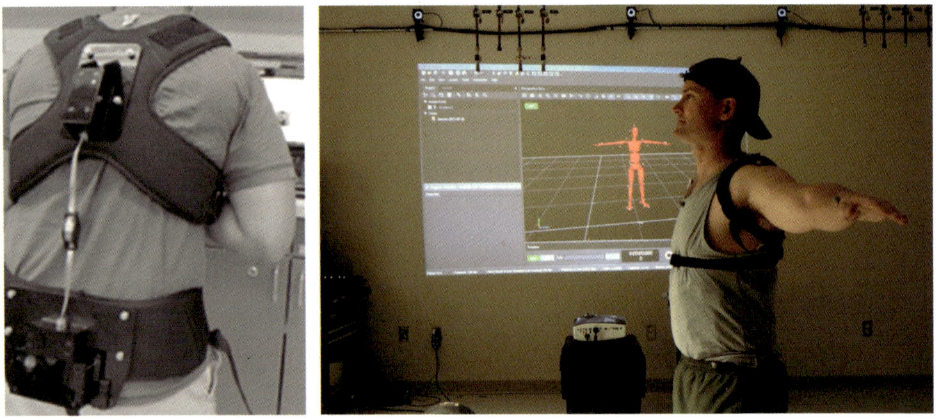

图 10-4　腰背部运动监测仪（左）与运动捕捉系统记录人体运动（右）

4. 空间定向障碍研究

美国海军安全中心将空间定向障碍作为导致 A 类飞行事故的首要原因。据美国海军统计，1977～1981 年 31%飞行员错误事故的直接原因是空间定向障碍，因此，美国海军在空间定向障碍的产生机制、预防和训练措施方面都开展了大量研究：①使用高密阵脑电仪探索人体定向过程。美国海军认为在减少定向障碍造成的事故方面进展缓慢主要与对人类空间定向障碍的神经学基础的认识不足有关。该项目通过采用高密阵脑电仪研究人类视觉定向过程中的神经传导过程，以期找到解决空间定向障碍的对策（图 10-5）。②航空黑洞错觉研究。长久以来，有关黑洞错觉的人因素理论认为，视觉信号缺乏是造成此类定向障碍的原因。然而，美

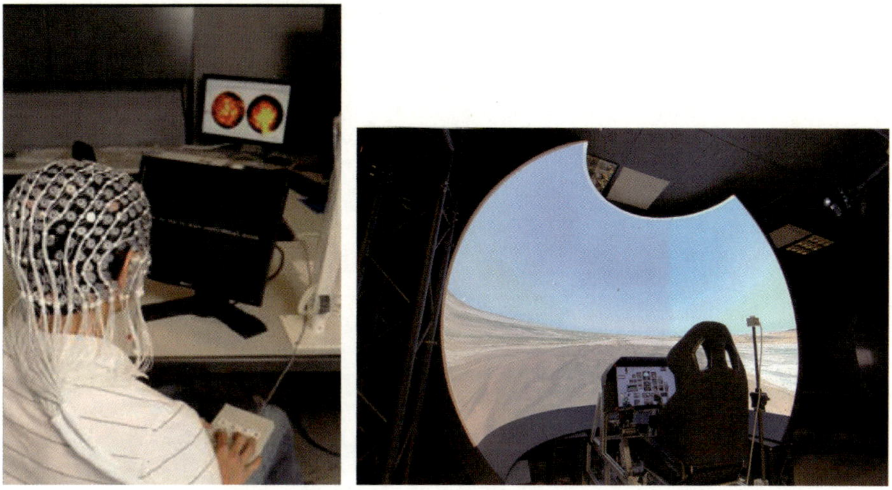

图 10-5 高密阵脑电仪和空间定向障碍模拟器用于空间定向障碍研究

国海军医学研究代顿分队发现，这种视性错觉并非因简单缺乏视觉参照点，而是因为采用了不恰当的定向策略，从而导致飞机降落时偏离跑道。科研人员开展了模拟器研究，评估夜间着舰进场问题并确认了空间信号和飞行员定向策略是形成黑洞定向障碍的主要原因，而并非仅仅是飞行员失去了背景视觉参照物。该项研究成果被应用于海军训练模块，以提高飞行员定向策略的警觉性，防止出现黑洞错觉和其他错觉造成的定向障碍。科研人员还将从机舱设计上入手解决这一常见的航空安全威胁。③频率加速度对空间定向机制的影响。该研究使用倾斜轴旋转刺激来评估频率加速度对人类空间定向过程的影响，以确定眼动、方位知觉、运动感觉等是否受旋转频率影响而发生变化。④实时前庭模拟研究。该研究的目的是通过使用适当的前庭系统传感器和模拟器来估算前庭系统指示的方向与真实方向间的误差，研究该误差与空间定向障碍的相关性，并依据该信息减少空间定向障碍的发生，从而减少真实飞行环境下空间定向障碍所致的事故。

5. 视觉研究

美国海军多年来通过不断改进海军飞行员视觉功能检测方法，研制视觉辅助装置等改进飞行员视觉筛选水平，提高飞行员视觉功能。近期研究主要有：①色觉诊断设备的评估。视觉实验室正通过评估新型临床色觉诊断设备提升色觉检测能力，并研究确定海军对色觉有较高要求，需要完成辨色任务的作业环境。该研究使实验室具备测量色觉缺陷类型和严重程度的能力，并可预测人员的作业表现。该研究还将推进色觉标准的研究，依据色觉测试进行特殊岗位人员安排，并有助于水面、水下及航空人员更好与显示界面互动。②夜间视敏度测试仪的研制。目前，常规临床测试不能检测夜间视敏度，也不能通过视力检查和日间视敏度推算夜间视敏度。正常受试者的夜间视敏度为20/60～20/300。因此，需要一种可供看护兵或技师操作的廉价、轻便的夜间视敏度测试仪。该测试仪可对参与夜间军事行动，不佩戴夜视镜的人员进行夜间视敏度测试。③对比度对产生自动视觉错觉的影响研究。在生活中，我们常常会体验到自动。降低亮度对自动没有影响，但提高对比度可增加自动。该研究主要是确定受试者在遇到移动视觉环境时首次感到视错觉产生的自动时视觉对比度阈值。该研究将有助于理解自动与对比度的关系，对于飞行员在视觉线索不清，盘旋在沙漠、雪地、水面等情况尤为重要。

6. 运动病研究

运动病是海基航空人员的一个主要问题，目前美国海军相关研究主要有：①预测个体运动病敏感性研究。大多数早期运动病敏感性筛查工具较为单一，不能完全预测个体敏感性。除了个体运动病病史外，其他一些因素也有助于预测运动病的个体敏感性。该研究通过评估运动病病史，采用其他具体心理学、生理学、行为学及将个体暴露于运动刺激源等方法，形成一个多维的筛查工具来提高运动病敏感性的评估水平，以确定易发生运动病的个体。②鼻内东莨菪碱给药方式对治疗航空运动病的疗效。传统方法使用东莨菪碱对治疗运动病有效。该研究发现，与口服或经皮给药相比，鼻内东莨菪碱给药具有吸收快、药效高、治疗可靠等特点。研究人员正在调查低剂量鼻内东莨菪碱微粒喷雾给药方式的疗效、吸收率及副作用。如果鼻内东莨菪碱喷雾给药比传统方法更有效，它将成为一种高效、战场适用、给药方便的对抗运动病措施。

（二）航空心理

1. 作业应激和恢复研究

美国海军医学研究代顿分队开展的作业应激和恢复研究使用最先进技术检测实验室条件下和作业条件下人体对应激事件的生理心理反应。该研究项目的检测内容包括心率、心搏量、心输出量、内分泌、瞳孔测量、眼追踪、胃电描记法、心电图、血压、生物标记物和声音分析。研究人员利用这些检测指标深入研究作业应激理论。

2. 在应激军事训练中服用脱氢表雄酮补充剂的效应

脱氢表雄酮和硫酸脱氢表雄酮为合成代谢前激素，参与睾酮的合成，在人体应激中起神经保护作用。该研究通过随机、对照和双盲实验研究在应激性军事训练中补充脱氢表雄酮对神经的保护作用。

3. 改善应激症状方法

俄罗斯国家军事医学实验研究所(State Experimental Research Institute Military

Medicine）开展了一项有关“在长航期间通过吸入治疗剂量的氙气来改善航母舰载机飞行员功能状态”的研究，研究发现吸入氙气-氧气的方法能够保持迷走、交感神经的平衡、恢复心血管系统的功能状态，并将其功能保持在恰当水平，从而改善飞行员的心理-情绪状态（psychology-emotional state），降低焦虑反应。

4. 海军飞行员选拔改进研究

海军培训一个飞行员和领航员需投资 100 万美元以上，因此，在海军航空选拔程序上任何小的改进都可减少飞行事故，节省训练费用。从第二次世界大战的开始，美国海军医学研究代顿分队一直从事海军飞行员选拔研究。目前，选拔主要采用航空选拔系列测试（ASTB）。该测试对飞行学员在飞行训练中的学术表现有很高的预测性，但不能很好地对实际飞行表现进行预测。因此，美国海军医学研究代顿分队研发并应用了依托计算机的心理运动测试（PBM），以期作为对航空选拔系列测试的补充和完善。为了追求心理运动测试的更高预测效度，科研人员还研究了该测试的标准综合评分算法。

俄罗斯北方舰队航空医学实验室也开展了舰载机飞行员的心理选拔工作，并参与了宇航员申请选拔工作。

5. 无人机操作人员选拔研究

随着无人机的迅猛发展，在该领域内仍有一些关键技术还存在缺口，如无人机的人员配备、人员选拔和训练、人员的情景感知能力等。美国海军医学研究代顿分队正通过跨平台无人机操作人员职务分析，以及分析来自 7 个美国海军和美国海军陆战队不同的无人机操作平台上人员完成任务的情况，建立对无人机操作人员任务更为全面深入的认识，研发和评估无人机操作人员选拔测试体系。

（三）航空卫生

1. 噪声防护

美国海军航空航天医学实验室研发了一种新型声音衰减技术，并将其应用于听力防护设备和声音阻尼材料，改进航空环境下高强度噪声的防护。该技术已申请专利。

2. 疲劳研究

疲劳被认为是导致海军飞行事故的首要航空医学因素。海军航空作业环境要求采取多重疲劳应对措施、管理手段及减轻方法。美国海军医学研究代顿分队的疲劳研究正从这 3 个方面着手研究：测定疲劳反应的个体差异；快速、非侵入式疲劳检测工具的研究；利用药物或非药物手段来减轻疲劳带来的影响。具体研究项目包括：①个体疲劳测量和试飞性评估。尽管疲劳预测模型在军队中得到越来越广泛的应用，但是，现有模型假定个体间具有相同的疲劳易感性，是一种基于群模的工具，不能确定极端疲劳易感人群。目前，还没有一种在执行任务前评估个体作战人员疲劳水平或总体战备状态的有效工具。眼球扫视速度和认知对疲劳最为敏感。美国海军医学研究所代顿分队完成了一项通过眼球活动和认知测试来确定疲劳对军事人员个体的影响研究。该工具可确定个体对疲劳引起的作业能力下降的易感性，最终目标是为舰队研制一种可用于战场，能准确评估个体作战人员疲劳状态的工具。②莫达菲尼对保持警觉性的作用。该研究是测试在军事空管作业活动中苯丙胺对防止注意力不集中的作用。空管任务要求工作人员长时间集中注意力且不能出差错。莫达菲尼对提高警觉性有作用，且与传统刺激剂相比没有副作用。因此，当高节奏军事作业要求军事空管人员超长时间工作时，可有限度使用莫达菲尼。

3. 环境卫生

俄罗斯北方舰队航空医学实验室开展了航母舰载机适居性及长时间舰载飞行时舰载机飞行员身体状况的研究，建立舰载机飞行员功能状况治疗方案等。

（四）飞行员救生技术与装备

美国海军研制了：①落水人员示位装置，如 SM-2 闪光条，一种新型红外反射条，以提高对漂浮在海面的人员的搜寻和救援能力。②飞行员组合式幸存系统，由具有防弹、防火、海上幸存和救生等多种功能的防护装备和器材组成，并可根据需要配上各种幸存物品，如食品、饮用水、通讯器材等。③救生用漂浮颈套：呈马蹄形，系套在飞行员颈部，使其头部露出水面，充气后至少可提供 29.48 kg 浮力，可与飞行员的组合式幸存防弹背心和救生背心配套使用，供直升机飞行员发生意外坠海时使用。④作战生存/规避/寻找系统（combat survivor evader locator，CSEL）可为飞行人员和特种部队提供生存、规避和回收方面的保障（图 10-6），它是一套联合作战搜索和救援无线电台升级换代产品，可双向近实时数据通信，精确 GPS，并有多个无线通信频率和多种通信方式。⑤美国海军研制了各种脱险方案和逃生系统，包括直升机自动下滑降落水面、飞行员空中离机、向上弹射、向下弹射或侧向弹射、向上牵引离机、逃生舱逃生、水下离机逃生等。⑥CH-46 直升机救生筏自动释放系统是一种设置在机舱外的救生筏存放包，需要时既可自动也可手动操作释放救生筏。⑦直升机应急逃生呼吸器，是一个小型的自携式呼吸装置，可供飞行员从沉入水中的飞机内安全逃生，供气时间 1～2 min。⑧美国海军研制了供落水人员复温用射频复温背心、加温手套和袜子、体温过低症自热毯治疗装置（图 10-7）等装备。

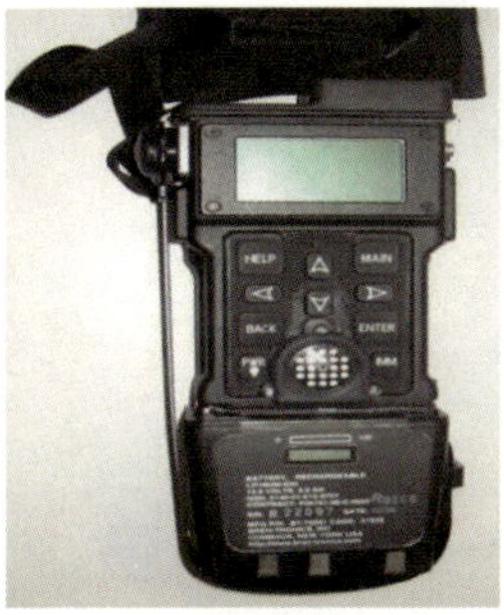

图 10-6　作战生存/规避/寻找系统

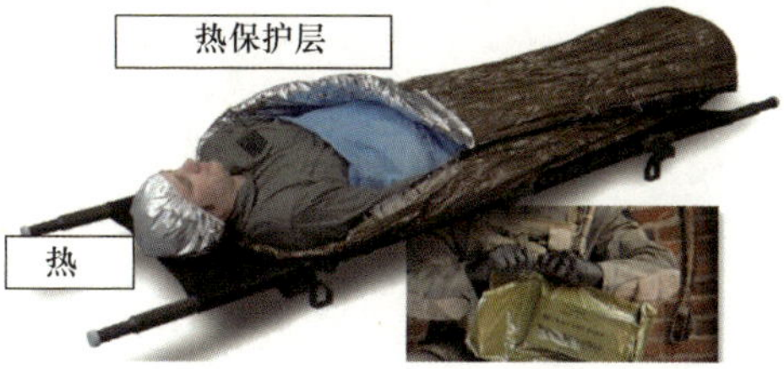

图 10-7　体温过低症自热毯治疗装置

（五）国外海军航空医学研究设施

作为美国海军航空医学主要研究机构的美国海军医学研究代顿分队主要有以下研究设备：

1. 视觉实验室

实验室配有齐备的视觉诊断和测试设备；移动夜视仪训练设施，可用于对战场夜视仪使用者进行训练；实验室还具有对视觉影像录像、转化、滤除、改进的设备。实验室新研发了一套海军飞行员夜视模拟系统（图 10-8），能模拟夜间视觉减退的环境，也为海军航空兵部队提供夜视飞行训练。

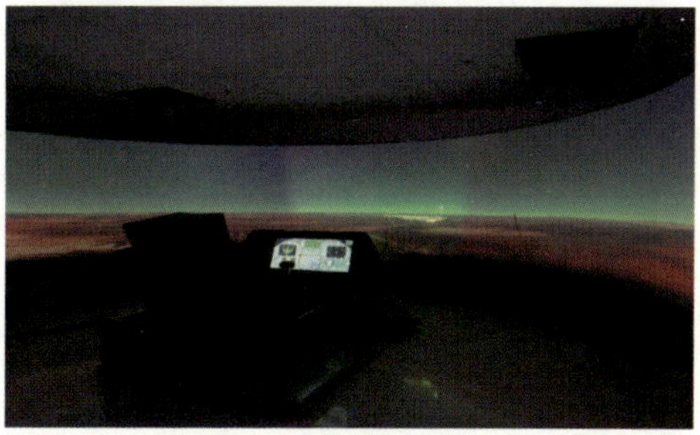

图 10-8　美国海军医学研究代顿分队夜视模拟系统

2. 加速度与空间定向实验室

该实验室主要设备有：

（1）人类定向障碍设备　该设备可同时向受试者提供两轴加速度，可用于研究在形成定向障碍和运动病过程中，各感官系统所起的作用（图 10-9）。

（2）科里奥利加速度平台　该平台可同时为人类受试者提供线加速度和角加速度，并可研究长期不同 G 值暴露对人体影响（图 10-10）。

（3）新空间定向障碍研究设备　美国海军医学研究代顿分队设计的定向障碍研究设备已安装完成。该设备可向研究人员提供任何一个方向、相对精确控制、加速度可变化的平台进行试验，真实模拟驾驶舱视觉环境。该装置可产生 6 自由度运动，也可产生 3G 以下的持续加速度（图 10-11）。

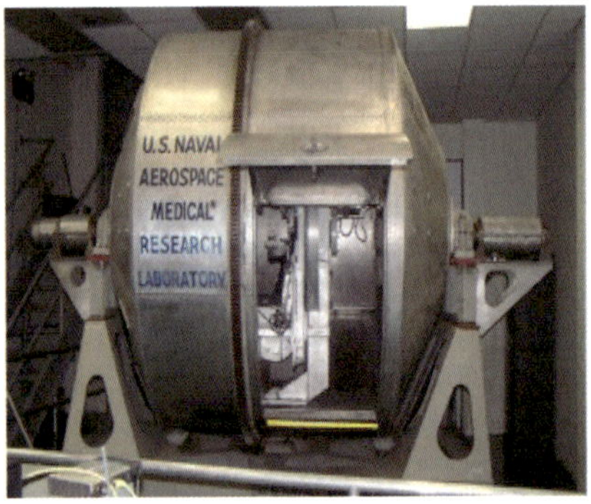

图 10-9　美国海军人类定向障碍研究设备

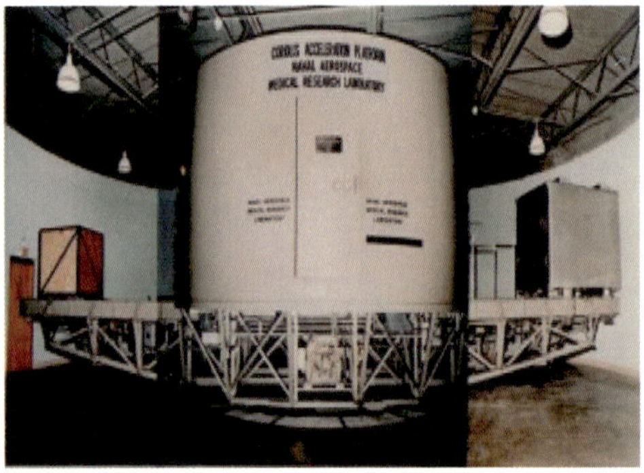
图 10-10　科里奥利加速度平台

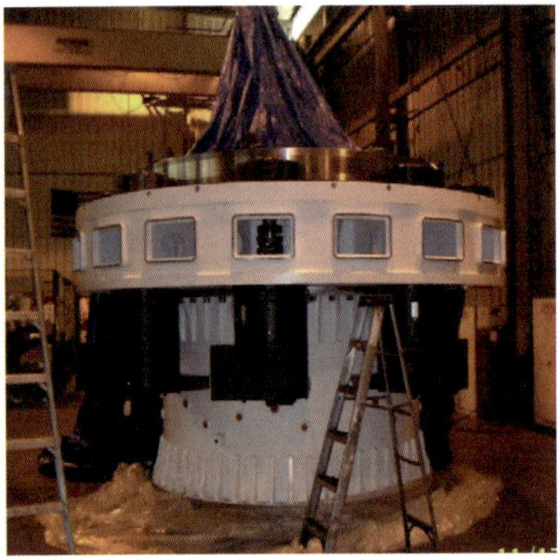
图 10-11　新空间定向障碍研究设备

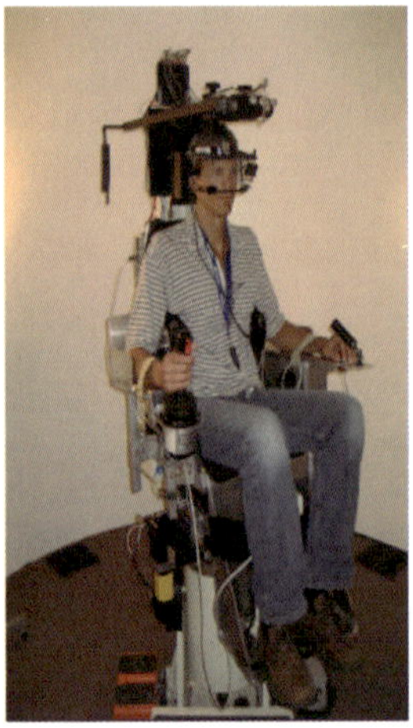
图 10-12　垂直旋转椅

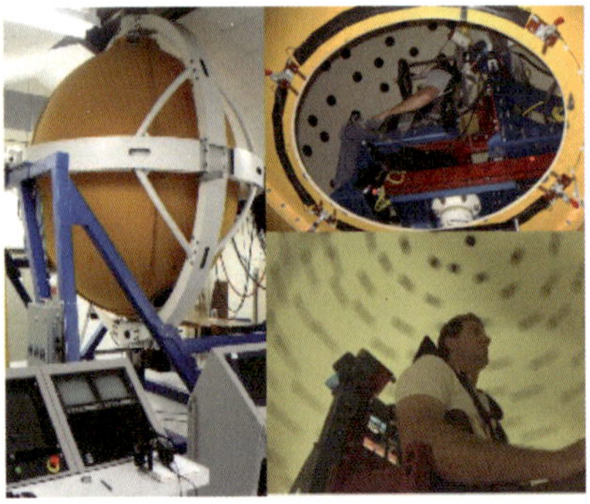
图 10-13　视觉前庭球幕装置外部和内部结构

（4）视觉前庭球装置　该装置可用于研究视觉-前庭交互作用对人体影响（图 10-13）。装置为一直径 3.7 m 球体，内部为白色表面，10%为随机的黑点覆盖。受试者坐在球体中心，装置可模拟两轴旋转，刺激受试者引起视觉错觉。

实验室其他设备还包括线性角旋转器（linear angular rotator），垂直旋转椅（图 10-12），垂直线性加速器（图 10-14），临床前庭旋转器。

3. 声学实验室

实验室包括声学测试舱、真耳衰减测试设施、可模拟各种海军作业环境噪声的测试舱和高噪声测试舱。该实验室还拥有设计、制造和测试新型听力保护设备和声音衰减材料的设备。

4. 缺氧研究实验室

该实验室开展缺氧研究，配有 6 个低氧呼吸装置，该装置可以通过电脑控制，产生精确的低氧气体，可模拟 10 000 m 缺氧环境。

此外，美国海军医学研究代顿分队还设立了航空人因素和选拔实验室，提高持续作业能力实验室，驾驶模拟器和飞行模拟器，并研制和装备了一些流动现场实验室，用以开展视觉、前庭和听觉感官系统研究（图 10-15～图 10-17）。

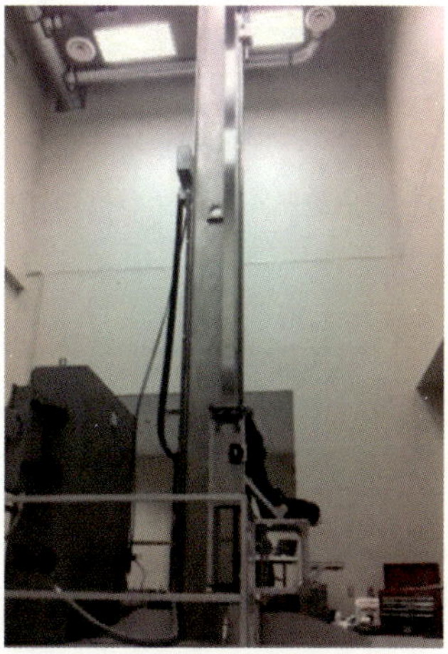

图 10-14　美国海军垂直线性加速器

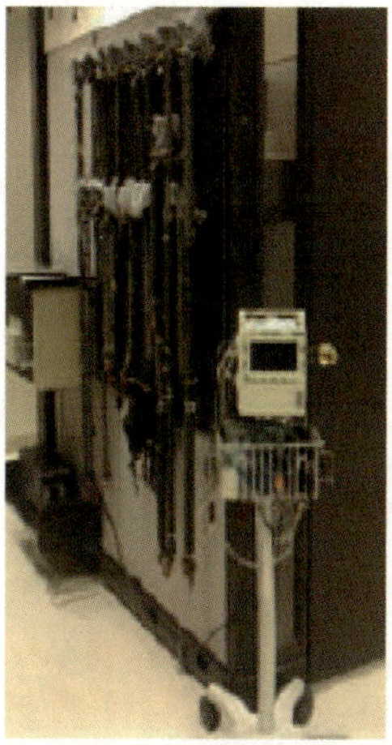

图 10-15　低氧呼吸装置

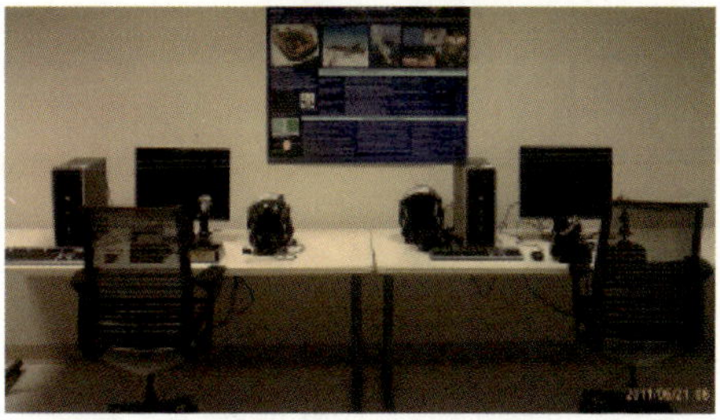

图 10-16　航空人因素和选拔实验室

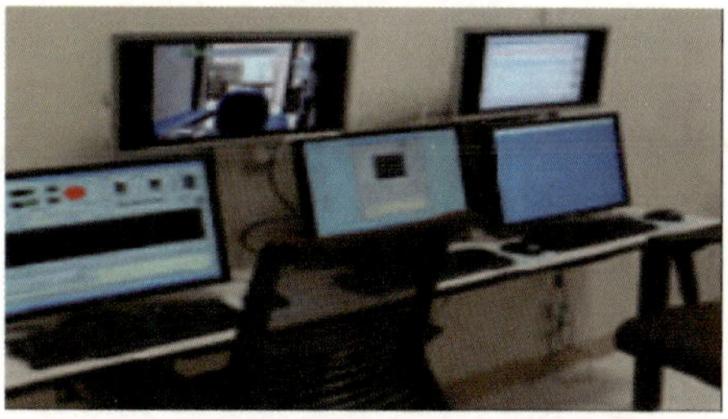

图 10-17　低氧呼吸装置监测系统

（六）美国海军航空医学研究文献计量学分析

美国海军医学研究代顿分队是美国海军从事飞行员作业和训练相关医学研究

的最重要机构。追踪其研究领域分布和研究进展，对我军开展海军航空医学研究具有重要意义。

1. 数据来源与研究方法

（1）数据来源　　课题组利用文献计量学方法，统计分析了 1975～2010 年美国海军医学研究代顿分队发表的文献。资料来源于美国海军医学研究代顿分队研究人员统计的文献列表，并以美国国防科技报告（AD）形式发表，因此，分析的数据真实可靠。

（2）研究方法　　对文献中含有的数据采用 PDF 浏览器自带的转换功能、搜索功能及词频分析工具、EXCEL 软件进行数据采集与统计。因数据不规范且版本较低，所有结果均需要人工校对。

2. 研究发现

（1）文献量　　按照美国海军医学研究代顿分队发布的文献列表（1975～2010 年，1994 年除外），35 年来美国海军医学研究代顿分队共发布文献 892 篇，其中 1992 年发布文献最多，为 49 篇，文献来源主要是美国国防科技报告（403 篇）和 *Aviation Space and Environmental Medicine*（239 篇），两者合计 642 篇，占文献总量的 71.97%，具体各年发文情况详见图 10-18 和表 10-1。

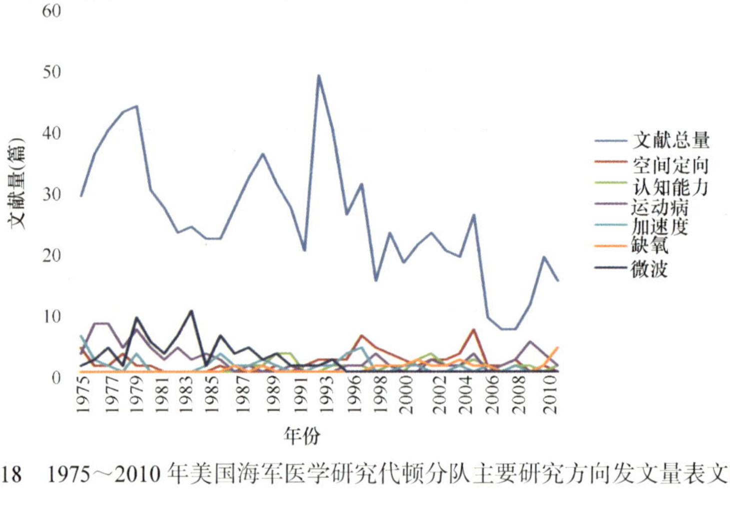

图 10-18　1975～2010 年美国海军医学研究代顿分队主要研究方向发文量表文献量

（2）作者统计　　对 892 篇文献所有作者进行统计发现，Guedry F E 是发文最多的作者，多达 83 篇。所有作者中，参与发文超过 30 篇发上的作者有 12 位，详见表 10-2。同时，通过对作者发文最早和最晚时间的统计可以发现，这些高产作者中，近年来比较活跃的有 Rupert A H、McGrath B J、Lawson B D，尤其是后面二位作者，应当加以关注。

表 10-1　美国海军医学研究代顿分队历年发表文献量及各专题发文量

年代	文献量	空间定向	认知能力	晕动病	加速度	缺氧	微波
1975	29	4	0	3	6	0	1
1976	36	1	0	8	2	0	2
1977	40	1	0	8	1	0	4
1978	43	3	0	4	0	0	1
1979	44	1	0	7	3	0	9
1980	30	1	0	4	0	0	5
1981	27	0	0	2	0	0	3
1982	23	0	0	4	0	0	6
1983	24	0	0	2	0	0	10
1984	22	0	0	3	1	0	1
1985	22	1	0	2	3	0	6
1986	27	0	0	0	1	1	3
1987	32	0	1	1	1	0	4
1988	36	0	1	0	2	1	2
1989	31	1	3	0	1	0	3
1990	27	0	3	1	0	0	1
1991	20	1	0	0	0	0	1
1992	49	2	0	0	1	0	1
1993	40	2	1	0	1	0	2
1995	26	2	1	1	3	0	0
1996	31	6	1	1	4	0	0
1997	15	4	0	3	0	1	0
1998	23	3	1	1	0	1	0
1999	18	2	0	0	1	1	0
2000	21	1	2	0	1	2	0
2001	23	2	3	2	0	1	0
2002	20	2	1	1	0	1	0
2003	19	3	1	1	1	2	0
2004	26	7	2	3	0	1	0
2005	9	1	1	0	1	1	0
2006	7	1	0	1	0	0	0
2007	7	2	1	2	1	0	0
2008	11	0	1	5	0	0	0
2009	19	1	0	3	0	1	0
2010	15	0	1	1	0	4	0
总计	892	55	25	74	35	18	65

表 10-2 发文超过 30 篇以上的作者

作者	文献数	最早发文时间	最晚发文时间
Guedry F E	83	1975	2003
Rupert A H	60	1989	2007
Olsen R G.	56	1977	1993
Lorge J O.	43	1975	1993
Graybiel A	42	1975	1986
McGrath B J	40	1992	2009
Blower D J	38	1980	2004
Temme L A	37	1986	2003
D'Andrea J A	35	1985	1993
Lentz J M	34	1976	1991
Lawson B D	33	1995	2009
Dolgin D L	32	1987	1993

（3）词频统计　词频统计软件可以直观地观察到文献中某些高频词，除去无意义的词，我们得到以下几个有提示意义的单词："Microwave" 74 次，"motion" 34 次，"vestibular" 31 次，"spatial" l30 次，"behavior" l27 次，"cognitive" 26 次，"electromagnetic" 23 次，"orientation" 20 次，"hypoxia" 16 次。通过专家咨询和经验判断，我们认为'"空间定向""认知能力""运动病""加速度""缺氧""微波"这 6 个专题是上述高频词对应的研究热点，并分别对其相关文献的数量与发布年代进行统计，其中空间定向相关文献 55 篇、认知能力相关文献 25 篇、运动病相关文献 74 篇、加速度相关文献 35 篇、缺氧相关文献 18 篇、微波相关文献 65 篇，详见表 10-1 和图 10-18。

3. 研究热点分析

依据词频统计结果，对"晕动病""空间定向""认知能力""加速度""缺氧""微波"这 6 个专题相对应文献记录的标题和研究内容进行了归纳总结。

（1）空间定向　有关空间定向的研究，1975～1980 年有少量文献发布，研究内容主要是空间感知与定向的影响因素研究，1980 年发表了一篇关于空间定向障碍演示仪的文献；1981～1990 年基本无相关文献，仅 1985 年和 1989 年各发表一篇，研究内容主要涉及如何维持空间感知能力；1991～2010 年有一个科研周期，以 1996 年发表文献为第一个小高峰，主要研究内容包括复杂和变化的线性及角加速度下空间定位能力的动态变化、空间定向障碍引发飞行事故的医学评价、一套用于研究运动和空间定向障碍的系统、视觉引发偏头痛对直升机飞行员空间定位和平衡的影响、耳石对加速度下眼扭转和空间定位的影响、空间定位感觉和反射性眼球运动、海军航空兵前庭功能障碍和空间定向障碍的神经-耳科学评价。2004年为第二个小高峰，主要研究内容包括空间定向障碍研究工具——Dynasim 建模仿真软件、空间意识与虚拟现实头盔显示器、军事飞行员空间定向障碍训练需求、减少空间定向障碍事故的仪表解决方案、空间定向障碍事故的分析与模拟、在空间定向障碍训练中形成用于视觉和前庭异常筛选的数据库、维持空间定向与位置感知能力的工具和强化的空间定向障碍训练，此后文献逐渐减少。

空间定向研究前期主要以影响因素研究为主。此后，随着科技的发展，逐步产生一些新的研究工具与干预措施。2000 年以后，空间定向障碍训练成为阶段性热点。

（2）认知能力　有关认知能力的研究，1975～1986 年并无相关文献，1987～1990 年为最初有文献报道的第一阶段，1993 年后陆续有少量文献发布，其研究内容主要包括：①药物对认知能力的影响，所报道的文献中提到了硫酸阿托品、酪氨酸、甲基苯丙胺、β-还原酶抑制剂、盐酸非索非那定、苯海拉明、洛伐他汀、普伐他汀等药物，此类研究贯穿整个研究时间跨度；②三军通用的认知能力评估题组（UTC-PAB）、NASA 的空间飞行认知评估工具及其他一些认知能力测试方法。2000 年以后的研究热点主要是高海拔缺氧及噪声对认知的影响。

（3）运动病　早期（1990 年以前）研究以 1975～1985 年为主要成果产出时期，研究内容以运动病易感性、诱因、影响因素、评价方法为主，涉及的治疗药物主要是东莨菪碱；1990～2005 年为研究迟缓期，主要研究内容为模拟器使用中的嗜睡与运动病及有关运动病性别差异与病理机制的进一步研究；2006～2010 年的研究主要集中于运动病的防治，涉及的药物有芳香剂、右旋苯丙胺、口服东莨菪碱、鼻内东莨菪碱（鼻内东莨菪碱凝胶）、莫达非尼、美克洛嗪等。通过文献统计与分析，可以发现美国海军医学研究代顿分队的运动病研究早期为病因及影响因素与易感性研究，中期因为模拟器的使用而衍生的模拟器相关运动病症状、病理机制、运动病适应性训练研究，后期为药物防治研究。

（4）加速度　20 世纪 70 年代，加速度研究是美国海军医学研究代顿分队的热点方向。之后，也不断有相关的研究。加速度研究发展轨迹如下：-Gx 加速度下的头颈反应、+Gx 导致的意识丧失、加速度耐受能力、加速度对空间定向障碍和视觉的影响、垂直加速度对颈椎的影响、+Gz 与-Gz 加速度耐受能力等。其中有几个比较集中的专题：耳石对加速度环境下空间定向障碍和视觉的影响、加速度对头颈的影响及加速度耐受与适应性。加速度的方向的也由最初的 Gx 转为 Gz，甚至是旋转加速度。

（5）缺氧　1997 年以前，基本没有缺氧相关文献报道。1997 年以后，逐步有关于低氧训练中混合气体呼吸模式的心理生理反应的报道，该项研究一直持续到 2001 年。2002 年以后研究内容开始逐渐丰富，包括：高原低氧的生理、认知和主观效应；针对缺氧相关认知功能障碍的认知能力测评方法；低氧训练中预吸氧对减压病发病率的影响；中度间歇低氧对选择反应时间的影响；中度持续性常压低氧对多任务性能的影响；座舱缺氧早期检测预警方法——前额 O_2 饱和度测量等。

（6）微波　对于微波的研究均是 1993 年及以前的文献。浏览这些文献可以发现，1975～1983 年为第一阶段，主要研究微波剂量测定方法及微波暴露对行为及生理的影响，包括心率、体温、肾上腺皮质反应等；1985～1993 年为第二阶段，主要研究了微波暴露对实验动物行为能力的影响，如警觉性、好动等特点。1995 年以后再无微波相关文献报道。

4. 讨论

（1）文献出处比较集中，易于追踪　美国海军医学研究代顿分队 71.97%的文献成果发表在 AD 报告（45.18%）和 *Aviation Space and Environmental Medicine*（26.79%）上，该机构的科研进展在这两种数据源上基本可以体现出来。

（2）研究发展进程　对某一类疾病或症状的研究，基本都是以影响因素、诊断方法、治疗手段、个体差异的路线推进，美国海军医学研究代顿分队对运动病的研究基本遵循了这一规律，同时也能够明显看到新的技术和药物对疾病研究的影响。空间定向障碍与运动病的研究进程类似，前期主要以影响因素研究为主，此后对于空间定向障碍训练的文献报道逐渐增多，可以看作是阶段性研究热点。对加速度的分析可以看出美国海军医学研究代顿分队在加速度研究上的进展，其研究一直在持续，加速度方向从 Gx 到 Gz 及旋转加速度。对于缺氧和认知能力的研究起步较晚，进展上也并未呈现明显的研究热点。

文献计量学以数据统计分析为基础，其结果科学客观，在一定程度上可以辅助决策层做出正确的科研决策，避免重复或无意义的研究。

二、国外海军航空医学研究发展趋势

（一）海军航空医学研究整体快速发展

美国、英国、俄罗斯等国海军十分重视航空医学研究，设有专门的海军航空医学研究机构。海军航空医学各领域，如低氧、加速度防护、视觉、空间定向障碍、运动病、航空作业心理与应激、噪声防护、飞行员持续作业能力研究等都快速发展，研究不断深入，新的理论和装备成果不断推出。

（二）海军航空医学研究方法手段先进

以美国为代表的国外海军航空医学研究注重采用先进的研究方法或研究手段。美国海军通过采用高密阵脑电仪研究人类视觉定向过程中的神经传导过程，以期找到解决空间定向障碍的对策；采用最先进技术，如瞳孔测量、眼追踪、胃电描记法、生物标记物法等，检测人体对应激事件的生理心理反应；采用世界一流的研究设备，如新空间定向障碍研究设备，视觉前庭球装置和垂直线性加速器等模拟多种真实飞行环境、开展科学研究。

（三）注重海军航空医学特色研究

美国海军航空医学研究以保障海军航空兵作业和训练为主要任务，紧贴部队实际需求，特色鲜明。所开展的加速度防护、视觉、运动病、作业应激、海军飞行员选拔、提高持续作业能力等研究都是海军航空医学亟待解决的问题。由于注重特色研究，海军航空医学充分发挥了其医学保障的功能，也确立了其在航空保障中不可替代的地位。

（四）航空心理研究得到重视

由于舰载机飞行员的压力较大、应激水平较高、心理问题较多，国外海军都较为重视海军航空心理研究，对舰载机飞行员的心理选拔、心理评估及心理保障都开展了深入的研究，且形成了较为完备的保障体系。近年来，心理选拔、应激、疲劳研究又成为研究热点，获得了许多研究成果。今后，心理研究将仍旧是海军航空医学研究的重点之一。

（李旭霞　吕传禄　卢姗姗）

第十一章

国外海军心理学研究现状与趋势

军事医学心理学是军事心理学与医学心理学的交叉学科，主要研究军事活动中的心理活动规律。海军心理学是其中的一个分支，主要研究海军人员的心理品质需求、心理选拔和训练、心理健康维护和心理疾病防治等。

一、国外海军心理学研究现状

（一）心理选拔

外军一直都十分重视人员的心理选拔，目前已建立了多套系统的心理选拔体系。

1. 美国海军飞行员选拔系列测试

1942 年，美国海军研制了航空选拔系列测试。航空选拔系列测试由 6 个计时测试组成：数学能力测试（MST）、阅读能力测试（RST）、机械知识测试（MCT）、空间感受测试（SAT）、航空与航海常识测试（ANIT）、航空补充测试（AST）。与大多数标准化测试类似，它们采用了多项选择题的形式。通过测试的候选人必须再参加体格检查以确定是否达到医学标准。通过体格筛选的候选人需再参加面试。通过二战中引入的航空选拔系列测试这一心理测试，美国海军飞行员训练的淘汰率从二次世界大战前的 80%，下降到引入该测试后的 25%～30%。20 世纪 90 年代后，美国海军飞行员的淘汰率已下降至 15%～25%。而该测试经过多次修订后，不断完善，已被许多专家评价为可以准确预见受试者是否会最终取得训练成功的测试。目前，该测试由 7 个分测试组成，包括数学能力测试（MST）、阅读能力测试（RST）、机械知识测试（MCT）、航空和航海知识测试（ANIT）、海军航空个性测试（NATFI）、基于表现的测试（PBM）、自传测试（BI）。

美国海军还在不断探索研制各种心理选拔方法，以期作为对航空选拔系列测试的补充和完善，其中以计算机的能力测试（CBPT）为代表的心理运动测试最为成熟。20 世纪 80 年代末，美国海军认为航空选拔系列测试无法测量飞行需要的心理运动能力，美国海军医学研究代顿分队开始研究以心理运动为基础的依托计算机的能力测试。该测试由心理运动测试、双耳分听测试、追踪测试等 10 种心理运动测试组成，主要评估受试者心理运动能力、信息处理能力、个人品质等。由于该测试需要使用仪器检查，而仪器搬运不便且稳定性差，因此海军最初未考虑将其列为正式测试项目，但随着计算机技术的发展和网络的普及，美国海军正在不断评估和完善计算机的能力测试，已将此类测试作为航空选拔系列测试的补充测试。

2. 美国海军潜水员自动化神经心理学评估量表

美国海军潜水员自动化神经心理学评估量表选用了美军士兵能力评估量表和沃特里尔德作业能力评估量表的部分条目，利用计算机来进行数据记录及处理，着重评估潜水员集中精力与注意力的持续时间、心理灵活性、空间认知能力、瞌睡等级、情绪等级、简单反应时间、替码代替时间、处理数学计算任务能力及匹配样本能力。该量表除了用于潜水员的筛选外，还可用于潜水员认知的研究。

3. 潜艇艇员心理选拔量表

美国海军潜艇医学研究所研发了潜艇艇员心理选拔测试量表（SUBSCREEN），所有新入伍的海军潜艇学校学生需参加测试以确定候选者在潜艇极端环境下生存的适应性，以及由于违规、酒精或药物滥用、心理障碍等原因被淘汰的可能性。

量表包含 5 大类、27 个独立的分量表与程序计分，共计 240 个条目，用于测试潜艇艇员的环境适应能力。量表所包含的 5 大类分别是程序分量表、潜艇服役专项动机分量表、情感分量表、社会化分量表和附加分量表。其中，程序分量表用于测试潜艇艇员诚信或虚伪特质，潜艇服役专项动机分量表用于测试候选者对待潜艇服役的态度，情感分量表用于测试潜艇艇员的人格特质，社会化分量表用于测试学员与人交往的能力，附加分量表则对一些特殊情况进行测试，如幽闭综合征、自杀观念等。此外，还有一部分单独计算的因素，如脆弱性、消极的动机、沮丧/自杀、操纵能力、隔离/社会支持因素等。

4. 美国海军潜艇艇员被淘汰可能性量表（SARS）

美国海军潜艇艇员被淘汰可能性量表是潜艇艇员心理选拔量表的扩展，可用来量化在训练中艇员被淘汰的可能性，该量表信度为 70%，可在前期有效预测无法完成潜艇艇员训练的人员。

5. 潜艇团队行为工具

潜艇团队行为工具是美国海军潜艇医学研究所专为潜艇指挥官评估其团队的团队适应力而专门设计的量表。该量表清楚地描述了可被观察的、与团队适应力有关的各种团队行为表现，并将根据观察得到的 5 类团队行为划分为 4 个水平的团队适应力。有经验的观察者可根据团队在作业时的表现对团队进行评分，并据此开展与团队适应力水平相符的团队训练。目前，该量表仍在测试与评估中。

6. 无人机操作人员选拔测试

随着无人机的迅猛发展，在该领域内仍有一些关键科学技术还存在缺口，如无人机的人员配备、人员选拔和训练、人员的态势感知能力及通用控制站的设计。美国海军医学研究代顿分队正努力解决这些问题，如开展了跨平台无人机任务分析（cross-platform UAS job task analysis）。美国海军医学研究代顿分队正与美国海军航空司令部一起通过确定和分析来自 7 个美国海军/美国海军陆战队不同的无人机操作平台上人员完成任务的情况，建立对无人机操作人员任务更为全面深入的认识。结果将用于优化舰队无人机人员配备水平、选拔和训练步骤及界面设计，最终达到提高操作人员作业表现和任务效率。目前，美国海军医学研究所代顿分队正开展的工作集中于研发和验证无人机操作人员选拔测试体系。

（二）认知神经科学

深入了解认知神经行为，能有助于提高士兵的作战和作业能力。国外海军一直都十分重视军事行动中的认知神经科学研究。

美国海军分析中心研发了一套认知神经评价工具，可用于陆战队新兵创伤后认知的评估和军事行动后创伤后应激综合障碍的筛查。

美国海军医学研究代顿分队航空医学研究部正在研究急性缺氧对认知和感知影响，初步研究发现认知与感知的完全恢复明显滞后于血氧饱和度的恢复，研究人员下一步还将测试在飞机驾驶舱内利用红外光谱的方法检测脑氧饱和度的可行性。英国皇家海军与空军通过磁共振扫描对战斗机飞行员脑部认知活动进行研究，研究发现战斗机飞行员在巨大压力下的良好表现可能归功于他们大脑白质及大脑右半球连接方式与普通人有所不同，但对于此种不同是否因训练引起还在进一步验证中。

美国国防部高级计划研究局利用脑电扫描记录器对潜艇航行中艇员的参与程度进行研究，该研究除了可用于制订更为有效的艇员训练计划外，还可使研究者更为了解团队活动的规律，发现与团队活动有关的脑部信号，并对团队的工作情况进行监控与预警。

俄罗斯国家军事医学实验研究所对长航期间航母舰载机飞行员吸入治疗剂量的氙气-氧气对改善飞行员功能状态的疗效进行了实验性研究。研究发现，吸入氙气的方法能够保持迷走、交感神经的平衡、恢复心血管系统的功能状态，并将其功能保持在恰当水平，从而改善飞行员的心理-情绪状态，降低焦虑反应，保持飞行员积极、健康的心态。

（三）行为科学

1. 教育和训练

为了帮助作战士兵在军事部署期间和部署后有适应性思维和行为方式，美国海军研发了多种形式的教育材料和工具，包括宣传电影、教育手册、教育录像片等。例如，小说《战地医生》《作战老兵过渡手册》，录像片《回声》，电影《好好走》《酒精干预手册》。美国海军针对兵员流失，尤其是潜艇士兵流失严重的情况，开展了一系列潜艇新兵适应力训练，利用 4 阶段的接纳与承诺疗法提高潜艇艇员的心理弹性和适应力，进一步提高潜艇艇员的工作效率，降低心理问题的发生率。

2. 自杀风险评估系统和手段研究

美国海军陆战队第二师作战应激控制和卫勤战备小组研发了一种可主动识别心理风险因素的新系统，即心理健康风险管理和风险缓解系统，该系统是一个网络化、互动式的数据管理系统，可捕捉高危人群的心理健康风险因素并生成一个风险分值，同时该系统还能保持医疗卫生部门、指挥部门及心理健康服务部门之间的沟通协调，从而对高危人员做好自动预警、密切监控及药物跟踪。心理健康风险管理和风险缓解系统使指挥官的决策及风险管理计划更为周全明智，并有助于使现有的被动心理治疗转变为主动心理干预。这套系统除了通过预警高危人群，保持部队战斗实力外，还拥有整套临床管理工具，包括追踪就诊预约、就诊计划、病历、饮食、生命体征、药物和心理测验结果记录等。该系统已在美国海军陆战队第二师和美国海军陆战队第二远征旅使用。

美国海军保健研究中心最新研发了一种依托计算机的自杀风险评估工具，该工具基于贝叶斯（Bayesian）网络分析方法，它可将多个变量的关系可视化，并对未知情况进行推测。这款工具可利用数据分析多种变量，再计算出总体自杀风险得分，提醒指挥官和临床医务人员，哪些军人的自杀风险值上升到危险阈值，从而帮助预防自杀。

美国海军还开展了海军陆战队队员自杀家庭幸存者的影响研究，对海军陆战队队员自杀后家庭成员及其配偶的身心调整情况和需求进行调研，研究内容包括与配偶进行访谈了解回顾自杀者在自杀前是否存在特定的症状、信号等。

3. 三维浸入式虚拟训练

2008 年美国海军研发了一款用于新兵训练的现实虚拟游戏“损管控制训练游戏”，该游戏通过模拟“阿利伯克”级驱逐舰的内部舱室所发生的损管突发情况，使新兵在上舰前掌握有关损管控制技巧、心理应对方法及与恰当的沟通方式，从而提高新兵在军事作业中的适应力。美国海军陆战队彭德尔顿营内一项帮助新兵提前适应战场环境，降低创伤后应激障碍发生率的项目正在接受测试与评估，该项目名为“虚拟环境中的适应力”（stress resilience in virtual environments，STRIVE），它是基于虚拟现实技术模拟现实的战斗场景，使士兵在参加任务前能够提前体验战斗环境，从而做好身体和心理上的准备。除了虚拟现实的训练，美国海军征召训练司令部投入 7 630 万美元建立了实景展现的“21 战斗港”新兵训练设施，在这里新兵将进行 12 h 的严格考核，他们将面对与实战完全相同的场景和突发事件。该考核的目的旨在选拔身心均符合海军作战和作业条件的士兵。

（四）心理应激

1. 心理应激长期调研

国外海军注重对不同人群、不同岗位的人员心理应激情况进行长期跟踪，以此作为心理保障的重要依据，并为开展心理应激与慢性疾病相关性研究打下基础。英国皇家海军自 1998 年就已开展了对舰员和艇员 4 个阶段的心理应激调研，未来舰艇人力系统设计也将参考心理应激调研结果，在设计之初就使系统更加优化合理。此外，英国皇家海军还针对潜艇艇员开展了一项历时 2 年的潜艇艇员应激源与职业应激的跟踪调查研究，研究人员将利用该研究结果建立回归模型对潜艇艇员和水面舰艇人员的应激情况进行预测。

2. 疲劳评估工具

美国海军研发了多款个性化疲劳评估工具，通过眼部追踪和瞳孔测量等技术对人员的疲劳状态进行实时评估，以判断人员是否能够继续执行任务。

其中，适任检测系统 FIT 2000 是由 PMI 公司研发的利用视觉追踪和瞳孔测量来确定由疲劳和其他因素（如酒精、药物等）引起的生理状态损害。测试只需 30 s 即可完成。该系统将个人测试时的瞳孔直径、瞳孔收缩幅度、瞳孔收缩延迟程度和扫视速度这 4 个变量与系统已有的个人基线状态进行比较，对人员的疲劳状态进行评估。该系统已在美国航母上使用。

疲劳避免计划工具（fatique avoidance scheduling tool，FAST）是一个可测量、评估和管理人员由睡眠限制或剥夺及时间安排引起的作业表现改变的软件。该软件是用于优化航空作业人员作业管理，制订合理恰当的工作时间表，以减少人员产生疲劳及由疲劳引起的人为错误。该软件中的人员作业表现是根据“睡眠、活动、疲劳和任务效率模型”（sleep，activity，fatigue and task effectiveness，SAFTE™ Model）进行预测的。该模型是基于大量的实验室和实地测量数据及大量的睡眠剥夺研究建立起来的。该软件可利用体动记录仪记录的数据或手动输入的睡眠/觉醒周期数据进行分析，通过分析处理后的结果可用于预测人员的疲劳情况和作业能力。

3. 作战和作业应激连续模型

战斗和作业应激是美国海军无法避免的问题。2007 年，美国海军陆战队远征部队的总指挥召集海军陆战队各级指挥官、牧师、医生和心理健康专家成立一个工作小组，研发建立了一个新的、适用于海军及海军陆战队的作战和作业应激连续模型。该模型是一种可视化的心理应激监测工具，可供海军人员进行自查和互查。模型利用不同颜色代表不同应激状态，使舰员能快速评估自身或战友所处的应激状态，从而做到对心理应激问题早发现、早处理。

此外，美国海军及海军陆战队和创伤应激障碍国家中心以民用的快速反应“心理急救”（psychological first aid，PFA）工具为基础，遵循应激连续模型中应激状态的发展规律，研发了专用于海军人员、海军陆战队员及他们家庭成员使用的不间断应激干预工具，包括“持续救助”“初级救助”“中级救助”3 个水平和“检查（check）、协调（coordinate）、涉及（cover）、冷静（clam）、联系（connect）、重获能力（competence）、自信（confidence）”的 7C 准则。

4. 海军陆战队步兵作战应激负荷的研究

美国海军陆战队步兵作战应激负荷研究也被称为美国海军陆战队适应力研究。该研究记录了海军陆战队步兵中与作战环境有关的创伤性应激障碍及其他疾病发病情况以及心理障碍发生的原因和临床病程。对有关创伤后应激的生物学、心理学、环境风险因素进行详细分析。目前，美国海军陆战队适应性研究已完成创伤性脑外伤和创伤后应激障碍相关性的分析。长期的研究数据显示，在控制其他部署因素（如作战强度）后，由参战引起的创伤性脑外伤可使创伤后应激障碍严重程度提升 27%。

5. 心理弹性训练

美国海军研究局开展了一项士兵心理弹性研究项目，旨在建立多维干预策略增强参战士兵个体、指挥官和整个作战团队心理、生理和社会适应力技巧；提供优化身体活动能力和抵御受伤的相关策略；强化士兵应对多信息、全方位的军事作业环境的能力。通过这些适应力培养策略和方法最终达到提高士兵心理弹性和减少精神疾病和身体受伤的目的。研究重点包括：寻找与个体心理弹性有关的神经动力学、心理学和行为指标；寻找在完成复杂作业任务中，营养补充、体育锻炼和作业能力三者之间的相互作用关系；建立人体和大脑应对战斗应激源的有关模型。

美国海军还针对潜艇艇员的特殊作业情况，开展心理弹性训练的研究，通过对即将上艇完成初次航行的士兵进行 4 阶段的接受与承诺疗法训练，以提高他们的心理灵活性和弹性，从而进一步提高潜艇艇员的工作效能，降低心理问题的发生率。从初步的研究结果看，接受与承诺疗法心理弹性训练深受士兵的欢迎，接受过接受与承诺疗法心理弹性训练的艇员在初次航行中表现得更好。后续的研究包括：①在参加接受与承诺疗法心理弹性训练后的一年内对受训者进行跟踪，观察心理灵活性及弹性是否有提高；②对基于计算机的心理弹性训练在舰艇上的使用可行性进行分析。

荷兰海军就新兵训练中减员率较高的情况，开展了“适应力 XL”的新兵心理弹性训练，旨在通过训练提高入伍新兵的应对能力和自我调节能力，提高心理适应力，降低创伤后应激障碍和其他心理疾病的发生率。

6. 心理应激生物标记物的研究

美国密西西比大学的研究者 2009 年开展了一项有关在心理应激条件下对表现更出色的人员血液中的生物标记物进行研究，以确定哪些生物标记物与心理应激有关，并以此作为海军飞行人员选拔的参考依据。研究者确认了某些特定的蛋白质有可能成为用于筛选在应激环境下具有超凡作业表现能力人员的潜在生物标记物。2014 年美国海军医学研究代顿分队和海军医学研究圣安东尼奥分队的研究人员对参加伞兵救援训练课程中人员的心理弹性和作业表现相关生物标志物进行研究，研究以神经肽 Y 和脱氢表雄酮作为监测的生物标记物，旨在寻求生物标记物与生理反应及人员心理弹性之间的关系。

（五）创伤后应激障碍

由美国海军发起的“外伤性应激和脑损伤双重诊断计划”（TSBIP）的主要内

容是诊治外伤性应激、脑损伤及两者兼有的患者，并对他们的家庭成员进行有关创伤后应激障碍和创伤性脑外伤的教育培训。截至 2008 年，接受该计划的患者已超过 1 082 名。目前，外伤性应激和脑损伤双重诊断计划已扩展至彭德尔顿营海军医院、列尊营海军医院和海军圣迭戈医学中心。

英国、美国海军积极探索多种创伤后应激综合障碍的疗法，除 2010 年美国退伍老兵事务局和国防部颁布的创伤性应激综合障碍临床实践指南中规定的循证疗法，如创伤聚焦疗法和压力接种训练外，目前，美、英等国海军还探索了一系列颇有成效的新疗法。仅 2010 财年，美国海军军医局就投入 8 亿美元开展了 80 个有关创伤后应激障碍项目的研究。

二、国外海军心理学研究发展趋势

（一）构建完善的心理保障体系

为了能够确保人员战备状态，保证全维健康，国外海军未来的心理卫生服务的重点将放在进一步健全心理保障体系上，强调心理健康的维护和心理疾病的防治，并将心理保障贯穿军人整个服役期甚至终身。军队心理保障工作不仅依靠军队专业心理保障力量，而且借助完备的社会支持系统和数量众多的心理卫生工作者。例如，牧师、社区工作者、临终关怀志愿者等都将参与到军人心理保障中，促进和维护人员心理健康。此外，心理健康服务的时间和范围也不断延伸。军人不仅在其服役期间能享受完备的心理健康服务，在其退役以后因服役期间造成的心理问题仍将得到长期的跟踪。同时，军人家属的心理支持和服务与军人心理保障同时开展，旨在通过构建和谐、稳定、美满的家庭关系，促进军人心理健康。

（二）重视作战心理应激应对策略

作战和作业应激是军人不可避免的问题。因此，国外海军将心理卫生保障工作贯穿任务始终。在军事行动前，针对作战环境可能存在的应激源，积极组织参战人员开展心理适应性训练，同时针对重点岗位人员做好心理筛查，从源头上减少心理问题的发生。在军事行动中，制订有相关的心理应激手册，可自查、互查心理应激损伤，并在第一时间开展心理急救，以避免心理问题加重。在军事行动后，国外海军对参战人员会进行心理评估和疏导，以期及时发现心理问题，并尽早展开治疗。

（三）关注特殊作业平台人员心理健康

海军兵种众多，不同岗位人员心理素质要求也有所不同。统一的心理选拔和评估标准已不能适应不同岗位的需要，国外海军正着手制订或完善针对不同人群的心理评估方案。根据工作岗位及要求不同，分别制订潜艇艇员、舰载机飞行员、无人机操作员、潜水员等特殊岗位的心理选拔标准。针对参与不同作战任务人员制订任务前心理筛查和任务后心理评估，并对参战人员有关心理数据进行长期跟踪收集和分析。

（四）加强心理疾病诊治研究

随着军队频繁参与各类任务，人员心理健康问题凸显，对心理创伤的治疗成为重中之重。为了解决由于参与海湾战争、伊拉克/阿富汗战争，而在老兵心理遗留的问题，国外海军投入大量的精力开展心理疾病的临床诊疗工作，尤其是对轻微脑损伤及创伤后应激综合征的临床评估和诊治。

（卢姗姗　李旭霞）

附录 1

美国海军医学研究战略之 2008～2013 年医学研究重点方向

序号	主题	措施	目标	现有障碍	重大事件	初步行动	所属研究领域	参与的海军研究单位
1	促进与维护各种环境与武器平台下的军人健康与作业能力	提高应对疲劳、作战应激、极端环境的能力	1)研发旨在提高人员作业能力的测试手段或指导原则 2)研制提高作业能力的装备和方法	1)生理和心理因素 2)设立项目经费	在海军保健研究中心设立一实验室，并有固定经费	计划于2008年第2个季度完成实验室建设，并从陆军医学研究与物资部获取项目与经费支持	优化人员作业能力，战伤救治	海军保健研究中心，海军航空医学研究所，海军潜艇医学研究所
2	降低与减轻军事应激对军人执行快节奏和长时间任务的影响与危害	1)减少在海军医学机构中救治的应激相关疾病患者数量 2)降低由于应激相关原因造成的部署人员减少 3)研究恢复训练或方法	研究增强高应激环境下作业能力的方法	1)对应激影响的估量难以达成统一 2)获得战场数据困难 3)缺少合格人员（心理学家，精神病医生）	1)部署2名研究人员到战场进行相关研究（1年） 2)确定应激影响的评估方法（2年） 3)确定恢复方法	1)派送合格人员到战地 2)与海军医院合作	行为科学和流行病学，优化人员作业能力，战伤救治	海军保健研究中心，海军潜艇医学研究所，海军航空医学研究所（现海军医学研究代顿分队）
3	研究影响军人作业能力的认知、精神、行为与生理因素	1)作业效率评分（训练和军事行动） 2)将结果用于系统设计和作业程序中	1)旨在提高人员作业能力的测试手段和指导原则 2)研制和配发提高作业能力的装备和方法	1)时间 2)人员	1)确定见效高的研究领域（1年） 2)跨实验室的联合研究（2年） 3)对系统设计和训练产生影响（5年）	1)设立跨实验室联合研究小组 2)制订计划 3)与其他军种及地方科研机构合作	行为科学和流行病学，优化人员作业能力	海军医学研究中心,保健研究中心,环境健康影响实验室,定向能生物效应实验室,海军潜艇医学研究所,海军航空医学研究所

续表

序号	主题	措施	目标	现有障碍	重大事件	初步行动	所属研究领域	参与的海军研究单位
4	加强颅面部移植与修复的研究，提高移植速度和麻醉水平，减少感染率和毒性反应	1)植入时间缩短 2)未麻醉率减少 3)需手术的感染病例减少 4)需要全身抗生素治疗的病例减少	1)第一次植入时间缩短50% 2)未麻醉率减少90% 3)需手术的感染病例减少80% 4)需要全身抗生素治疗的病例减少50%	1)需要作战部队军人颅面部资料数据库 2)经费支持不足 3)无赞助人 4)不可靠的国会经费	1)12个月内获得部署前数据库设备 2)18个月完成抗生素胶囊化 3)24个月完成抗生素包衣系统以调整合适的释放时间 4)36个月完成对钛植入物的评估	1)获得作战军事保障 2)保证需要的设备经费 3)保证纳米离子系统经费 4)获得钛植入物制造技术	行为科学和流行病学，战伤救治	海军牙科和生物医学研究所
5	改进人工假肢的设计、功能与使用效果	1)减少疼痛 2)改善步态 3)修复功能 4)建立返回岗位标准	1)减少疼痛，可维持正常步态 2)通过步态分析确定正常步态恢复率 3)恢复全功能的百分率 4)建立返回岗位的标准	该领域初期经费需求：设备150万美元，每年100万人力费	收到经费后6个月建立中心；中心建立2年内，这4个领域应有成果	建立研发中心，并与在该领域有优势的军地相关研究机构合作，改进假肢设计	优化人员作业能力，战伤救治	海军保健研究中心
6	提高感染和无感染的创伤治愈率	1)伤口闭合率 2)外科清除物数量	感染和无感染创伤的治愈率提高25%	1)愈合率难以提高 2)缺少创伤环境情况了解	1)说明创伤环境 2)确定影响创伤愈合的因素	测试创伤治疗药物	战伤救治，传染病	海军医学研究中心
7	加强爆炸伤的诊断、预防和治疗研究，重点为轻度爆炸伤（TBI）	爆炸伤的治疗及预防的测试与评估	爆炸伤减少50%	1)需要足够的资源（经费，人员） 2)合适的动物模型 3)检测仪器的敏感性	1)向相关机构申请经费 2)参加爆炸伤计划项目	1)成立爆炸伤研究部 2)与地方大学和政府机构合作	战伤救治，水下医学，行为科学和流行病学	海军保健研究中心，海军医学研究中心，海军定向能生物效应实验室
8	研究创伤后应激障碍综合征在内的军事应激的诱发因素和预防策略	确定诱发因素和干预措施	将应激因素预测准确率提高至70%	缺少有助于治疗的政治性支持	在今后的2年内显示忽视该问题造成的损失	显示及早确定诱发因素和干预措施的有效性	行为科学和流行病学，优化人员作业能力	海军保健研究中心

续表

序号	主题	措施	目标	现有障碍	重大事件	初步行动	所属研究领域	参与的海军研究单位
9	加强生物战剂的检测与诊断	获得美国FDA批文的试剂盒数量	1）获得8种生物战剂检测试剂盒的美国FDA批文 2）确保具备战场检测能力	1）目前没有申请美国FDA批文的经费 2）在海军医学研究中心没有建立标准实验室规范或质量系统 3）缺少申请FDA批文相关知识	1）掌握获得FDA批文相关知识（6～12个月） 2）确定经费来源（12个月） 3）获得生物战剂检测试剂盒申请FDA批文经费	1）与了解FDA申请程序的人员见面；与该局人员联系 2）申请经费	生物武器防护，传染病	海军医学研究中心
10	强化传染病的全球监测与防控能力	增加具有监测和响应机制的国家数目	每年2个新国家	1）东道国政治情况 2）东道国是否有合格人员和设备 3）需要足够经费支持	1）1年内，与2个国家建立专业联系 2）2年内，在2个新国家开始监测和响应计划	计划未来2年内在格鲁吉亚和阿富汗建立传染病监测与响应机构	传染病，热带医学	原美国海军医学研究2队，海军医学研究3队，海军医学研究中心
11	提高包括疾病、战斗伤和非战斗伤在内的战场伤病数据的收集与传输能力	建立综合数据库以便疾病，战伤和非战斗伤的报告，监测和研究	建立战场医疗信息系统	用于战场医疗数据收集的战场医疗信息系统对设备和数据有要求	在6个月使用临时数据收集系统后，所有纳入战场医疗信息系统疾病,战伤和非战斗伤数据应符合要求	提供战场医疗信息系统的功能要求和设备规格以方便收集和报告信息	行为科学和流行病学，医学模拟与仿真，战伤救治	海军保健研究中心
12	研究密闭空间对人体的长期影响	1）参加流行病学调查的潜艇比例 2）潜艇特殊医学问题区别其他医学问题标准 3）潜艇艇员、海军人员、普通人群事故率比较	1）第一年70%,3年内90%. 2）每半年收集1次 3）第一年40%,3年内80%	1）不愿参加调查 2）舰队保障，经费，建立数据库能力	1）6个月内向舰队下达简令 2）1年内向80%的独立看护兵下达简令 3）6个月完成潜艇部队司令部指令，1年内完成数据库	1）购买材料，准备实施 2）确定项目赞助者 3）舰种军医支持；整理地方和海军信息	水下医学	海军潜艇医学研究所

续表

序号	主题	措施	目标	现有障碍	重大事件	初步行动	所属研究领域	参与的海军研究单位
		4)潜艇艇员心理选拔和心理事故的关系 5)进行大气监测的潜艇数量 6)大气监测和疾病发生率的关系						
13	降低减压病的发生率与发生后果	1)研究减压病的非再加压治疗法 2)测量混合气对减压病的效果 3)研究减压病严重程度的客观测定方法 4)研究潜水员患减压病的风险因素	1)减压病的治愈效果达到85%以上 2)减少发病率 3)2年内改进分类系统，3年内制订客观的测试方法 4)3年内有初始结果，5年内有最终结果	为医疗重点，而不是研究重点	1年内培训80%的现场救护人员	教育专业治疗人员	水下医学，航空医学	海军潜艇医学实验室，海军医学研究中心
14	加强内出血的治疗研究	增加临床前和临床评估产品的数量	内出血死亡的人数减少20%	1)缺少合适的动物模型 2)技术困难 3)使用止血剂的技术困难	1)获得多种止血剂进行测试 2)在合适的动物模型上进行测试和评估	建立标准的动物模型 对建议的方案进行测试	战伤救治	海军医学研究中心
15	研发稳定的复苏液和给药系统以提高战场生存率	提高人体临床实验前的动物实验生存率	不完全复苏休克造成的死亡率减少25%	1)技术困难 2)人体创伤实验困难	1)在临床前动物模型上进行复苏液测试和评估 2)与FDA合作	1)获得新材料 2)尝试人体实验	战伤救治	海军医学研究中心
16	开发改进模拟与仿真系统，提供战伤的及时有效治疗	增加海军/海军陆战队战斗创伤登记系统有效创伤病例的数量	利用模拟与仿真技术来预测紧急冲突中的伤情	战场医学信息系统数据库（TMIP）缺少需要的数据	提高战场医学信息系统数据库对研究的有用性	将创伤研究所需数据加入到战场医学信息系统数据库系统中	医学模拟与仿真，战伤救治，行为科学和流行病学	海军保健研究中心

续表

序号	主题	措施	目标	现有障碍	重大事件	初步行动	所属研究领域	参与的海军研究单位
17	为作战指挥员提供医疗后勤指导	减少确定供给、伤员后送、资源配置的时间	建立实时模拟和仿真能力	缺少作战部门的支持，技术挑战，伤员流变化	1年内启动，4年内完成	1）向赞助者和终端用户灌输市场理念 2）开展伤病员流的实时模拟与仿真研究	医学模拟与仿真，行为科学和流行病学	海军保健研究中心
18	提供非致命武器的安全暴露规范及预防、治疗策略	确定规范所需要的时间	在系统开发前制订出规范	致命性武器或非致命性武器的政治敏感性	加强与国防部联合非致命武器计划的合作	建立实验室间合作	定向能生物效应，水下医学，航空医学	定向能生物效应实验室，海军潜艇医学研究所
19	研究化学暴露的生物标记物（喷气机燃油、包括钨、钨合金和其他重金属在内的新出现的污染物）	1）具备监测免疫、神经、生殖系统中毒的能力 2）提供生物标记物检测设备，预防毒性	提供可检测以上提到的职业暴露有害物质的能力	缺少经费、人员	1）确定经费来源 2）聘请人员	1）计划寻求经费与人员支持 2）聘请新人发表技术报告	生物防护，传染病，战伤救治，环境健康，航空医学，水下医学，行为科学和流行病学，优化人员作业能力，牙科与生物医学研究	海军医学研究中心，海军保健研究中心，海军环境健康影响实验室
20	研究海湾战争期间，美军士兵吸入沙粒、纳米粒子、有毒化学物等与呼吸系统疾病以及海湾战争综合征的关系	确定病原体，并定性	提供解决职业暴露和部署造成的健康问题的能力	1）难以获得用于分析的沙子样本 2）低技术水平	确定由于暴露于沙粒中，造成气管炎症的病原体，并定性（2年）	找到相关部门，获取沙子，咨询环境保护局或国家职业安全与保健研究所提供流行病，风险分析/处理的结果	环境健康	海军环境健康影响实验室
21	研发中毒诊断生物标记和系统	确定已知毒剂的生物标记物特征和病理原因 发现多用途生物标记物	在战场或医院对毒剂进行生物标记物检测	缺少经费	获得确定已知毒剂的生物标记物和特征的经费	与陆军、空军合作建立生物标记物研究能力	行为科学和流行病学，传染病，战伤救治，环境健康，航空医学，行为科学和流行病学，牙科与生物医学研究	海军医学研究中心，海军保健研究中心，海军环境健康影响实验室

续表

序号	主题	措施	目标	现有障碍	重大事件	初步行动	所属研究领域	参与的海军研究单位
22	开展神经-精神研究项目	建立正式要求，确定经费	建立经费充足，人员合格的研究队伍	临床医生和科研人员分离	加强科研人员与临床医生之间的合作，将多个小项目合并成大项目	召集赞助人在海军圣迭戈医学中心开会	优化人员作业能力，战伤救治	海军保健研究中心
23	研究确定定向能武器系统的安全操作指标	将损伤减少20%	计划编写定向能武器损伤医学救治手册	缺少经费、合同	1)6个月内，确定3个新的潜在经费来源 2)一年上报2个立项报告 3)一年3次会议	1)写立项报告 2)参加会议 3)确定新的经费来源	定向能生物效应，战伤救治，行为科学和流行病学，医学模拟与仿真，水下医学	海军定向能生物效应实验室

（李旭霞）

附录 2

2011～2016 年美国海军医学研究部分项目

1. 卫生勤务

- 提高第一反应人能力。
- 提高前沿复苏外科能力。
- 提高途中护理能力。
- 海军陆战队营救助站（BAS）能力研究。

2. 战伤救治

- 与陆军合作继续再生医学研究。
- 快速、先进的血液治疗技术研究。
- 研发用于预测舰船损伤对人员造成损伤情况的人体损伤和治疗模型。
- 多功能血液替代品的研发。
- 利用猪肝脏损伤模型进行合成血小板研究。
- 创伤应对策略：高光谱成像、伤口闭合时间决策系统、异位骨化和干细胞在创伤修复中的应用。
- 缓解与治疗偏头痛及三叉神经肌肉疼痛鼻内二氧化碳给药研究：进一步开展鼻内二氧化碳给药治疗偏头疼的研究，使该疗法的副作用降到最低，并可有效用于前沿医疗救护和各类军事医疗设施中。
- 血浆-冻干血制品研究。
- 用于二级救治保障的战地快速血型鉴定方法。
- 创伤后应激综合征/创伤性脑损伤研究。
- 新型止血剂和战地用止血装置的测试和评估。
- 海上声学和激光综合装置（combined maritime acoustic and laser device）现场测试：根据第五舰队的要求，对海上声学和激光综合装置作为远程、非致命性武器警报装置的效果进行评估，测试结果将为部队是否采购并在战场上使用此类系统提供依据。

- 外军定向能系统研究：对国外及外军定向能装置的生物学效应进行研究，验证定向能假人模型，利用该模型对微波对抗简易爆炸装置及多种非致命性武器的安全性进行评估。

3. 卫生装备

- 监护、通气和抽吸系统（MOVES）：对该设备进行战地测试和适航性测试；继续开展该系统麻醉模块的配置管理研究；研发适合海军陆战队使用的系统配置。
- 监护、通气和外部抽吸系统（MOVES）改进研究。
- 用于减轻创伤性脑外伤的新型插入式垫衬：研发新型可减震头盔内衬，进一步提高作战头盔对创伤性脑外伤的防护。
- 战地消毒器研究。
- 美国海军陆战队系统指挥部医学装备采购联合研发项目：继续开展医疗产品和装备的联合研发测试和评估项目；完成美国海军陆战队战伤救治系统的研发。
- 战术医疗后勤计划工具：建立远征医疗模型和模拟工具，并通过该工具对远征医疗资源需求进行预测和优化。医疗资源预测能力将被用于战术战伤救治（TCCC）。
- 战斗人员武器伤医疗应急反应模型：建立完善的后送伤员医疗需求链模型，确定死亡率函数的概率表示；该项研究将与相关软件开发人员合作，从而确保研究与应用的互通性。
- 海军/海军陆战队战伤登记系统：建立远征医学数据库（combat trauma registry expeditionary medical encounter database，CTREMED），获取远征战伤及疾病数据，并据此长期分析人员战伤和康复情况、伤员生活质量问题。
- 通过模拟和仿真研究，确定大规模作战行动发生伤员的最少手术室数量。该结果将应用于新的大型多用途攻击舰的设计中。
- 舰上及陆上伤情预测算法。
- 供给预测系统。
- 补充供给计划（resupply validation program）。

4. 潜水医学

- 继续研究减压病和动脉气体栓塞，包括预防、发现和治疗减压病/动脉气体栓塞的新方法，尤其是研究非再加压治疗方法。

- 继续研发高压氧毒性预防剂。长时间暴露于高压氧可对肺、神经系统和眼造成毒性。
- 水下极端温度可影响潜水员表现，导致减压病风险增大。评估冷热应激对潜水员作业表现的影响。
- 在水下作业时的表现受许多环境应激源影响，开展提升潜水员作业表现的研究。
- 水下噪声的生物医学效应研究。军事潜水员必须在潜在、复杂的水下声音环境中安全和有效地作业。
- 开展高压氧毒性的新型药物干预研究。
- 确定失事潜艇艇员脱险时的具体氧暴露限值。

5. 舰艇卫生

- 减少环境或其他因素对海军人员健康的威胁。
- 减少海军作业损伤。
- 噪声性听力丧失研究。
- 职业健康和康复研究。
- 密闭环境下大气成分对人员健康和作业能力的影响。
- 提高舰艇艇员健康和作业表现研究。潜艇艇员面对独有的应激源，包括长时间部署、节律紊乱、非标准呼吸气、缺少阳光等。这些应激源影响艇员的健康和作业表现。
- 使用热耐受性评估程序，帮助曾遭受过热损伤，尤其是中暑的作战人员进行归队评估。
- 研发成熟的部队人员健康保护技术以满足海军和海军陆战队人员的要求。
- 美国海军水面作战舰艇新值更表评估和应用研究。
- 用于改进潜艇人员生物节律的特殊照明研究。
- 作战人员康复技术。
- 海军人员体能和体重标准。

6. 海军航空医学

- 加速度头颈损伤、作业损伤模拟研究。
- 减少噪声源噪声，降低噪声研究，如飞机发动机减噪和飞行甲板减噪研究。

- 噪声性听力丧失和耳鸣的发生率和易感性，评估减轻策略。
- 噪声性听力丧失和耳鸣的预防和治疗研究。
- 个人噪声防护装备的改进研究。
- 开展喷气式飞机噪声防护项目、噪声性听力损失项目，使用分析模型和模拟工具研发和评估高性能战术飞机噪声减噪方法。
- 海军预防运动病鼻内东莨菪碱喷剂研究。
- 海军航空兵基于计算机的色觉测试设备。

7. 流行病学研究

- 出生婴儿健康登记。
- 新兵评估研究。
- 跨千年队列研究是军队中最大的长期健康研究，在原有 150 000 军人的基础上又加入 50 000 军人。该项目对军人、退伍老兵及公共健康进行了研究。
- 疫苗注射后流行病学研究。
- 疟疾疫苗临床测试：进一步对军用减毒孢子体疟疾疫苗（attenuated sporozoite malaria vaccine）进行临床测试，对其安全性和有效性进行评估。
- 登革热、旅行者腹泻疫苗的临床试验。
- 生物监测信息服务项目。
- 全球传染病监测和响应系统（global emerging infections surveillance and response system，GEIS）。
- 国防部所有训练点呼吸系统疾病监测。
- 腺病毒疫苗临床实验。
- 艾滋病预防计划。

8. 海军心理研究

- 海军陆战队自杀预防计划。
- 海军陆战队心理弹性研究 II：有针对性地开展美国海军陆战队人员心理弹性研究（resiliency study），并研究在更大范围内开展研究的可行性。
- 作战人员心理评估，确定是否患有创伤后应激综合征。
- 个人疲劳计划和对策系统。
- 基于个体疲劳的计划和应对系统的研发：研发可用于预测、预防、检测和减轻疲劳的工具系统。

- 通过部署前的“应激适应”(stress inoculation)减轻应激作战环境暴露的影响研究。
- 针对男女性别的潜艇艇员选拔测试改进和验证研究。
- 环境应激研究。
- 机体应激、负荷和影响。
- 确定军事部署之间最佳休整时间，以保证人员长期的心理健康。
- 关于应激和作业表现的认知神经科学。

（李旭霞　卢姗姗）

主要参考文献

陈伯华，王敏，卢姗姗. 美国海军卫勤力量构成情况简介. 人民军医，2014，57（8）：835-837.

李旭霞，林永丽，张阵阵. 国外海军航母舰员及飞行员心理健康与保健. 中华航海医学与高气压医学杂志，2011，18（6）：379-381.

李旭霞，王松俊，陈伯华. 美国海军潜艇医学研究概况. 人民军医，2015，58（3）：259-260.

李旭霞，王松俊，卢姗姗. 美国海军航空医学研究进展. 人民军医，2014，57（7）：741-743.

李旭霞，王松俊. 海军舰载机飞行员的心理评估和选拔借鉴研究. 中华航海医学与高气压医学杂志. 人民军医，2017，24（8）：264-267.

李旭霞，喻锡成. 外军航母编队医疗设备和装备介绍. 人民军医，2012，55（10）：949-952

李旭霞. 外军航母编队卫勤保障. 北京：海潮出版社，2011.

卢峰，李旭霞，姚永杰. 美国海军医学研究相关规划分析. 人民军医，2016，59（3）：232-233.

卢姗姗，陈伯华，李旭霞. 英国皇家海军心理卫生保障. 海军医学杂志，2013，34（6）：438-440.

卢姗姗，陈伯华，李旭霞. 国外海军两栖舰艇医疗设施简介. 人民军医，2016，59（2）：138-139.

卢姗姗，李旭霞，陈伯华. 国外海军卫生装备现状分析与启示. 人民军医，2015，58（10）：1157-1158.

卢姗姗，王敏，陈伯华. 澳大利亚皇家海军心理卫生保障概况. 人民军医，2015，58（7）：744-745.

吕传禄，王侠，曹洪欣. 减压病的国际疾病分类编码现状与思考. 中华航海医学与高气压医学杂志，2016，23（1）：73.

Ministère des Armées. Service de santé des armées. http：//www. defense. gouv. fr/sante/sante-publique[2016-10-12].

Naval Health Research Center. Research. http：//www. med. navy. mil/sites/nhrc/capabilities/ Pages/Laboratories. aspx[2015-04-07].

Naval Medical Research Center. Directorates. http：//www. med. navy. mil/sites/nmrc/Pages/ ccc_oum_pubs. htm 2014[2017-05-18].

Naval Medical Research Unit San Antonio. Departments. http：//www. med. navy. mil/sites/nmrc/Pages/namrusa_db_laboratory. htm[2015-04-08].

Naval Submarine Medical Research Laboratory. Research. http：//www. med. navy. mil/sites/ nsmrl/Pages/Team05. aspx[2014-08-05].

The Institute of Naval Medicine. Our orgnization. https：//www. royalnavy. mod. uk/our-organisation/where -we-are/training-establishments/institute-of-naval-medicine[2014-04-09].

U.S.Navy Bureau of Medicine and Surgery.US Navy Medicine Strategic Plan，ADA517547. Fort Belvoir,VA:U.S. Defense Technical Information Center，2010.

US Naval Medical Research and Development Command. Naval Medical Research and Development Strategic Plan，ADA524707. Fort Belvoir，VA：U.S. Defense Technical Information Center，2008.